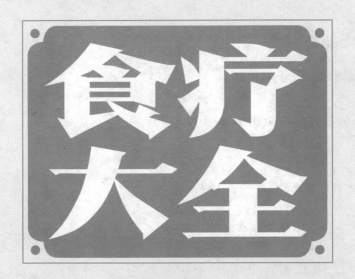

食疗大全

杨雷利/主编

U0306184

中医古籍出版社
Publishing House of Ancient Chinese Medical Books

图书在版编目（CIP）数据

食疗大全 / 杨雷利主编. — 北京：中医古籍出版社, 2021.9

ISBN 978-7-5152-2222-6

Ⅰ.①食… Ⅱ.①杨… Ⅲ.①食物疗法 Ⅳ.①R247.1

中国版本图书馆CIP数据核字(2021)第160238号

食疗大全

主编　杨雷利

策划编辑　姚强

责任编辑　张雅娣

封面设计　李荣

出版发行　中医古籍出版社

社　　址　北京东直门内南小街 16 号（100700）

电　　话　010-64089446（总编室）010-64002949（发行部）

网　　址　www.zhongyiguji.com.cn

印　　刷　天津海德伟业印务有限公司

开　　本　880mm×1230mm　1/16

印　　张　16

字　　数　340 千字

版　　次　2021 年 9 月第 1 版　2021 年 9 月第 1 次印刷

书　　号　ISBN 978-7-5152-2222-6

定　　价　69.00 元

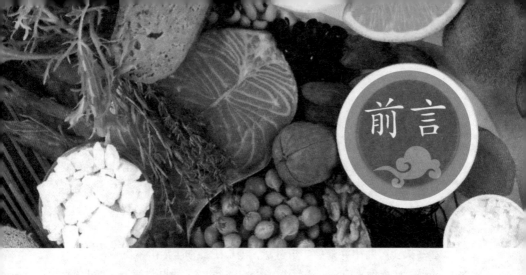

前言

俗话说，药食同源，食物一直是民间用来防治疾病的"灵丹妙药"。我国历代医家都十分重视"食疗"观念，主张"药疗"不如"食疗"。食疗又称食治，是以食物和药物为原料，经过烹饪加工的一种具有食疗作用的膳食，它是中国传统的医学知识与烹饪经验相结合的产物。食疗并不是食物与中药的简单加工合成，而是在中医阴阳、虚实等辨证理论指导下，由药物、食品和调料三者精制而成的一种既具有营养价值，又可防病治病、保健强身、延年益寿的食物。

我国古代人民很早就认识到，食疗不仅能提供人体生长发育和健康生活所必需的各种营养素，而且具有治疗疾病的作用。我国的第一部医学理论专著《内经》，就已经高度评价了食疗养生的作用。此后，《千金要方》《食疗本草》《本草纲目》等专著中，都记载了食疗的方法。近代医学家张锡纯在《医学衷中参西录》中也曾指出，食物"病人服之，不但疗病，并可充饥；不但充饥，更可适口，用之对证，病自渐愈，即不对证，亦无他患"。可见，食疗养生已经成为中国人的一种传统习惯。

食疗最显著的特点之一，就是"有病治病，无病强身"，对人体基本无毒副作用。它取药物之性，用食物之味，对于无病之人，可达到保健、强身的作用；对于身患疾病之人，可选择适当的食疗方，对身体加以调养，增强体质，辅助药物发挥其药效，从而达到辅助治病的作用。在节奏日益加快的现代社会中，人们为了生活而忙碌奔波，没有过多的时间和精力调养身体，而食疗简单说起来就是注意食物的搭配和做法，那么人们只要注意日常饮食就能达到保养身体的目的，省去了求医问诊的时间。俗话说，是药三分毒。任何药物都有毒副作用，长期食用还会产生依赖性，而食疗所用的大部分食物都是生活中常见的，不会产生毒副作用，而且价格低廉，让我们在日常用餐中便可达到调理的目的，这是花费大量时间和金钱求医问诊所无法比拟的。最重要的是，食疗免去了人们打针吃药的痛苦，让我们在享用美食的过程中，强身健体，防病治病。

食疗是一种健康的健体之道，更确切地说，食物是人类治病最好的药品。但是，普通人对中药和食物的属性与功效并不是很了解，当然对自制药膳更是无从下手。为了帮助读者解决这一难题，我们精选了数百种疗效显著、操作简单的食疗方，编写成这本《食疗大全》。

本书从食疗的相关基础知识讲起，剖析了日常生活中常见食疗方的原料，其中包括食物的别名、营养成分、食用须知等；中药材原料包括中药的性味归经、功效主治、适宜人群等，让读者更全面地了解食物和药材的特性。书中的第三至第八章根据食疗方的功能特性有针对性地介绍了数百种食疗方，包括四季养生食疗方，根据各个季节的饮食宜忌为读者精选了适合各个季节食用的养生食疗方；调养五脏食疗方，针对心、肝、脾、肺、肾五脏，介绍了多种调养食疗方，以辅助读者治疗与各脏器相关的慢性疾病；美容养颜食疗方，精心挑选了具有乌发明目、滋阴润肤、抗皱祛斑、去痘降火、美白养颜、排毒瘦身等功效的食疗方；不同人群食疗方，专门为青少年、中年人、老年人、孕妇挑选了具有针对性的、安全有效的食疗方；常见病食疗方，主要列出了生活中的多种常见疾病，每一种疾病先剖析症状，再介绍其对症食疗方。这些精选的食疗方具有食材易得、操作简单、安全绿色三大特点。普通读者即使没有任何经验，也能按照书中的指导做出健康营养的食疗药膳，让您的身体保持活力四射的健康状态，大病小病一扫而光。

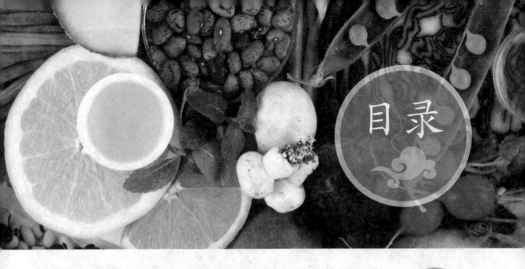

目录

药膳常用中药功能表

第三章 四季养生食疗方——健康滋补每一天

春季养生食疗方

夏季养生食疗方

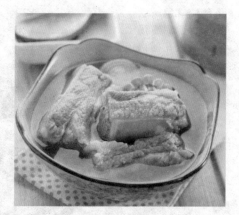

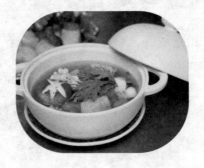

最适合青少年的食疗方

最适合中年人的食疗方

最适合老年人的食疗方

最适合孕产妇的食疗方

第七章 常见病对症食疗方——吃饭治病两不误

高血压

贫血

冠心病

失眠

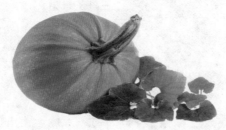

第一章

食疗养生常识须知

药膳的中医基础

中国传统医学向来重视饮食调养与健康长寿的辩证关系。药膳从来就不是独立存在的，它有一定的中医基础，结合了中医食疗学、人体阴阳五行与药膳的调理关系、藏象与药膳的调理等内容。简要地说，它包括了食疗和药膳两个方面。食疗即用饮食调理达到养生防病治病作用，药膳即用食物与药物配伍制成膳食达到养生防治疾病的作用。中医学在长期的医疗实践中积累了宝贵的药膳食疗保健经验，形成了独特的理论体系。

食疗与中医食疗学

饮食疗法，远在周、秦时期就已经相当成熟。而在中国中医学中，也十分重视药膳的保健作用，这时的药膳即古代的食疗。现代食疗既指在中医药理论指导下，用药物、食物，通过烹调加工，制成具有防病、治病的保健食品，也指一种养生方法，即根据食物的不同性味，作用于不同脏器，起调理和治疗作用。

在中医理论指导下，研究以饮食防病、治病或康复的方法，称为中医食疗学。主要包括两个方面的内容：一是如何将食物经过一定的烹饪加工，充分发挥其食物的治病、保健作用；二是配入适当的药物，以药膳的形式进行疗疾与保健。我国有"药食同源"之说，历代医家，对于饮食的宜忌，调剂方法亦颇用心，在饮食治病、防病、保健方面积累了许多宝贵的知识和经验，在古医籍中亦多有论及。历代书目著录及现存的食疗文献，散见于医家著述中，是我国食疗学的宝贵财富。

藏象与药膳

藏象学说不仅对中医学有着重要影响，而且与中国药膳学也密切相关。藏象学说的主要特点，是以五脏为中心的整体观。以脏腑分阴阳，一阴一阳相为表里，脏与腑是一个整体。比如，心与小肠、肺与大肠、脾与胃相为表里。心，其华在面，其充在血脉，开窍于舌；肺，其华在毛，其充在皮，开窍于鼻；脾，其华在唇，其充在肌，开窍于口；肝，其华在爪，其充在筋，开窍于目。由此可见，脏腑某一器官出现病变，对脏腑表里有关，比如心出现病变，必然牵连小肠。

这些现象对药膳疗法十分重要，是诊断、药膳配方的重要依据。比如，有人患眼疾，若是肝上的病变，我们则用补肝明目的药膳，用沙苑子羊肝汤，其效果就很理想。

阴阳五行在药膳中的应用

阴阳学说贯穿在中医学理论体系的各个方面。阴阳学说直接指导药膳的应用原则是：调整阴阳，补其不足，泻其有余，恢复阴阳的相对平衡。

五行学说，在中医学中主要是以五行的特性来分析研究机体的脏腑、经络等组织器官的五行属性；用五行的相生相克分析机体脏腑、经络之间和各个生理功能之间的相互关系等。在药膳学中，五行学说指导着"四季五补"用膳原则。一年四季分"春、夏、长夏、秋、冬"，五脏配五行，即，春，五脏属肝，配木；夏，五脏属心，配火；长夏，五脏属脾，配土；秋，五脏属肺，配金；冬，五脏属肾，配水。因而对药膳的施膳滋补方法是：春需升补，宜补肝；夏需清补，宜补心；长夏需淡补，宜补脾；秋需平补，宜补肺；冬需滋补，宜补肾。

药膳材料的四性五味

　　药膳养生是按药材和食材的性、味、功效进行选择、调配、组合，用药物、食物之偏性来矫正脏腑机能之偏，使体质恢复正常平和。中医将药材和食材分成四性、五味，"四性"即寒、热、温、凉四种不同的性质，也是指人体食用后的身体反应。如食后能减轻体内热毒的食物属寒凉之性，食后能减轻或消除寒证的食物属温热性。"五味"为酸、苦、甘、辛、咸五种味道，分别对应人体五脏，酸对应肝、苦对应心、甘对应脾、辛对应肺、咸对应肾。

中药材的"四性"

　　四性又称为"四气"，即温、热、寒、凉。温性和热性中药材一般都具有温里散寒的特性，适用于寒性病症。寒性和凉性药材多具有清热、解毒的作用，适用于热性病症。

　　温热性质的中药包含了"温"和"热"两性，从属性上讲，都是阳性的。温热性质的药材有抵御寒冷、温中补虚的功效，可以消除或减轻寒证，适合体质偏寒的人食用。典型中药材有黄芪、五味子、当归、何首乌、大枣等。

　　寒凉性质的中药包含了"寒"和"凉"两性，从属性上讲，都是阴性的。寒凉性质的药材和食物均有清热、泻火、解暑、解毒的功效，能解除或减轻热证，适合体质偏热，如易口渴、喜冷饮、怕热、小便黄、易便秘的人，或一般人在夏季食用。如金银花可治热毒疗疮，夏季食用西瓜可解口渴、利尿等。寒与凉只在程度上有差异，凉次于寒。典型中药材有金银花、石膏、知母、黄连、黄芩、栀子等。

　　平性的药食材介于寒凉和温热性药食材之间，具有开胃健脾、强壮补虚的功效并容易消化，各种体质的人都适合食用。典型中药材有党参、太子参、灵芝、蜂蜜、莲子、甘草等。

中药材的"五味"

　　"五味"的本义是指药物和食物的真实滋味，辛、甘、酸、苦、咸是五种最基本的滋味。此外，还有淡味、涩味。由于长期以来将涩附于酸、淡附于甘，以合五行配属关系，故习称"五味"。

　　"酸"能收敛固涩、帮助消化、改善腹泻，多食易伤筋骨，感冒患者勿食。典型中药材有乌梅、五倍子、五味子、山楂、山茱萸等。

　　"苦"能清热、降火气、解毒、除烦、通泄大便，还能治疗咳喘、呕恶等。多食易致消化不良、便秘、干咳等，体热者不宜多食。典型中药材有黄连、白果、杏仁、大黄、枇杷叶、黄芩、厚朴、白芍、青果等。

　　"甘"能滋补、和中、缓急。多食易发胖、伤齿，上腹胀闷，糖尿病患者应少食。典型中药材有人参、甘草、红枣、黄芪等。

　　"辛"发散风寒、行气活血，治疗风寒表证，如感冒发热、头痛身重。辛散热燥，食用过多易耗费体力，损伤津液，从而导致便秘、火气过大、痔疮等，阴虚火旺者忌用。典型中药材有薄荷、木香、川芎、茴香、紫苏等。

　　"咸"泻下通便、消肿，用于大便干结，还可消除肿瘤、结核等，多食易致血压升高、血液凝滞，心脏血管疾病、中风患者忌食。典型中药材有芒硝、鳖甲、牡蛎、龙骨等。

食物的"四性"

　　不管是食物还是药材，其"四性"皆为"寒""热""温""凉"四种。凉性和寒性，温性和热性，在作用上有一定同性，只是在作用大小方面稍有差别。此外，有些食物其食性平和，称为平性。能减轻或消除热证的食物属寒凉性，能减轻和消除寒证的食物属温热性。

温热食物： 温热性的食物多具有温补散寒、壮阳暖胃的作用，适宜寒证或阳气不足之人服食。

常见的温热食物有： 生姜、葱白、大蒜、韭菜、南瓜、羊肉、狗肉、荔枝、龙眼等。

寒凉食物： 寒凉性的食物具有清热泻火、滋阴生津的功效，适宜热证或阳气旺盛者食用。

常见的寒凉食物有： 西瓜、木瓜、梨、甘蔗、荸荠、菱角、绿豆、莲藕、芹菜等。

平性食物： 平性食物大多具有营养保健作用，适宜日常营养保健或者大病初愈后的营养补充。

常见的平性食物有： 大米、玉米、红薯、芝麻、莲子、花生、黄豆、扁豆、猪肉、鸡蛋等。

食物的"五味"

"五味"与"四气"一样，也具有阴阳五行的属性。《黄帝内经》中说："辛甘淡属阳，酸苦咸属阴。"《素问·藏气法时论》指出："辛散、酸收、甘缓、苦坚、咸软。"这是对五味作用的最早概括。

辛： 能散、能行，即具有发散、行气、活血的作用。多用来治疗表证及气血瘀滞之证。

甘： 能补、能缓、能和，即具有补益、和中、缓急止痛、调和药性的作用，多用来治疗虚证、身体诸痛，调和药性和中毒解救。

酸： 能收、能涩，即具有收敛、固涩的作用；多用于治疗虚汗、泄泻、肺虚久咳、遗精滑精、遗尿尿频、崩漏带下等证。

苦： 能泄、能燥、能坚。"能泄"的含义有三：一指苦能通泄，二指苦能降泄，三指苦能清泄。"能燥"指苦燥。"能坚"的含义有二：一指苦能坚阴，即泻火存阴，二指坚厚肠胃。有泻火解毒和化湿的作用，多用治热证、火证、喘咳、呕恶、便秘、湿疹、阴虚火旺等证。

咸： 具有软坚散结、泻下通便的作用，多用来治疗大便秘结、瘰疬痰核、肿瘤包块等证。

五味调和得当是身体健康、延年益寿的重要条件。酸味食物有收敛、固涩的作用，可用于治疗虚汗、泄泻、小便频多、滑精、咳嗽经久不止及各种出血症。但酸味容易敛邪，如感冒出汗、咳嗽初起、急性肠火泄泻，均当慎食。常见的酸性食物有醋、番茄、橄榄、山楂等。苦味食物有清热、泻火、燥湿、解毒的作用，可用于治疗热证、湿证，但过量食用易引起腹泻，所以脾胃虚弱者宜审慎食用。常见的苦味食物有苦瓜、茶叶、百合、白果、猪肝等。辛即辣味，辛味食物有发散、行气、活血等作用，可用于治疗感冒表证及寒凝疼痛病症。但过多食用易伤津液，积热上火。常用的辛味食物有姜、葱、辣椒、芥菜、豆豉、韭菜、酒等。甘即甜，甘味食物有补益、和中、缓和拘急的作用，可用于治疗虚证，但过量食用会导致气滞、血压升高。常见的有红糖、白糖、胡萝卜、牛奶、猪肉、牛肉、燕窝等。咸味食物有软坚、散结、泻下、补益阴血的作用，可用于治疗瘰瘤（大脖子病）、痰核、痞块、热结便秘、血亏虚等病症。但过量食用会导致血行不畅。盐、猪心、猪腰、紫菜、海带等都属于咸性食物。

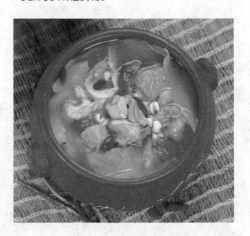

药膳的分类

我们的食物主要是植物和动物，且需加工处理。由于人们的饮食习惯与爱好及特殊需要，经过不同的配制和加工，制成形态、风格、营养价值不同、花色繁多的加工品。药膳的传统制作是以中医辨证理论为指导，将中药与食物相配伍，经过加工，制成色、香、味、形俱佳的具有保健和治疗作用的一种特殊食品。纵观古代医籍文献中的分类方法，结合现代药膳加工、烹调技术引入药膳后所产生的影响，按药膳食品的治疗作用、制作方法和应用及药膳食品原料等方面进行如下分类。

按药膳的食品形态分类

流体类： ①汁类：由新鲜并含有丰富汁液的植物果实、茎、叶和块根，经捣烂、压榨后所得到的汁液，制作时常用鲜品。②饮类：将作为药膳原料的药物或食物经粉碎加工制成粗末，以沸水冲泡即可。制作特点是不用煎煮，省时方便，有时可加入茶叶一起冲泡而制成茶饮。③汤类：将做药膳的药物或食物经过一定的炮制加工，放入锅内，加清水用文火煎煮，取汁而成，这是药膳应用中最广泛的一种剂型。食用汤液多是一煎而成，所煮的食料亦可食用。④酒类：将药物加入一定量的白酒，经过一定时间的浸泡而成。⑤羹类：以肉、蛋、奶或海产品等为主要原料加入药材而制成的较为稠厚的汤液。

半流体类： ①膏类：亦称"膏滋"。将药材和食物加水一同煎煮，去渣，浓缩后加糖或炼蜜制成的半流状的稠膏。具有滋补、润燥之功，适用于久病体虚、病后调养、养生保健者长期调制服用。②粥类：是以大米、小米、秫米、大麦、小麦等富于淀粉性的粮食，加入一些具有保健和治疗作用的食物或药物，再加入水一同煮熬成半液体的食品。中医历来就有"糜粥自养"之说，故尤其适用于年老体弱、病后、产后等脾胃虚弱之人。③糊类：由富含淀粉的食料细粉，或配以可药食两用的药材，经炒、炙、蒸、煮等处理水解加工后制成的干燥品，内含糊精和糖类成分较多，开水冲调成糊状即可食用。

固体类： ①饭食类：是以稻米、糯米、小麦面粉等为基本材料，加入具有补益且性味平和的药物制成的米饭和面食类食品，分为米饭、糕、卷、饼等种类。②糖果类：以糖为原料，加入药粉或药汁，兑水熬制成固态或半固态的食品。③粉散类：是将制作药膳的中药细粉加入米粉或面粉之中，用温水冲开即可食用。

按制作方法分类

炖类： 此类药膳是将药物和食物同时下锅，加水适量置于武火上，烧沸去浮沫，再置文火上炖烂而制成的。

焖类： 此类药膳是将药物和食物同时放入锅内，加适量的调味品和汤汁，盖紧锅盖，用文火焖熟的。

煨类： 此类药膳是将药物与食物置于文火上或余热的柴草灰内，进行煨制而成。

蒸类： 此类药膳是将药膳原料和调料拌好，装入碗中，置蒸笼内，用蒸气蒸熟的。

煮类： 此类药膳是将药物与食物放在锅内，加入水和调料，置武火上烧沸，再用文火煮熟的。

熬类： 此类药膳是将药物与食物倒入锅内，加入水和调料，置武火上烧沸，再用文火烧至汁稠、味浓、熟烂。

炒类： 此类药膳是先用武火将油锅烧热，再下油，然后下药膳原料炒熟的。

熘类： 这是一种与炒相似的药膳，主要区别是需放淀粉勾芡。

卤类： 此类药膳是将药膳原料加工后，放入卤汁中，用中火逐步加热烹制，使其渗透卤汁而制成的。

烧类： 此类药膳是将食物经煸、煎等方法处理后，再调味、调色，然后加入药物、汤汁，用武火烧滚，文火焖至卤汁稠浓而制成的。

炸类： 此类药膳是将药膳原料放入油锅中炸熟而成的。

按药膳的功效分类

养生保健延寿类： ①补益气血药膳：适用于平素体质素虚或病后气血亏虚之人，如十全大补汤、八珍糕等。②调补阴阳药膳：适用于机体阴阳失衡之人，如具有补阴作用的桑葚膏，补阳作用的冬虫夏草鸭等。③调理五脏药膳：适用于心、肝、脾、肺、肾五脏虚弱、功能低下之人，用酸、苦、甘、辛、咸来补养肝、心、脾、肺、肾五脏，如健脾膏、补肾膏。④益智药膳：适用于老年智力低下，以及各种原因所导致的记忆力减退之人，如酸枣仁粥、柏子仁炖猪心等。⑤明目药膳：适用于视力低下、视物昏花之人，如黄连羊肝丸、决明子鸡肝汤等。⑥聪耳药膳：适用于老年耳聋、耳鸣，以及各种原因所导致的听力减退之人，如磁石粥、清肝聪耳李实脯等。⑦延年益寿药膳：适用于老年平素调养，强身健体，养生防病之人，如清宫寿桃丸、茯苓夹饼等。

美容美发类： ①增白祛斑药膳：适用于皮肤上有黑点、黑斑、色素沉着之人，如白芷茯苓粥、珍珠拌平菇等，以美容增白。②润肤美颜药膳：适用于老年皮肤老化、松弛，面色无华之人，具有美容抗衰功效，如沙菀甲鱼汤、笋烧海参等。③减肥瘦身药膳：适用于肥胖之人，如荷叶减肥茶、参芪鸡丝冬瓜汤等。④乌发生发药膳：适用于脱发、白发以及头发稀少之人，如黑芝麻山药米糕、《积善堂经验方》中的乌发蜜膏等。⑤固齿药膳：适用于老年体虚、牙齿松动、掉牙之人，如滋肾固齿八宝鸭、金髓煎等。

祛邪治病类： ①解表药膳：具有发汗、解肌透邪的功效，适用于感冒以及外感病的初期，如葱豉汤、香薷饮等。②清热药膳：具有清热解毒、生津止渴的功效，适用于机体热毒内蕴，或余热未清之证，如白虎汤、清暑益气汤等。③祛寒药膳：具有温阳散寒的功效，适用于机体外寒入侵或虚寒内生的病证，如当归生姜羊肉汤、五加皮酒等。④消导药膳：具有健脾开胃、消食化积的功效，适用于消化不良、食积内停、腹胀等症。如山楂糕、五香槟榔等。⑤通便药膳：具有润肠通便的功效，适用于大便干燥之症，如麻仁润肠丸、蜂蜜香油汤等。⑥利水药膳：具有利水祛湿、通利小便的功效，适用于尿少水肿、小便不利等症，如赤小豆鲤鱼汤、茯苓包子等。⑦活血药膳：具有活血化瘀、消肿止痛之功，适用于瘀血内停，跌打损伤等症。如益母草膏、当归鸡等。⑧理气药膳：具有行气、理气、止痛功效，适用于肝气郁结、胀痛不舒以及气滞血瘀等证，如陈皮饮、佛手酒等。⑨祛痰药膳：具有祛痰止咳之功，适用于咳嗽痰多、喉中痰鸣等症，如梨膏糖、栝楼饼等。⑩止咳药膳：具有宣肺止咳之功，适用于咳嗽等症。

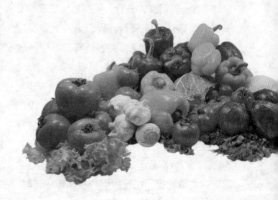

药膳的食用须知

在食用药膳时我们也需要知道，在理念上，药膳讲究的是"辨体施食，对症下药"，虽然药膳有很多优点，但它毕竟只有一定的治疗作用，也就是现在常说的"功能食品"，要讲究"对症下药"。同时，食用药膳时还应该科学忌嘴。俗话说"吃药不忌嘴，跑断医生腿"，这充分说明了忌口的重要性，不少中医文献中都有忌口的记载。但是，目前民间的忌口方式太过于苛刻而且盲目，所以我们都需要了解科学忌口的道理。

食用药膳宜合理饮食

人的体质可因为遗传、生活环境、饮食、生活习惯等因素不同而有所不同，不同的体质在生理、病理上会有不同的表现。随着中医养生风潮的兴起，越来越多的人已经懂得"正确吃法"的重要性，也开始懂得从饮食方面来改善体质，从而达到养生的目的。

《素问·生气通天论》中："谨和五味，骨正筋柔，气血以流，腠理以密，如是则骨气以精，谨道以法，长有天命。"说明了五味合理搭配的重要性。

粗细搭配：粗粮和细粮搭配既能提高食物蛋白质的生理利用率，又可增进食欲，经常进食少量粗粮，还能提高消化系统的功能。

干稀搭配：单吃过干食品，如米、馍，或单喝稀汤，都不符合营养要求，应该干、稀搭配，这样才可使蛋白质得到互补。

荤素搭配：素食主要是指粗粮、蔬菜等植物性食品，荤食主要指动物性食品。荤素搭配并且以素为主，可获得丰富的维生素、无机盐，并能提高蛋白质的生理利用率，保证人体对各种营养物质需要的满足。从现代科学的观点来看，单纯吃素对人体并无益处。僧侣们大都长寿并非全部得益于素食，而是与其他因素，如环境、生活规律、清净无为等有关。

此外，中医学还反对暴饮暴食，提倡少食多餐。如孙思邈指出："不欲极饥而食，不欲顿而多，食不欲急，急则损脾，法当熟嚼令细。"

常见食物保健功效：

（1）聪耳作用：莲子、山药、荸荠、蜂蜜。

（2）明目作用：猪肝、羊肝、青鱼、枸杞子、蚌。

（3）生发作用：芝麻、韭菜子、核桃仁。

（4）乌须作用：黑芝麻、核桃仁、大麦。

（5）益智功能：五味子、核桃仁、荔枝、龙眼、大枣、百合、山药、粳米。

（6）强化筋骨：栗子、酸枣、鳝鱼、牛膝、杜仲。

（7）提神解乏：茶叶、荞麦、核桃仁。

（8）补肾壮阳：韭菜、花椒、狗肉、羊

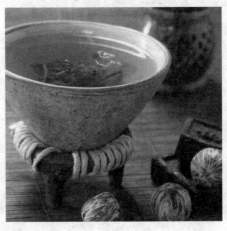

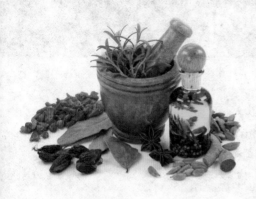

肉、鹿肉、海参、鳗鱼。

（9）轻身利尿：荷叶、荷梗、燕麦、高粱米、冬瓜皮、茯苓、泽泻、玉米须。

（10）协助消化：山楂、萝卜、胡椒、葱、姜、蒜。

（11）安神作用：酸枣仁、莲子、百合、龙眼、鸽肉、牡蛎肉。

食用药膳需要科学忌口

（1）认识"发物"：患病需要忌口，如感冒应以清淡饮食为主，肝癌忌食油炸食品和酒等。但忌口要讲究科学，不能忌得太过，否则反而会影响病体康复。比如慢性肾脏病患者，需以低蛋白清淡饮食为主，不能大补，但这并不是意味着什么肉都不能吃，有些人因为忌得太过，到最后营养不良，反而给治疗和康复带来很大障碍。民间说法中有很多"发物"，多指泥鳅、虾、蟹、海参、羊肉、牛肉、香椿等一些高蛋白质和高营养的食物。人们认为，凡患病就要忌食一切"发物"，否则会引起疾病复发或加重疾病的观点是完全没有科学根据的。营养学家认为，这些"发物"甚至可以刺激机体产生反应，唤醒机体免疫力，促进生理功能的恢复和提高。如泥鳅富含蛋白质、

脂肪、钙、铁以及多种维生素，是保肝护肝佳品，急、慢性肝炎病人应多食之；香椿有涩肠止血、燥湿、固精等功效，故适用于便血、痔疮、肠炎、痢疾、妇女赤白带下、男子遗精等疾病。

（2）**服药后忌口**：服药后摄取哪些食物会增强或降低药物功效。例如病人正在服用健脾和胃、温中益气的中药，却又摄取一些凉性滑肠的食物，就削弱了药物的作用，起不到预期的进补和治疗效果。这时候就要注意食物与药物的相克关系，正确忌口或正确进补，如服用含有荆芥的汤剂后应忌鱼、蟹；服用含有白术的汤剂后要忌桃、李、大蒜；服用含有土茯苓的汤剂忌蜂蜜等。

（3）**中医辨证施食**：中医的特点是"辨证施治"，药膳也要依据这一理论进行"辨证施食"，即根据病人的病情、病性决定忌口。对病人食物的选择要注意食物的性味，结合疾病情况及天时气候、地理环境、生活习惯等诸多因素实行辨证施食。总结起来，忌口的原则有四点："因病忌口""因药忌口""因时忌口"和"因体型忌口"。

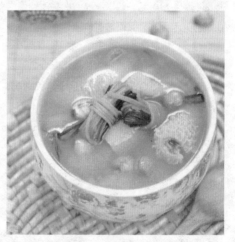

中药材的使用须知

药膳用中药材大部分取自野生植物药，小部分取自野生动物药，极少部分取自矿物质，在使用中药材前对中药有一个大致的了解能更好地帮助我们认识药材。这里我们从中药材的来源和命名、中药材炮制的目的和意义、中药材的配伍禁忌、中药材的妊娠禁忌和服药禁忌以及中药材的用量和用法五个方面来介绍这些相关的知识。值得注意的是，在进行药膳的搭配时，需严格遵守中药材的配伍禁忌（十八反、十九畏）来进行搭配。

中药材的来源和命名

随着社会的进步发展，医药事业的需要，人们对药用植物、动物的栽培或饲养能力越来越强，药物来源也越来越丰富了。

药膳用药物野生植物有：甘草、麻黄、桔梗、柴胡等。

药膳用栽培植物有：人参、党参、川芎、山药、当归、菊花、天麻等。

药膳用野生动物药有：猴枣、九香虫等。

药膳用饲养动物药有：麝香、牛黄、鸡内金、蜂蜜、鹿茸、全蝎、珍珠等。

除从上述几方面得到的药物外，我国还从国外引进一些药物，如胡桃、白豆蔻等。

药膳用药材命名方法丰富多彩。有的按产地命名，如川贝母，产于四川；有的是根据药物性状命名，如人参，其形态像人形。牛膝，长得像牛的膝关节；有的是按颜色命名，如红花、黑豆等；有的是根据药物的气味命名，如麝香、五味子等；有的是根据生长特点命名，如冬虫夏草、月季花等；有的是按用药部分命名，如葛根，药用其根；荷叶、桑叶，因药用其叶；有的按其功效命名，如何首乌，因能令人头发乌黑，是何家三代吃此药，使头发乌黑，故叫此名。

中药材炮制的目的和意义

为了使药材保持清洁纯净，首先必须除去药物的泥沙、杂质、瘀血、毛桩和非药用部分。

如杏仁去皮、麻黄分开根茎等。

矫正药材的不良气味，消除腥味或减轻臭味，有利于提高药膳食品香味。如桩白皮用麸麦炒，可以除去臭味。提高药物疗效，增强补益和治疗作用。降低或消除药物和食物的毒性或副作用；转变药材和食物的性能，保持特定的营养。如生半夏用生姜汁制过，不致刺激喉咙，使人中毒；巴豆去油，可减低毒性；首乌制后，不致泻下；生地黄清热凉血，酒蒸成为熟地黄，就变为性温而补血；常山用醋制，催吐的作用加强，用酒制可减弱催吐作用。

便于制剂、服用和保存。如为了切片或碾碎，用泡炒各法；牡蛎、鳖甲等矿物、介壳药，用醋处理后质地松脆，既便于粉碎和减少煎煮时间，也有助于煎出有效成分；为了使药物干燥，便于保存，用烘、晒、阴干等法。

中药材的配伍禁忌

目前，中医学界共同认可的配伍禁忌为"十八反"和"十九畏"。

十八反

本草明言十八反，半蒌贝蔹及攻乌，藻戟遂芫俱战草，诸参辛芍叛藜芦。

其意思即甘草反甘遂、大戟、海藻、芫花，乌头反贝母、栝楼、半夏、白蔹、白及，藜芦反人参、沙参、丹参、玄参、苦参、细辛。

十九畏

　　硫黄原是火中精，朴硝一见便相争。水银莫与砒霜见，狼毒最怕密陀僧。

　　巴豆性烈最为上，偏与牵牛不顺情。丁香莫与郁金见，牙硝难合京三棱。

　　川乌草乌不顺犀，人参最怕五灵脂。官桂善能调冷气，若逢石脂便相欺。

　　大凡修合看顺逆，炮燣炙煿莫相依。

　　其意思即硫黄畏朴硝，水银畏砒霜，狼毒畏密陀僧，巴豆畏牵牛，丁香畏郁金，川乌、草乌畏犀角，牙硝畏三棱，官桂畏石脂，人参畏五灵脂。

中药材的妊娠禁忌和服药禁忌

妊娠用药禁忌： 妊娠禁忌药是指妇女在妊娠期，除了要中断妊娠或引产外，禁用或须慎用的药物。根据临床实践，妊娠禁忌药物分为"禁用药"和"慎用药"两大类。禁用的药物多属剧毒药或药性峻猛的药，及堕胎作用较强的药；慎用药主要是大辛大热药、破血活血药、破气行气药、攻下滑利药以及温里药中的部分药。

禁用药： 水银、砒霜、雄黄、轻粉、甘遂、大戟、芫花、牵牛子、商陆、马钱子、蟾蜍、川乌、草乌、藜芦、胆矾、瓜蒂、巴豆。

慎用药： 桃仁、红花、牛膝、川芎、姜黄、大黄、番泻叶、牡丹皮、枳实、芦荟、芒硝等。

服药时的饮食禁忌： 饮食禁忌简称食忌，也就是通常所说的忌口。在古代文献中有常山忌葱，地黄、何首乌忌葱、蒜、萝卜，薄荷忌鳖肉，茯苓忌醋等记载，这说明服用某些药时不可同吃某些食物。另外，由于疾病的关系，在服药期间，凡属生冷、黏腻、腥臭等不易消化及有特殊刺激性的食物，都应根据需要予以避免。

中药材的用量和用法

　　服用中药的时间都是有讲究的，而且特殊病症需要同时服用中药和西药，也需要区分服用中药和西药的时间间隔。对大多数药物来说，如果医生无特别嘱咐，一般在饭后2小时左右服用，通常需一天口服2次。

中药与西药： 服用间隔1～2小时为好，因西药容易同中药里的鞣质发生化学变化失去药效。

散寒解表药： 应趁热温服，服后可喝少量热粥，以助药力，随即上床休息，盖上被子，捂至全身微微出汗为宜。

清热解表药： 则宜放至稍温凉后服用。

温阳补益类药物： 宜于清晨至午前服用，中医学认为，这"使人阳气易达故也"。

驱虫药： 应在睡前空腹服用，不宜在饭后服用。

安神药： 应在晚上睡前服用，不宜白天服用。

　　口服是临床使用中药的主要给药途径。服用方法是否得当，对药物疗效有一定影响。

汤剂： 宜温服，寒证用热药宜热服，热证用寒药宜冷服，此即《内经》所谓"治热以寒，温以行之；治寒以热，凉以行之"的服药方法。

丸剂： 颗粒较小者，可直接用温开水送服；大蜜丸者，可以分成小粒吞服；若水丸质硬者，可用开水溶化后服。

散剂、粉剂： 可用蜂蜜加以调和送服，或装入胶囊中吞服，避免直接吞服，刺激咽喉。

膏剂： 宜用开水冲服，避免直接倒入口中吞咽，以免黏喉引起恶心、呕吐。

冲剂、糖浆剂： 冲剂宜用开水冲服，糖浆剂可用少量开水冲服，也可以直接吞服。

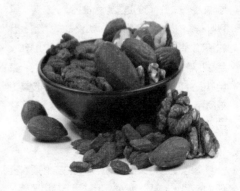

正确煎煮中药

明朝医学家李时珍曾说过："凡物汤药虽品物专精，修治如法，而煎煮者鲁莽造次，水火不良，火候失度，则药以无功。"可见，只有正确煎煮中药，才能真正发挥出汤剂的疗效。要做到正确的煎煮这些中药，需要注意几个方面，包括煎煮中药的用具、用水、火候、时间以及煎煮方法。中药材的煎煮方法很重要，一般药物可以同时煎，但部分药物需做特殊处理。有的需要先煎，有的需要后下，有的需要包煎，还有一些需要在煎煮前烊化等等。

煎煮中药的用具

煎药用具一般以瓦罐、砂锅为好，搪瓷器皿或铝制品也可，忌用铁器，因有些药物与铜、铁加热之后会起化学变化。煎具的容量应大些，利于药物的搅动，也可避免药液外溢。

煎煮中药的用水

一般情况下，煎煮中药时使用洁净的冷水，如自来水、井水、蒸馏水均可。根据药物的特点和疾病的性质，也有用酒或水酒合煎。用水量可视药量、药物质地及煎药时间而定，一般以漫过药面3～5厘米为宜。目前，每剂药一般煎煮2次，有的煎煮3次，第一煎水量可多一些，第二三煎则略少。每次煎得量为100～150毫升。

煎煮中药的火候

煎煮一般药宜先用大火后用小火。同一药物因煎煮时间不同，其性能与临床应用也存在差异，煎煮解表药及其他芳香性药物、泻下药时，时间宜短，其火宜急，水量宜少。煎煮补益药时，其火宜慢，煎煮时间宜长，水量略多。有效成分不易煎出的矿物类、骨角类、贝壳类、甲壳类药，宜用小火久煎。如果将药煎煮焦枯，则应丢弃不用，以免发生不良反应。

煎煮中药的时间

一般来讲，解表药用快煎，头煎10～15分钟，二煎10分钟；滋补药用慢煎，头煎30～40分钟，二煎25～30分钟；一般药物一煎20～25分钟，二煎沸后15～20分钟；先煎药先煎10～30分钟，后下药在最后5～10分钟入锅。

煎煮中药的方法

中药材的煎煮方法很重要，一般药物可以同时煎，但部分药物需做特殊处理。

先煎： 如制川乌、制附片等药材，应先煎半小时再入其他药同煎。生用时煎煮时间应加长，以确保用药安全。川乌、附子等药材，无论生用还是制用，因久煎会降低其毒性，所以应先煎。矿物、贝壳类药材，因其有效成分不易煎出，应先煎30分钟左右再放其他药同煎。

后下： 如薄荷、白豆蔻、大黄等药材，因其有效成分煎煮时容易挥散或分解，宜待其他药材煎煮将成时投入，煎沸几分钟即可。

包煎： 如车前子、葶苈子等较细的药材，由于其所含的淀粉、黏液质较多，所以需要包煎，而又如辛夷、旋覆花等有毛的药材，也需要在煎煮时用纱布包裹好后入水煎煮。

另煎： 如人参、西洋参等贵重药材宜另煎，以免煎出的有效成分被其他药渣吸附，造成浪费。

烊化： 如阿胶、龟胶等胶类药，因其黏性大，煎煮时易熬焦，宜先烊化，再与其他药汁兑服。

冲服： 如芒硝等入水即化的药材及竹沥等汁液性药材，宜用煎好的其他药液或开水冲服。

泡服： 用开水直接冲泡，如菊花、胖大海等。

食材的使用须知

食物对疾病有食疗作用，但如运用不当，也可以引发病或加重病情。因此，在使用药膳食疗的过程中，一定要掌握一些食材的使用禁忌知识，才能安全有效地避开这些误区，从而让养生更具有科学性和安全性。同时，食物与中药材的搭配也需注意，这些知识都是前人在日常生活中总结出来的经验，值得我们重视。所以，我们在烹调药膳时应特别注意中药与食物的配伍禁忌，只有了解了这些禁忌，才能更好地规避这些问题。

食材的食用禁忌

1.不适合某些人吃的食物

白萝卜：身体虚弱的人不宜吃。

茶：失眠、身体偏瘦的人要尽量少喝。

薏苡仁：孕妇不适合吃。

杏仁：小孩、孕妇不可多吃。

西瓜：胃弱的人不适合吃。

桃子：产后腹痛、经闭、便秘的人忌食。

绿豆：脾胃虚寒的人不宜食。

枇杷：脾胃寒的人不宜食。

香蕉：胃溃疡的人不能吃。

2.不宜搭配在一起食用的食物

牛奶和菠菜一起吃会中毒。

柿子和螃蟹一起吃会腹泻。

蜂蜜与葱、蒜、豆花、鲜鱼、酒一起吃会导致腹泻或中毒。

李子和白蜜一起吃会破坏五脏的机能。

芥菜和兔肉一起吃会引发疾病。

3.不宜多吃的食物

木瓜多吃会损筋骨，使腰部没有力气。

杏仁吃太多会引起宿疾，使人目盲发落。

醋多吃会伤筋骨、损牙齿。

乌梅多吃会损牙齿、伤筋骨。

生枣多食，令人热渴气胀。

李子多吃，会使人虚弱。

胡瓜多吃，动寒热、积瘀血热。

糖吃太多，会生蛀牙，使人情绪不稳定。

菱角吃得太多，伤人肺腑、损阳气。

肉类吃太多，会导致心脏病等。

食材与药材的搭配禁忌

猪肉：不能和乌梅、桔梗、黄连、苍术、荞麦、鸽肉、黄豆、鲫鱼同食。猪肉与苍术同食，令人动风；猪肉与荞麦同食，令人毛发落，患风病；猪肉与鸽肉、鲫鱼同食，令人滞气。

猪心：不能与吴茱萸同食。

猪血：不能与地黄、何首乌、黄豆同食。

猪肝：不能与荞麦、豆酱、鲤鱼肠子、鱼肉同食。猪肝与荞麦、豆酱同食，令人发痼疾；猪肝与鲤鱼肠同食，令人伤神。

鸭蛋：不能与李子、桑葚同食。

羊肉：不能与半夏、菖蒲、铜、丹砂、醋同食。

鲫鱼：不能与厚朴、麦门冬、芥菜、猪肝同食。

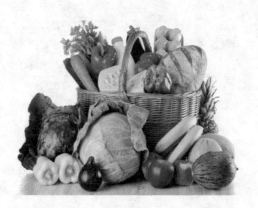

第二章

食材药材面面观

药膳常用食物功能表

中国人独具饮食智慧，讲究"药食同源"的养生之道。所谓"药食相配，药借食力，食助药威"指的是在中华医药理论和饮食文化的指导下，将药物和食物完美搭配，通过烹调加工制作而成的形、色、香、味俱佳的医疗保健食品——药膳。它不同于一般的中药方剂，又别于普通的饮食，它是取药物之性，用食物之味，二者相辅相成，相得益彰，具有十分鲜明的中华特色。药膳的制作自然离不开各式各样的食物，这里收集整理了二百余种药膳中常用的食材，对其性味归经、功效、食用须知进行了介绍，方便读者查阅。

谷物粮豆类

大米

别名： 稻米、米。

【**性味归经**】 性平，味甘。归脾、胃、肺经。

【**营养成分**】 含有蛋白质、糖类、钙、铁、葡萄糖、麦芽糖、维生素B₁、维生素B₂。

【**功效主治**】 大米有补中益气、健脾养胃、通血脉、聪耳明目、止烦、止渴、止泻的功效。

• **食用须知** 熬米粥时一定不要加碱，会破坏大米中最为宝贵的营养素。喝粥忌温度过高或过低，过高会伤害黏膜，过低会影响滋补效果。

粳米

别名： 大米、硬米。

【**性味归经**】 性平，味甘。归脾、胃经。

【**营养成分**】 含有蛋白质、脂肪、钙、磷、铁及B族维生素。

【**功效主治**】 粳米具有养阴生津、除烦止渴、健脾胃、补中气、固肠止泻的功效。

• **食用须知** 以颗粒整齐，富有光泽，比较干燥，无米虫，无沙粒，米灰极少，碎米极少，闻之有股清香味，无霉变味为佳。糖尿病、干燥综合征、更年期综合征属阴虚火旺和痈肿疔疮热毒炽盛者忌食。

糙米

别名： 胚芽菜、玄米。

【**性味归经**】 性温，味甘。归脾、胃经。

【**营养成分**】 含有碳水化合物、脂肪类、粗蛋白、维生素A、维生素B₁、维生素B₂、维生素B₆、叶酸。

【**功效主治**】 具有提高人体免疫力、加速血液循环、消除烦躁、促进肠道有益菌繁殖、加速肠道蠕动、软化粪便等功效。

• **食用须知** 放在干燥、密封的容器内，置于阴凉处保存。在盛有糙米的容器内放几瓣大蒜，可防止糙米因久存而生虫。

小米

别名： 粟米、谷子、黏米。

【**性味归经**】 性凉，味甘。归脾、肾经。

【**营养成分**】 含有淀粉、蛋白质、脂肪、钙、磷、铁、维生素B₁、维生素B₂及胡萝卜素等。

【**功效主治**】 有健脾、和胃、安眠等功效，对缓解精神压力、紧张、乏力等有很大的作用。

• **食用须知** 宜购买米粒大小、颜色均匀，无虫、无杂质的小米，贮存于低温干燥避光处。小米不宜与杏仁同食。

黑米

别名:血糯米。

【性味归经】性平,味甘。归脾、胃经。

【营养成分】黑米含蛋白质、脂肪、碳水化合物、B族维生素、维生素E、钙、磷、钾、镁、铁、锌等。

【功效主治】具有健脾开胃、补肝明目、滋阴补肾、益气强身、养精固涩的功效。

• **食用须知** 黑米要保存在通风、阴凉处。散装黑米需要放入保鲜袋或不锈钢容器内,密封后置于阴冷通风处保存。火盛热燥者忌食。

糯米

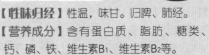

别名:元米、江米。

【性味归经】性温,味甘。归脾、肺经。

【营养成分】含有蛋白质、脂肪、糖类、钙、磷、铁、维生素B₁、维生素B₂等。

【功效主治】具有补养体气、温补脾胃的功效,还能够缓解气虚所导致的盗汗,妊娠后腰腹坠胀等症状。

• **食用须知** 糯米以放了三四个月的为最好,因为新鲜糯米不太容易煮烂;将几颗大蒜头放米袋内,可防止生虫。不适宜腹胀、咳嗽、痰黄、发热患者食用。

西谷米

别名:西国米、西米。

【性味归经】性温,味甘。归脾、胃、肺经。

【营养成分】含有碳水化合物、蛋白质、少量脂肪及微量B族维生素。

【功效主治】具有清热解毒、健脾益气、消食化积、滋阴补肺、止咳化痰的功效。

• **食用须知** 选购西谷米以白净,表面光滑圆润,质硬而不碎,煮熟之后不糊,透明度好,嚼之有韧性者为佳,患有糖尿病者忌食。

高粱

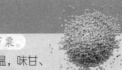

别名:蜀秫、芦粟。

【性味归经】性温,味甘、微涩。归脾、胃经。

【营养成分】高粱米含有碳水化合物、钙、蛋白质、脂肪、磷、铁等。

【功效主治】具有凉血、解毒、和胃、健脾、止泻的功效,可治疗消化不良、积食、小便不利等。

• **食用须知** 便燥结者忌食。加葱、盐、羊肉汤等煮粥食用,对于阳虚盗汗有很好食疗效果。

大麦

别名:车麦、饭麦。

【性味归经】性凉,味甘。归脾、胃经。

【营养成分】含淀粉、蛋白质、钙、磷、尿囊素等成分。

【功效主治】具有和胃、宽肠、利水的功效,对食滞泄泻、小便淋痛、水肿、烫火伤等病症有食疗作用。

• **食用须知** 大麦以颗粒饱满、无虫蛀者为佳。置阴凉干燥处,防霉防蛀。因大麦芽可回乳或减少乳汁分泌,故妇女在怀孕期间和哺乳期内应忌食大麦。

小麦

别名:麦子。

【性味归经】性凉,味甘。归心经。

【营养成分】含糖类、粗纤维、蛋白质、脂肪、钙、磷、铁、维生素。

【功效主治】具有养心神、敛虚汗、生津止汗、养心益肾、镇静益气、健脾厚肠、除热止渴的功效。

• **食用须知** 应选择干净、无霉变、无虫蛀、无发芽的优质小麦,小麦的籽粒要饱满、圆润。慢性肝病、糖尿病等病症患者忌食。

燕麦

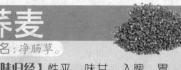

别名：野麦、雀麦。

【性味归经】性温，味甘。归脾、心经。

【营养成分】含有亚油酸、蛋白质、脂肪、人体必需的8种氨基酸、维生素E及钙、磷、铁等微量元素。

【功效主治】具有健脾、益气、补虚、止汗、养胃、润肠的功效，可改善血液循环、缓解工作带来的压力。

• **食用须知** 应挑选大小均匀、质实饱满、有光泽的燕麦粒，密封后存放在阴凉干燥处。

荞麦

别名：净肠草。

【性味归经】性平，味甘。入脾、胃、大肠经。

【营养成分】富含蛋白质、脂肪、维生素以及多种矿物质等营养成分。

【功效主治】具有健胃、消积、止汗的功效，能辅助治疗胃痛胃胀、消化不良、食欲不振、肠胃积滞、慢性泄泻等病症。

• **食用须知** 体虚气弱、癌症、肿瘤患者、脾胃虚寒者等不宜食用，忌与野鸡肉、猪肉等一同食用。

绿豆

别名：青小豆。

【性味归经】性凉，味甘。归心、胃经。

【营养成分】富含蛋白质、脂肪、碳水化合物以及蛋氨酸、色氨酸、赖氨酸等球蛋白类。

【功效主治】具有降压、降脂、滋补强壮、调和五脏、保肝、清热解毒、消暑止渴、利水消肿的功效。

• **食用须知** 绿豆呈褐色或表面白点者，都不宜再食用。脾胃虚寒、肾气不足、易泻者、体质虚弱和正在吃中药者忌食。

黄豆

别名：大豆、黄大豆。

【性味归经】性平，味甘。归脾经。

【营养成分】富含蛋白质及矿物元素铁、镁、钼、锰、铜、锌、硒等。

【功效主治】具有健脾、益气、润燥、补血、降低胆固醇、利水、抗癌之功效，对缺铁性贫血有益。

• **食用须知** 颗粒饱满、大小颜色一致的是好黄豆。消化功能不良、胃脘胀痛、腹胀等有慢性消化道疾病的患者应尽量少食黄豆。

扁豆

别名：菜豆、季豆。

【性味归经】性平，味甘。归脾、胃经。

【营养成分】含有B族维生素、维生素C及烟酸等。

【功效主治】能健脾和中、消暑清热、解毒消肿，适用于脾胃虚弱、便溏、体倦乏力、水肿等病症。

• **食用须知** 优质扁豆应新鲜、干净、挺实、脆嫩，扁豆用水稍焯后，用保鲜膜封好，放入冰箱中冷冻，可长期保存，患寒热病者、疟疾者、腹胀者忌食。

毛豆

别名：菜用大豆。

【性味归经】性平，味甘，无毒。归脾、大肠经。

【营养成分】含有不饱和脂肪酸、卵磷脂、丰富的食物纤维、丰富的钾和铁。

【功效主治】具有降脂、抗癌、润肺、强筋健骨、降低胆固醇等功效。

• **食用须知** 若想长时间保存，将毛豆用油煸好，放盐盛出，冷却后装袋，放入冰箱冷冻室，这样可保存很久，幼儿、尿毒症、对黄豆有过敏体质者忌食。

蚕豆

别名: 胡豆、大豌豆。

【**性味归经**】性平,味甘。归脾、胃经。

【**营养成分**】含蛋白质、碳水化合物、粗纤维、磷脂、胆碱、维生素B_2等。

【**功效主治**】具有健脾益气、祛湿、抗癌等功效。

· **食用须知** 要挑选蚕豆上的筋是绿色的,那种蚕豆是新鲜的。脾胃虚弱者、有遗传性红细胞6－磷酸葡萄糖脱氢酶缺乏者,及患有痔疮出血、消化不良者忌食。

豇豆

别名: 豆角、江豆。

【**性味归经**】性平,味甘。归脾、胃经。

【**营养成分**】含有易于消化吸收的优质蛋白质、适量的碳水化合物以及多种维生素、微量元素等。

【**功效主治**】具有健脾养胃、理中益气、补肾、降血糖、促消化、增食欲、提高免疫力等功效。

· **食用须知** 在选购豆角时,一般以豆条粗细均匀、色泽鲜艳、籽粒饱满的为佳,气滞便结之人应慎食。

黑豆

别名: 乌豆、黑大豆。

【**性味归经**】性平,味甘。归心、肾经。

【**营养成分**】含有丰富的蛋白质、维生素、矿物质。

【**功效主治**】具有祛风除湿、调中下气、活血、解毒、利尿、明目等功效。

· **食用须知** 黑豆表面有天然的蜡质,但易随时间脱落,因此表面有研磨般光泽的黑豆不要选购。黑豆宜存放在密封罐中,置于阴凉处保存,不要让阳光直射。因豆类食品容易生虫,购回后最好尽早食用。

芸豆

别名: 菜豆、四季豆。

【**性味归经**】性平,味甘。入脾、胃经。

【**营养成分**】富含蛋白质、氨基酸、维生素、粗纤维等营养成分及钙、铁等多种微量元素等。

【**功效主治**】具有温中下气、利肠胃、益肾、补元气等功效,能提高人体自身的免疫能力,增强抗病能力。

· **食用须知** 在选购时,应挑选豆荚饱满匀称、表皮平滑无虫痕的,有消化功能不良、慢性消化道疾病者忌食。

芝麻

别名: 胡麻、黑芝麻。

【**性味归经**】性平,味甘。归肝、肾、肺、脾经。

【**营养成分**】含脂肪、蛋白质、膳食纤维、维生素B_1、维生素B_2、维生素E、卵磷脂、钙、铁、镁等。

【**功效主治**】具有润肠、通乳、补肝、益肾、养发、强身体、抗衰老等食疗作用。

· **食用须知** 优质芝麻色泽鲜亮、纯净,大而饱满,皮薄。患有慢性肠炎、便溏、阳痿、遗精等病症的人不宜多食。

腐竹

别名: 豆筋。

【**性味归经**】性平,味甘。入肺经。

【**营养成分**】含有丰富的蛋白质、卵磷脂、多种矿物质、丰富的铁,营养价值较高。

【**功效主治**】具有良好的健脑作用,能预防老年痴呆症,降低血液中胆固醇的含量。

· **食用须知** 质量好的腐竹呈淡黄色,有光泽。患有肾炎、肾功能不全、糖尿病酮症酸中毒、痛风患者忌食。

066

豆腐

别名：水豆腐、老豆腐。

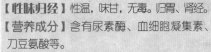

【性味归经】性凉，味甘。归脾、胃、大肠经。

【营养成分】富含蛋白质、8种人体必需氨基酸、不饱和脂肪酸、卵磷脂。

【功效主治】能益气宽中、生津润燥、清热解毒、和脾胃、抗癌，还可以降低血铅浓度、保护肝脏、促进机体代谢。

• 食用须知 优质豆腐切面比较整齐，无杂质。豆腐买回后，应浸泡于清凉水中，并置于冰箱中冷藏，待烹调前再取出。

豆腐皮

别名：豆油皮。

【性味归经】性平，味甘。入肺、脾、胃经。

【营养成分】含有蛋白质、氨基酸、铁、钙、钼等人体所必需的18种微量元素。

【功效主治】有清热润肺、止咳消痰、养胃、解毒、止汗、防止血管硬化、保护心脏、滋润肺部、提神健脑的功效。

• 食用须知 上等的豆腐皮，皮薄透明，半圆而不破，黄色有光泽。痛风、肾病、缺铁性贫血、腹泻患者忌食。

豆腐干

别名：香干。

【性味归经】性平，味咸香。入肺、脾、胃经。

【营养成分】含有大量蛋白质、脂肪、碳水化合物，还含有钙、磷、铁等。

【功效主治】有很好的健脑功效，可增强人体免疫力，可抗氧化、降血压。

• 食用须知 不宜大量囤货。此外，当天剩下的豆干，应用保鲜袋扎紧放置冰箱内尽快吃完，如发现袋内有异味或豆干制品表面发黏，请不要食用。

刀豆

别名：蛣豆，刀豆角。

【性味归经】性温，味甘，无毒。归胃、肾经。

【营养成分】含有尿素酶、血细胞凝集素、刀豆氨酸等。

【功效主治】具有温中下气，利肠胃，止呕吐，益肾补元气的功效。

• 食用须知 如果烹调刀豆火候不够，会引起食物中毒。常食刀豆对虚寒呃逆、头风痛、胃寒呕吐、疝气、腰痛、老年咳喘、小儿百日咳等病症有一定的改善作用。

肉禽类

猪肉

别名：豕肉、豚肉。

【性味归经】性温，味甘。归脾、肾经。

【营养成分】含蛋白质、脂肪、碳水化合物、磷、钙、铁、维生素B_1、维生素B_2。

【功效主治】具有滋阴润燥、补虚养血的功效，对消渴羸瘦、热病伤津、便秘等有很好食疗效果。

• 食用须知 新鲜猪肉有光泽、红色均匀，用手指压肌肉后凹陷部分能立即恢复。买回的猪肉先用水洗净，然后分割成小块，装入保鲜袋，再放入冰箱保存。

猪蹄

别名：猪脚、猪手。

【性味归经】性平，味甘。归肾、胃经。

【营养成分】含有蛋白质、脂肪和碳水化合物，并含有钙、磷、镁、铁以及维生素A、维生素D等。

【功效主治】有补虚弱、填肾精等功效。

• 食用须知 选购猪蹄时要求色泽红润，肉质透明，质地紧密，富有弹性，用手轻轻按压一下能够很快地复原，并有一种特殊的猪肉鲜味。动脉硬化、高血压患者应少食。

猪腰

别名：猪肾。

【性味归经】性平，味甘、咸。归肾经。

【营养成分】含有蛋白质、脂肪、碳水化合物、钙、磷、铁和维生素等。

【功效主治】具有滋补肾脏、健肾补腰、和肾理气、补肾益精、利水等功效。

• 食用须知 挑选猪腰首先看表面有无出血点，若有，则不正常。其次看形体是否比一般猪腰大和厚，如果是又大又厚，应仔细检查是否有肾红肿。高血压、高血脂患者忌食。猪腰不宜与茶树菇同食。

猪肝

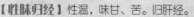

别名：血肝。

【性味归经】性温，味甘、苦。归肝经。

【营养成分】含蛋白质、脂肪、维生素等。

【功效主治】可预防眼睛干涩、疲劳，可调节和改善贫血病人造血系统的生理功能，还能增强免疫力。

• 食用须知 新鲜的猪肝呈褐色或紫色，有弹性，有光泽，无腥臭异味。切好的肝一时吃不完，可用豆油将其涂抹搅拌，然后放入冰箱内，会延长保鲜期，高血压、肥胖症、冠心病及高血脂患者忌食。

猪肚

别名：猪胃。

【性味归经】性温，味甘。归脾、胃经。

【营养成分】富含蛋白质、脂肪、维生素A、维生素E以及钙、钾、镁、铁等元素。

【功效主治】有补虚损、健脾胃的功效，多用于脾虚腹泻、虚劳瘦弱、消渴、小儿疳积、尿频或遗尿。

• 食用须知 新鲜猪肚黄白色，手摸劲挺、黏液多，肚内无块和硬粒，弹性足。湿热痰滞内蕴者及感冒者忌食。猪肚不宜与白糖、樱桃、杨梅、芦荟、豆腐同食。

猪肺

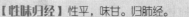

别名：菜肺，豚肺。

【性味归经】性平，味甘。归肺经。

【营养成分】含有蛋白质、脂肪、钙、磷、铁、烟酸以及维生素B_1、维生素B_2。

【功效主治】具有补肺、止咳、止血的功效，主治肺虚咳嗽、咯血等症。

• 食用须知 将猪肺管套在水龙头上，充满水后再倒出，反复几次便可冲洗干净，最后把它倒入锅中烧开涌出肺管内的残物，再洗一遍，另换水煮至酥烂即可。感冒发热者忌食。

猪脑

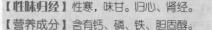

别名：天花。

【性味归经】性寒，味甘。归心、肾经。

【营养成分】含有钙、磷、铁、胆固醇。

【功效主治】有补骨髓、益虚劳、滋肾补脑之功效。主要用于治疗头晕、头痛、目眩、偏正头风、神经衰弱等症。

• 食用须知 以形状完整，新鲜有光泽，没有异味的为佳。高胆固醇患者、冠心病患者、高血压患者、动脉硬化所致的头晕头痛者、性功能障碍者忌食。猪脑不宜搭配茶叶，否则容易引起便秘。

猪肠

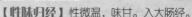

别名：猪大肠。

【性味归经】性微温，味甘。入大肠经。

【营养成分】含有钠、硫胺素、钙、蛋白质、核黄素、镁等营养成分。

【功效主治】有润肠、祛风、解毒、止血的功效，能去下焦风热，止小便数，主治肠风便血、血痢、痔漏、脱肛等症。

• 食用须知 新鲜猪肠呈乳白色，稍软、有韧性、多黏液。感冒患者、脾虚滑泻者忌食，猪肠不宜搭配甘草食用。

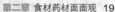

猪骨

别名：猪排骨、猪大骨。

【性味归经】 性温，味甘、咸。归脾、胃经。

【营养成分】 除含蛋白质、脂肪、维生素外，还含有大量磷酸钙、骨胶原、骨黏蛋白等。

【功效主治】 有补脾、润肠、生津、丰机体、泽皮肤、补中益气、养血健骨的功效。

• **食用须知** 急性肠道炎感染者、感冒者忌食。

猪心

别名：豚心，象心。

【性味归经】 性平，味甘、咸。归心经。

【营养成分】 含有蛋白质、脂肪、钙、磷、铁、维生素B₁、维生素B₂、维生素C以及烟酸等。

【功效主治】 具有补虚、安神定惊、养心补血的功效。

• **食用须知** 新鲜的猪心呈淡红色，组织结实有弹性，湿润，用力挤压时有鲜红的血液或血块排出。高胆固醇血症者忌食，不与吴茱萸合食。

猪胰

别名：象胰、豚胰。

【性味归经】 性平，味甘。入脾、肺经。

【营养成分】 含有蛋白质、脂肪。

【功效主治】 有健脾胃、助消化、养肺润燥的功效，对肺虚咳嗽、咯血、糖尿病、脾胃虚弱、消化不良、乳汁不通、痢疾等疾病有食疗作用。

• **食用须知** 适用于肺虚咳嗽、咯血、消渴、脾胃虚弱、消化不良、乳汁不通、手足皲裂、下痢者。猪胰多服损阳，故男子不宜多服。

猪血

别名：血豆腐。

【性味归经】 性平，味咸。归肝、脾经。

【营养成分】 富含维生素B₂、维生素C、维生素K、蛋白质、铁、磷、钙、钴等营养成分。

【功效主治】 有清血化瘀、止血、利大肠之功效，对贫血、中腹胀满、肠胃嘈杂、宫颈糜烂等症有一定的食疗作用。

• **食用须知** 一般呈暗红色，较硬、易碎。放入冰箱冷藏保存。高胆固醇血症、肝病、高血压和冠心病患者忌食。

牛肚

别名：百叶、牛胃、毛肚。

【性味归经】 性平，味甘。归脾、胃经。

【营养成分】 含蛋白质、脂肪、钙、磷、铁、维生素B₁、维生素B₂、烟酸等。

【功效主治】 具有补益脾胃，补气养血，补虚益精、消渴，治疗头晕目眩之功效。

• **食用须知** 好的牛肚组织坚实、有弹性、黏液较多，色泽略带浅黄，适宜病后虚弱、气血不足、营养不良、脾胃薄弱者。牛肚不宜与芦荟搭配，否则不利于营养的吸收。

牛肉

别名：黄牛肉。

【性味归经】 性平，味甘。归脾、胃经。

【营养成分】 含蛋白质、脂肪、维生素B₁、维生素B₂、钙、磷、铁等。

【功效主治】 补脾胃、益气血、强筋骨。对虚损羸瘦、消渴、脾弱不运、癖积、水肿、腰膝酸软、久病体虚、面色萎黄、头晕目眩等病症有食疗作用。

• **食用须知** 新鲜牛肉有光泽，红色均匀外表微干或有风干膜，不黏手，弹性好，内热者、皮肤病、肝病、肾病患者忌食。

牛肝

别名：无。

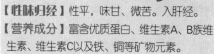

【性味归经】性平，味甘、微苦。入肝经。

【营养成分】富含优质蛋白、维生素A、B族维生素、维生素C以及铁、铜等矿物元素。

【功效主治】具有补肝、养血、明目的功效。对面色萎黄、头晕眼花、肌肉消瘦、病后或产后血虚也有很好的食疗效果。

· 食用须知 颜色鲜亮、湿润的牛肝为好。放入冰箱冷藏，不宜超过一个星期。高血压、动脉粥样硬化、心脑血管疾病、痛风等患者忌食。

牛筋

别名：牛筋巴。

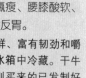

【性味归经】性平，味甘。入肝经。

【营养成分】含有丰富的胶原蛋白质。

【功效主治】具有补肝强筋、补气益血、温中暖中的功效。主治虚劳羸瘦、腰膝酸软、产后虚冷、腹痛寒疝、中虚反胃。

· 食用须知 选购牛筋以新鲜、富有韧劲和嚼头者为佳。购买后宜放入冰箱中冷藏。干牛筋需用凉水或碱水发制，刚买来的已发制好的牛筋应反复用清水过洗几遍，用火碱等工业碱发制的牛筋不要吃。

羊肉

别名：羊肉、羯肉。

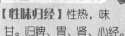

【性味归经】性热，味甘。归脾、胃、肾、心经。

【营养成分】含有丰富的蛋白质和纤维素。

【功效主治】可益气补虚、促进血液循环、使皮肤红润、增强御寒能力，有帮助消化、补肾壮阳的作用。

· 食用须知 感冒发热、高血压、肝病、急性肠炎和其他感染疾病患者应忌食，不宜与乳酪、荞麦、豆瓣酱、南瓜、食醋、竹笋搭配食用。

羊肝

别名：无。

【性味归经】性寒，味苦。归肝经。

【营养成分】含蛋白质、脂肪、碳水化合物、维生素A、维生素B1、维生素C、烟酸以及钙、磷、铁等营养成分。

【功效主治】具有养肝明目、补血、清虚热的食疗作用，可防止夜盲症和视力减退。

· 食用须知 如果需要补益，以选购青色山羊肝为最佳。高血脂者禁食，羊肝不宜与红豆、竹笋、辣椒、西红柿、毛豆、白萝卜、香椿同食。

羊肾

别名：羊腰子。

【性味归经】性温，味甘、咸。入肾经。

【营养成分】含有蛋白质、脂肪、碳水化合物、胆固醇以及维生素A、钾、磷、镁、锰、铁、铜等微量元素。

【功效主治】具有补肾气，益精髓的功效。用于肾虚劳损、腰脊酸痛、足膝软弱、耳聋、阳痿、尿频等症。

· 食用须知 适宜腰酸腰痛、头晕耳鸣、消渴、尿频、遗精、阳痿者食用，感冒发热者慎食。

羊肚

别名：羊胃。

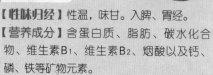

【性味归经】性温，味甘。入脾、胃经。

【营养成分】含蛋白质、脂肪、碳水化合物、维生素B1、维生素B2、烟酸以及钙、磷、铁等矿物元素。

【功效主治】具有健脾补虚、益气健胃、固表止汗之功效；用于虚劳羸瘦、不能饮食、消渴、盗汗、尿频等症。

· 食用须知 羊肚不适宜长时间存放，应随买随吃。一般人均可食用，尤其适宜身体羸瘦、虚劳衰弱之人食用。

驴肉

别名：毛驴肉。

【性味归经】性凉，味甘、酸。归心、肝经。

【营养成分】含有氨基酸、亚油酸、亚麻酸、蛋白质。

【功效主治】具有安神养血的功效。

• **食用须知** 存储熟肉制品应在0℃～4℃的条件下冷藏保存，否则容易变质。尽量不要挑选色泽太艳的食品，因为可能是人为加入的合成色素造成的。慢性肠炎、腹泻、瘙痒性皮肤病患者以及孕妇忌食。

兔肉

别名：菜兔肉、野兔肉。

【性味归经】性凉，味甘。归肝、脾、大肠经。

【营养成分】含有多种维生素、赖氨酸、色氨酸。

【功效主治】具有滋阴凉血、益气润肤、解毒祛热的功效，还可以提高记忆力，防止脑功能衰退。

• **食用须知** 孕妇、阳虚者忌食兔肉，兔肉不宜与小白菜、芥菜、橘子、生姜、鸡肉、鳖肉、鸡蛋同食。

鸡肉

别名：家鸡肉、母鸡肉。

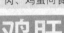

【性味归经】性平、温，味甘。归脾、胃经。

【营养成分】富含蛋白质、脂肪、碳水化合物、维生素B$_1$、维生素B$_2$、烟酸、钙、磷、铁。

【功效主治】具有温中益气、补精添髓、益五脏、补虚损、健脾胃、强筋骨的功效，可提高自身免疫力。

• **食用须知** 鸡肉较容易变质，购买后要马上放进冰箱。内火偏旺、痰湿偏重、感冒发热、胆囊炎者忌食。

鸡肝

别名：无。

【性味归经】性微温，味甘苦。归肝、入肾经。

【营养成分】含有丰富的蛋白质、钙、磷、铁、锌、维生素A、B族维生素。

【功效主治】补血，保护眼睛，维持正常视力，防止眼睛干涩、疲劳，维持健康的肤色。

• **食用须知** 新鲜鸡肝有扑鼻的肉香，外形自然，充满弹性；健康的熟鸡肝有淡红色、土黄色、灰色，都属于正常颜色，不宜与麻雀、山鸡、芥菜等同食。

野鸡肉

别名：雉肉、七彩山鸡肉。

【性味归经】性温，味甘、酸，入心、胃经。

【营养成分】富含B族维生素和维生素E、蛋白质以及多种氨基酸、蛋氨酸和赖氨酸等。

【功效主治】具有抑喘补气、止痰化瘀、清肺止咳、益肝活血之功效，是治疗痰气上喘和消渴的良药，对于防止心脑血管的硬化，延缓记忆力衰退有显著的食疗作用。

• **食用须知** 冬季野鸡肉脂肪蓄积，皮下脂肪增多，此阶段购买的野鸡肉最肥嫩。痔疮与皮肤疥疮患者忌食。

乌鸡

别名：黑脚鸡、乌骨鸡。

【性味归经】性平，味甘。归肝、肾经。

【营养成分】含有10种氨基酸及铁、磷、钙、锌、镁、维生素B$_1$、烟酸、维生素E。

【功效主治】具有滋阴、补肾、养血、添精、益肝、退热、补虚的作用，能调节人体免疫功能，抗衰老。

• **食用须知** 新鲜的乌鸡鸡嘴干燥，富有光泽，口腔黏液呈灰白色，洁净没有异味。保存乌鸡的温度越低，其保存的时间就越长。

鹅肉

别名：家雁肉。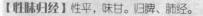

【性味归经】性平，味甘。归脾、肺经。

【营养成分】含蛋白质、脂肪、维生素A、B族维生素、烟酸、糖。

【功效主治】具有暖胃生津、补虚益气、和胃止渴、祛风湿、防衰老之功效，用于治疗中气不足、消瘦乏力、食少及气阴不足的口渴、气短、咳嗽等。

· 食用须知 感冒发热、咳嗽多痰、湿热内蕴、腹胀、急性菌痢、肠炎、皮肤疾病患者不宜食用。

鸭肉

别名：鹜肉、家凫肉、扁嘴娘肉、白鸭肉。

【性味归经】性寒，味甘、咸。归脾、胃、肺、肾经。

【营养成分】富含蛋白质、B族维生素、维生素E以及铁、铜、锌等微量元素。

【功效主治】具有养胃滋阴、清肺解热、大补虚劳、利水消肿之功效。

· 食用须知 要选择肉质新鲜、脂肪有光泽的鸭肉，阳虚脾弱、外感未清、腹泻肠风者忌食。

狗肉

别名：犬肉、地羊肉。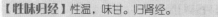

【性味归经】性温，味咸、酸。归胃、肾经。

【营养成分】富含蛋白质和脂肪，还含有维生素A、维生素B₂、维生素E、氨基酸和铁、锌、钙等矿物元素。

【功效主治】有补肾、益精、温补、壮阳等功效。还可用于老年人的虚弱症，如尿溺不尽、四肢厥冷、精神不振等。

· 食用须知 宜选色泽鲜红、发亮且水分充足者，冷藏可延长保质期。咳嗽、感冒、发热、腹泻和阴虚火旺者忌食。

鸽肉

别名：家鸽肉。

【性味归经】性平，味咸。归肝、肾经。

【营养成分】含有蛋白质、维生素A、维生素B₁、维生素B₂、维生素E。

【功效主治】具有补肾、益气、养血之功效，可调补气血、提高性欲等。

· 食用须知 选购时以无鸽痘，皮肤无红色充血痕迹，肉质有弹性，表皮和肉切面有光泽，具有鸽肉固有色泽和气味，无异味者为佳。食积胃热、先兆流产、尿毒症、体虚乏力患者忌食。

麻雀肉

别名：宾雀肉、家雀肉。

【性味归经】性温，味甘。归肾经。

【营养成分】富含蛋白质、脂肪、碳水化合物、无机盐及维生素B₁、维生素B₂等营养成分。

【功效主治】具有补肾壮阳、益精固涩的功效，主治肾虚阳痿、早泄、遗精、腰膝酸软、疝气、小便频数等症。

· 食用须知 冷冻储存。阴虚火旺、血热崩漏、高血压患者及孕妇忌食，麻雀肉不宜与李子、猪肉、动物肝脏同食。

鹌鹑

别名：鹑鸟肉、赤喉鹑肉。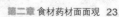

【性味归经】性平，味甘。归大肠、脾、肺、肾经。

【营养成分】含有多种无机盐、卵磷脂、激素和多种人体必需的氨基酸。

【功效主治】具有补五脏、益精血、温肾助阳之功效。男子经常食用鹌鹑，可增强性功能，并增气力，壮筋骨。

· 食用须知 重症肝炎晚期、肝功能极度低下、感冒患者忌食，鹌鹑不宜与黑木耳、香菇、蘑菇、猪肝、黄花菜同食。

松花蛋

别名：皮蛋、变蛋、灰包蛋。

【性味归经】性寒，味辛、涩、甘、咸。归胃经。

【营养成分】含丰富的氨基酸、矿物质。

【功效主治】增进食欲，促进营养的消化吸收，中和胃酸，具有润肺、养阴止血的功效，对急性肠炎、高血压等病有很好的食疗作用。

• 食用须知 松花蛋虽然营养丰富，味道鲜美，但是其碱性过大，所以不宜多吃。松花蛋不宜与甲鱼、李子、红糖同食。

鸭蛋

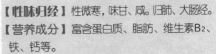

别名：鸭卵。

【性味归经】性微寒，味甘、咸。归肺、大肠经。

【营养成分】富含蛋白质、脂肪、维生素B₂、铁、钙等。

【功效主治】具有清热解毒、滋阴清肺、凉血止痢，可辅助治疗喉痛、牙痛、热咳、胸闷等。

• 食用须知 鸭蛋要在开水中至少煮15分钟才可食用，鸭蛋不宜与李子、桑葚、甲鱼同食。

鸡蛋

别名：鸡卵、鸡子。

【性味归经】性平，味甘。归心、脾经。

【营养成分】富含大量蛋白质、脂肪、胆固醇、钙、磷、铁、无机盐等。

【功效主治】具有益精补气、润肺利咽、清热解毒、护肤美肤、延缓衰老、滋阴润燥、养血息风的功效。

• 食用须知 炒鸡蛋时，将鸡蛋顺着一个方向搅动，并加入少量水，可使鸡蛋更加鲜嫩。鸡蛋不宜与豆浆、葱、大蒜、红薯、味精、兔肉、甲鱼、茶搭配食用。

鹅蛋

别名：鹅卵。

【性味归经】性微温，味甘。归脾、胃经。

【营养成分】富含蛋白质和人体所需的8种氨基酸，还含有维生素A、维生素B₁、维生素B₂。

【功效主治】补中益气、补脑益智、温中散寒，适合脑力劳动者、记忆衰退者、气虚者、怕冷者以及体虚贫血者食用。

• 食用须知 鹅蛋含有一种碱性物质，对内脏有损害，每天食用鹅蛋的数量不超过2个，鹅蛋不宜与鸡蛋、海带搭配食用。

鸽子蛋

别名：鸽子卵。

【性味归经】性平，味甘、咸。归心、肝经。

【营养成分】富含优质蛋白质、磷脂、维生素A、维生素B₁、维生素B₂、维生素D以及铁、钙等营养成分。

【功效主治】具有益气养血、美颜润肤、补脑益智、疏肝除烦之功效，可辅助治疗贫血、月经不调等症。

• 食用须知 贫血、月经不调、气血不足的女性可常吃鸽子蛋，能美颜润肤。食积胃热者、性欲旺盛者及孕妇忌食。

鹌鹑蛋

别名：鹌鸟蛋、鹌鹑卵。

【性味归经】性平，味甘。归心、肾经。

【营养成分】富含蛋白质、维生素P、维生素B₁、维生素B₂、铁和卵磷脂等成分。

【功效主治】具有强筋壮骨、补气益气、祛风湿的功效，对胆怯健忘、头晕目眩、久病或老弱体衰、气血不足、心悸失眠等病症有食疗作用。

• 食用须知 鹌鹑蛋为滋补食疗佳品。脑血管疾病患者不宜多食鹌鹑蛋，鹌鹑蛋不宜与香菇、猪肝同食。

口蘑

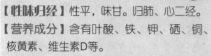

别名:白蘑、蒙古口蘑。

【性味归经】性平,味甘。归肺、心二经。

【营养成分】含有叶酸、铁、钾、硒、铜、核黄素、维生素D等。

【功效主治】具有宣肺解表、益气安神的功效,用于小儿麻疹,心神不安,失眠等。

• 食用须知 吃法上以做汤为好,口蘑本身味道鲜美,吃时不用再放鸡精和味精。

香菇

别名:香蕈、香草、平庄菇。

【性味归经】性平,味甘。归胃、肝经。

【营养成分】富含维生素B群、铁、钾、维生素D。

【功效主治】主治食欲减退,少气乏力。

• 食用须知 常食香菇对婴儿因缺乏维生素D而引起的佝偻病有益,可预防皮肤病。香菇为动风食物,顽固性皮肤瘙痒症患者忌食。脾胃寒湿气滞忌食。香菇不宜与河蟹同食,易引起结石。

银耳

别名:白木耳、雪耳。

【性味归经】性平、味甘。归心、肺经。

【营养成分】含蛋白质、脂肪、碳水化合物、粗纤维、钙、磷、铁、维生素B₁等。

【功效主治】具有滋补生津、润肺养胃的功效。主治虚劳咳嗽、痰中带血、津少口渴、病后体虚、气短乏力。

• 食用须知 优质的银耳比较干燥,色泽洁白,肉相对厚,而且花朵齐全完整,有圆形的伞盖,直径一般都在3厘米以上。银耳富含维生素D,能防止钙的流失。

草菇

别名:稻草菇、脚苞菇。

【性味归经】性平,味甘。归脾、胃经。

【营养成分】富含维生素C、蛋白质及8种人体必需氨基酸。

【功效主治】具有清热解暑、养阴生津、降血压、降血脂、滋阴壮阳、增加乳汁等功效,可预防坏血病,促进创口愈合,护肝健胃,增强人体免疫力。

• 食用须知 草菇适于做汤或素炒,无论鲜品还是干品都不宜浸泡时间过长,草菇不宜与鹌鹑、蒜同食。

黑木耳

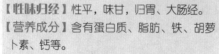

别名:木耳、光木耳。

【性味归经】性平,味甘。归胃、大肠经。

【营养成分】含有蛋白质、脂肪、铁、胡萝卜素、钙等。

【功效主治】有益气、充饥、轻身强智、止血止痛、补血活血等功效。

• 食用须知 新鲜黑木耳中含有一种化学名称为"卟啉"的特殊物质,因为这种物质的存在,人吃了新鲜木耳后,经阳光照射会发生植物日光性皮炎,引起皮肤瘙痒。木耳不宜与田螺同食,不利于消化。

侧耳

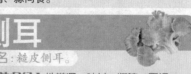

别名:糙皮侧耳。

【性味归经】性微温,味甘。归脾、胃经。

【营养成分】侧耳含有多种氨基酸、丰富的维生素及钙、磷、铁等矿物质。

【功效主治】具有补虚抗癌之功效,能改善人体新陈代谢、增强体质、调节神经,对降低血液中的胆固醇含量、预防尿道结石也有一定的食疗作用。

• 食用须知 侧耳可以炒、烩、烧,口感好,营养价值高,不抢味。侧耳不宜与野鸡、鹌鹑、驴肉同食。

茶树菇

别名： 茶薪菇。

【性味归经】 性平，味甘。归脾、胃、肾经。

【营养成分】 富含氨基酸、葡聚糖、菌蛋白、碳水化合物、B族维生素以及多种矿物质。

【功效主治】 可降血糖、降血压、补肾缩尿、益气补虚、增强免疫力、防癌抗癌、抗衰老。

• **食用须知** 肾虚、水肿以及风湿患者可常食茶树菇。不宜与酒同食，易引起中毒；不宜与鹌鹑肉同食，会降低营养。

平菇

别名： 洋蘑菇、洋草菇。

【性味归经】 性凉，味甘。归肝、胃经。

【营养成分】 平菇含蛋白质、脂肪、碳水化合物、粗纤维等成分。

【功效主治】 有降低血糖、降低血脂、预防动脉硬化和肝硬化的作用，对高血压、心血管病、肝病、糖尿病等有一定的食疗作用，此外还能增强人体免疫力。

• **食用须知** 高血压、糖尿病患者可常食平菇以缓解病情，便溏者不宜食用平菇。平菇不宜与野鸡、驴肉同食。

金针菇

别名： 冬菇、金菇。

【性味归经】 性凉，味甘。归脾、大肠经。

【营养成分】 金针菇富含蛋白质、碳水化合物、粗纤维。

【功效主治】 具有补肝、益肠胃、抗癌之功效，对肝病、胃肠道炎症、溃疡、肿瘤等病症有食疗作用。金针菇含锌较高，对预防男性前列腺疾病较有助益。

• **食用须知** 气血不足、营养不良的老人或儿童可常食金针菇，但脾胃虚寒者不适合食用。金针菇不宜与驴肉同食。

竹荪

别名： 长裙竹荪、竹参。

【性味归经】 性凉，味甘。入肺、胃经。

【营养成分】 含蛋白质、胡萝卜素、钾、钙、磷、铁等。

【功效主治】 具有滋补强壮、益气补脑、宁神健体的功效。

• **食用须知** 采收后洗净孢子，剔除菌托和泥土，晒干或烘干便成商品。色白、体大、无虫蛀者为上品。竹荪有"竹参"之称，是一种非常珍贵的野生食用菌，并有"白妃"之美誉。

猴头菇

别名： 猴头菌、刺猬菌。

【性味归经】 性平，味甘。归脾、胃经。

【营养成分】 含有蛋白质、氨基酸、维生素、无机盐。

【功效主治】 有补脾益气、助消化的功效。

• **食用须知** 猴头菇以个头均匀，色泽艳黄，质嫩肉厚，干燥无虫蛀的为好。干猴头菇适宜用水泡发而不宜用醋泡发，泡发时先将猴头菇洗净，然后放在冷水中浸泡一会儿，再加沸水入笼蒸制或入锅焖煮。

鸡腿蘑

别名： 毛头鬼伞。

【性味归经】 性平，味苦。归心、胃经。

【营养成分】 含有蛋白质、纤维素、钙、钠、镁等。

【功效主治】 具有调节体内糖代谢、降低血糖的作用，并能调节血脂，对糖尿病人和高血脂患者有保健作用。

• **食用须知** 适宜炒食、炖食、煲汤，均久煮不烂，滑嫩清香，且适合与肉菜搭配食用。但少数人食后有轻微中毒反应，与酒或啤酒同食时易引起中毒。

蛏子

别名：缢蛏。

【**性味归经**】性寒，味甘、咸，入心、肝、肾经。

【**营养成分**】含丰富蛋白质、钙、铁、硒、维生素A等营养元素。

【**功效主治**】具有益气滋阴、生津止渴、软坚散结、健脑益智的食疗作用。

· **食用须知** 肺炎、支气管炎等呼吸系统疾病患者，遗尿、急性肾炎及肾衰竭患者忌食。蛏子忌与白葡萄酒搭配，否则易引发痛风。

鲇鱼

别名：鲶鱼、胡子鲇、黏鱼。

【**性味归经**】性温，味甘。归胃、膀胱经。

【**营养成分**】富含蛋白质和多种矿物质和微量元素。

【**功效主治**】具有滋阴开胃、催乳利尿的功效。

· **食用须知** 尽量不要选黑色的鲶鱼。鲶鱼的卵有毒，误食会导致呕吐、腹痛、腹泻、呼吸困难，情况严重的会造成瘫痪。

鲢鱼

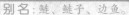

别名：鲢、鲢子、边鱼。

【**性味归经**】性温，味甘。归脾、胃经。

【**营养成分**】富含蛋白质及氨基酸、脂肪、烟酸、钙、磷、铁、糖类、维生素A、维生素B₁、维生素B₂、维生素D。

【**功效主治**】具有健脾、利水、温中、益气、通乳、化湿之功效。能促进智力发育。

· **食用须知** 选购鲢鱼头时，以头型浑圆者为佳，要选黑鲢鱼头。甲亢病人、感冒、发热、痈疽疔疮、无名肿毒等病症者慎食。

草鱼

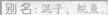

别名：混子、鲩鱼。

【**性味归经**】性温，味甘。归肝、胃经。

【**营养成分**】富含蛋白质、脂肪、钙、磷、铁、维生素B₁、维生素B₂、烟酸等。

【**功效主治**】具有暖胃、平肝、祛风、活络、截疟、降压、祛痰及轻度镇咳等功能，是温中补虚的养生食品。

· **食用须知** 草鱼游在水底层，且鳃盖起伏均匀在呼吸的为鲜活草鱼。多吃草鱼可以预防乳腺癌，而且对增强体质、延缓衰老有食疗作用，但女子在月经期不宜食用草鱼。

鲤鱼

别名：白鲤、黄鲤、赤鲤。

【**性味归经**】性平，味甘。入脾、肾、肺经。

【**营养成分**】富含蛋白质、碳水化合物、脂肪、多种维生素等。

【**功效主治**】具有健胃、滋补、催乳、利水之功效。男性吃雄鲤鱼，有健脾益肾、止咳平喘之功效。

· **食用须知** 在鲤鱼的鼻孔滴一两滴白酒，然后把鱼放在通气的篮子里，上面盖一层湿布，可保鲜。荨麻疹、支气管哮喘、小儿腮腺炎、血栓闭塞性脉管炎等病症者忌食。

鳝鱼

别名：黄鳝、长鱼。

【**性味归经**】性温，味甘。入肝、脾、肾经。

【**营养成分**】富含蛋白质、钙、磷、铁、烟酸、维生素B₁、维生素B₂及少量脂肪。

【**功效主治**】具有补气养血、祛风湿、强筋骨、壮阳等功效，对降低血液中胆固醇的浓度有显著的食疗作用。

· **食用须知** 鳝鱼最好现杀现烹，不要吃死鳝鱼。瘙痒性皮肤病、痼疾宿病、支气管哮喘、淋巴结核、癌症、红斑性狼疮等患者禁食。

带鱼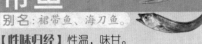

别名: 裙带鱼、海刀鱼。

【性味归经】性温,味甘。归肝、脾经。

【营养成分】带鱼含钙、镁等营养成分。

【功效主治】具有暖胃、泽肤、补气、养血、健美以及强心补肾、舒筋活血、消炎化痰之功效。

• **食用须知** 将带鱼洗净,剁成大块,抹上一些盐和料酒,再放到冰箱冷冻,可长时间保存。有疥疮、湿疹等皮肤病、皮肤过敏、支气管哮喘等病症者及肥胖者禁食。

青鱼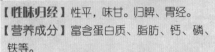

别名: 螺蛳鱼、乌青鱼。

【性味归经】性平,味甘。归脾、胃经。

【营养成分】富含蛋白质、脂肪、钙、磷、铁等。

【功效主治】具有补气、健脾、养胃、化湿、祛风、利水等功效。

• **食用须知** 青鱼鳃盖紧闭,不易打开,鳃片鲜红,鳃丝清晰,表明鱼质量新鲜。青鱼的存储:在活鱼嘴里滴些白酒,放在阴凉黑暗的地方,盖上透气的东西,即使在夏天也能存放3~5天。

鱿鱼

别名: 柔鱼、枪乌贼。

【性味归经】性温,味甘。归肝、肾经。

【营养成分】富含蛋白质、钙、磷、牛磺酸、维生素B$_1$。

【功效主治】具有补虚养气、滋阴养颜等功效,可降低血液中胆固醇的浓度、调节血压、保护神经纤维、活化细胞。

• **食用须知** 优质鱿鱼体形完整,呈粉红色,有光泽,体表略现白霜,肉质肥厚,半透明,背部不红。内分泌失调、甲亢、皮肤病、脾胃虚寒、过敏性体质患者忌食。

鳗鱼

别名: 鳗鲡、河鳗。

【性味归经】性平,味甘。归肝、肾经。

【营养成分】富含蛋白质、脂肪、钙、磷、维生素、肌肽、多糖。

【功效主治】具有补虚壮阳、除风湿、强筋骨、调节血糖等功效,对性功能减退、糖尿病、虚劳阳痿、风湿痹痛、筋骨软弱等病症均有食疗效果。

• **食用须知** 患慢性病、脾肾虚弱、痰多、风寒感冒发热、孕妇及高脂血症和肥胖者、支气管哮喘等病症者忌食。

鳙鱼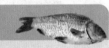

别名: 花鲢、大头鱼、胖头鱼、包头鱼、黑鲢。

【性味归经】性温,味甘。入胃经。

【营养成分】富含碳水化合物、钙、磷、钾、钠、铜等营养物质及多种维生素。

【功效主治】具有补虚弱、暖脾胃、治头眩、益脑髓、疏肝解郁、健脾利肺、祛风寒、益筋骨之功效。

• **食用须知** 鳙鱼其头大而肥,肉质雪白细嫩。疮疖、肥胖、肾衰竭、肝性脑病、脑卒中、痛风、大病初愈者忌食。

鲫鱼

别名: 鲋鱼。

【性味归经】性平,味甘。归脾、胃、大肠经。

【营养成分】富含蛋白质、脂肪、钙、铁、锌、磷等矿物质及多种维生素。

【功效主治】可补阴血、通血脉、补体虚,还有益气健脾、利水消肿、清热解毒、通络下乳、祛风湿病痛之功效。

• **食用须知** 用浸湿的纸贴在鱼眼上,可以延长鱼的寿命,从而保鲜。感冒者、高脂血症患者忌食。

甲鱼

别名：鳖、团鱼、元鱼。

【性味归经】 性平，味甘。归肝经。

【营养成分】 富含蛋白质、无机盐、维生素A、维生素B₁、维生素B₂、烟酸、碳水化合物、脂肪。

【功效主治】 具有益气补虚、滋阴壮阳、益肾健体、净血散结等功效。

• **食用须知** 甲鱼要选背部呈橄榄色，上有黑斑，腹部为乳白色的。孕妇、产后泄泻、脾胃阳虚、失眠者及肠胃炎、胃溃疡、胆囊炎等消化系统疾病患者忌食。

干贝

别名：马甲柱、江珧柱。

【性味归经】 性平，味甘、咸。归脾经。

【营养成分】 富含蛋白质、无机盐、维生素A等。

【功效主治】 具有滋阴、补肾、调中、下气、利五脏之功效；用于治疗头晕目眩、咽干口渴、虚劳咯血、脾胃虚弱等症。

• **食用须知** 不要食用未熟透的贝类，以免传染上肝炎等疾病。鲜活的扇贝不适合放在冰箱长时间保存，最好用清水盛放，待扇贝吐尽泥沙后，尽快烹饪。

虾

别名：虾米、开洋。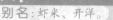

【性味归经】 性温，味甘、咸。归脾、肾经。

【营养成分】 富含蛋白质、脂肪、糖类以及钙、磷、铁、硒等矿物质。

【功效主治】 具有补肾、壮阳、通乳之功效。可治阳痿体倦、腰痛、腿软、筋骨疼痛、失眠不寐。

• **食用须知** 新鲜的虾体形完整，呈青绿色，外壳硬实、发亮，肉质细嫩，有弹性、有光泽，高脂血症、动脉硬化、心血管疾病、皮肤疥癣等症患者忌食。

泥鳅

别名：鳅鱼、黄鳅。

【性味归经】 性平、味甘。入脾、肝经。

【营养成分】 富含蛋白质、不饱和脂肪酸。

【功效主治】 具有暖脾胃、祛湿、壮阳、止虚汗、补中益气、强精补血之功效，可辅助治疗急慢性肝病、阳痿、痔疮等症。

• **食用须知** 泥鳅皮肤中分泌的黏液即所谓的"泥鳅滑液"，有较好的抗菌、消炎作用。泥鳅不宜与茼蒿、黄瓜、蟹、狗血、鲜荷叶搭配食用。

螃蟹

别名：螯毛蟹、青蟹。

【性味归经】 性寒，味咸。入肝、胃经。

【营养成分】 富含维生素A、维生素C、维生素B₁、维生素B₂、钙、磷、铁等。

【功效主治】 具有舒筋益气、理胃消食、通经络、散诸热、清热、滋阴之功。

• **食用须知** 螃蟹体内常含有沙门氏菌，烹制时一定要彻底加热，否则容易导致急性胃肠炎或食物中毒，甚至危及人的生命。在煮食螃蟹时，宜加入一些紫苏叶、鲜生姜，以解蟹毒，减其寒性。

田螺

别名：黄螺、田中螺。

【性味归经】 性寒，味甘。归脾、胃、肝、大肠经。

【营养成分】 富含氨基酸、碳水化合物、矿物质等。

【功效主治】 具有清热、明目、解暑、止渴、醒酒、利尿通淋等功效。

• **食用须知** 食用田螺前应该烧煮10分钟以上，以防止病菌和寄生虫感染。脾胃虚寒、风寒感冒、便溏腹泻、产妇及经期中的女性忌食。

黄鱼

别名：石首鱼、黄花鱼。

【**性味归经**】性平，味咸。归肝、肾经。

【**营养成分**】富含蛋白质、脂肪、磷、铁、维生素B₁、维生素B₂、烟酸。

【**功效主治**】具有开胃益气、调中止痢、明目安神的功效。

• **食用须知** 黄鱼含有多种氨基酸，其提取物可作为癌症病人的康复剂和治疗剂。患哮喘、过敏等病症者都忌食黄鱼，黄鱼也不宜与荞麦面、牛油、羊油、洋葱搭配食用。

鳜鱼

别名：桂鱼。

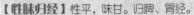

【**性味归经**】性平，味甘。归脾、胃经。

【**营养成分**】含有蛋白质、脂肪、少量维生素及钙、钾、镁、硒等营养元素。

【**功效主治**】具有补气血、健脾胃、益精血的食疗作用，可强身健体、延缓衰老。

• **食用须知** 优质的鳜鱼眼角膜透明，鱼鳃色泽鲜红，鳃丝清晰。鳜鱼肉的热量不高，富含抗氧化成分，对于贪恋美味、想减肥的女士是极佳的选择。患有肾功能不全、哮喘、咯血的患者忌食。

银鱼

别名：面条鱼、大银鱼。

【**性味归经**】性平，味甘。归脾、胃经。

【**营养成分**】富含蛋白质、钙、磷、铁、碳水化合物、多种维生素及多种氨基酸。

【**功效主治**】具有益脾、润肺、补肾、壮阳的功效，对脾胃虚弱、肺虚咳嗽、虚劳诸疾有食疗作用。

• **食用须知** 银鱼可不去鳍、骨，属"整体性食物"，营养完全，有利于提高人体免疫力。银鱼属一种高蛋白低脂肪食品，适合高脂血症患者食用。

章鱼

别名：小八梢鱼、真蛸、望潮。

【**性味归经**】性寒，味甘、咸。归肝、肾经。

【**营养成分**】含有丰富的蛋白质、脂肪、碳水化合物、钙、磷、铁、锌、硒等。

【**功效主治**】能调节血压，对于气血虚弱、高血压、低血压患者具有益气补血之功效。

• **食用须知** 注意章鱼吸盘有没有吸附力，且外皮是否明亮。若足部的皮剥落或者皮肤呈现混浊暗淡的颜色，便不新鲜。有过敏史、荨麻疹、慢性顽固湿疹等瘙痒皮肤病患者忌食。

鲍鱼

别名：鳆鱼、镜面鱼、九孔螺、明目鱼。

【**性味归经**】性温，味甘、咸。入肝经。

【**营养成分**】富含蛋白质和8种人体必需的氨基酸。

【**功效主治**】具有调经止痛、清热润燥、利肠通便等功效。

• **食用须知** 鲍鱼的贝壳也是一味中药，叫石决明，具有清肝、明目等功效，对高血压和目赤肿痛等有食疗作用，痛风、感冒、发热、喉咙痛者忌食鲍鱼。

鲈鱼

别名：花鲈、鲈板。

【**性味归经**】性平、淡，味甘。归肝、脾、肾经。

【**营养成分**】富含蛋白质、维生素A、B族维生素及钙、镁、锌、硒等营养元素。

【**功效主治**】具有健脾益肾、补气安胎、健身补血等功效。

• **食用须知** 新鲜鲈鱼鱼身偏青色，鱼鳞光泽透亮无脱落，翻开鳃呈鲜红色，鱼眼清澈透明，无损伤痕迹。皮肤病、疮肿患者忌食。鲈鱼不宜与奶酪、蛤蜊搭配食用。

三文鱼

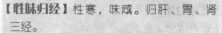

别名： 撒蒙鱼、萨门鱼。

【**性味归经**】 性平，味甘。入脾、胃经。

【**营养成分**】 含有丰富的不饱和脂肪酸、维生素D等。

【**功效主治**】 有防治老年痴呆和预防视力减退、有助于生长发育的功效。

• **食用须知** 鱼肉有光泽，有弹性，颜色是鲜明的橘红色。三文鱼的颜色和其营养价值成正比，橘红色越深，价值越高，也越新鲜。因为颜色越深其含有的虾青素含量越高。过敏体质、痛风、高血压患者忌食。

紫菜

别名： 紫英、索菜。

【**性味归经**】 性寒，味甘、咸。归肺经。

【**营养成分**】 富含蛋白质、维生素A、维生素C、维生素B1、维生素B2、碘、钙、铁、磷、锌、锰、铜等。

【**功效主治**】 有利水消肿、乌发明目、软坚散结的食疗作用，紫菜中含有较多的碘，可以防治单纯甲状腺肿大。

• **食用须知** 关节炎、结石、甲状腺功能亢进者忌食。

平鱼

别名： 鲳鱼。

【**性味归经**】 性平，味甘。归胃经。

【**营养成分**】 平鱼含有不饱和脂肪酸、丰富的微量元素硒和镁及蛋白质等营养成分。

【**功效主治**】 具有益气养血、柔筋利骨之功效，对贫血、血虚、神疲乏力、四肢麻木、脾虚泄泻、消化不良、筋骨酸痛等症有食疗作用。

• **食用须知** 慢性疾病和过敏性皮肤病患者忌食。平鱼忌与羊肉同食，否则不利于身体健康。

海带

别名： 昆布、江白菜。

【**性味归经**】 性寒，味咸。归肝、胃、肾三经。

【**营养成分**】 富含蛋白质、碘、钾、钙、钠、镁、铁、铜、硒等。

【**功效主治**】 能化痰、软坚、清热、降血压、防治夜盲症、维持甲状腺功能。

• **食用须知** 食用前，应先将海带洗净之后，再浸泡，然后将浸泡的水和海带一起下锅做汤食用，孕妇、甲状腺功能亢进患者忌食。

蛤蜊

别名： 海蛤、文蛤、沙蛤。

【**性味归经**】 性寒，味咸。入胃经。

【**营养成分**】 富含蛋白质、脂肪、碳水化合物、碘、钙、磷、铁及多种维生素。

【**功效主治**】 有滋阴、软坚、化痰的作用，可滋阴润燥。

• **食用须知** 在冷水中放入蛤蜊，以中小火煮至汤汁略为泛白，可完全释放蛤蜊的鲜味。蛤蜊含蛋白质多而含脂肪少，适合血脂偏高或高胆固醇患者食用。受凉感冒、体质阳虚、脾胃虚寒、腹泻便溏者忌食。

白鱼

别名： 翘嘴红鲌。

【**性味归经**】 性平，味甘。归脾、胃、肝经。

【**营养成分**】 含有蛋白质、脂肪、钙、磷、铁、维生素B2、烟酸。

【**功效主治**】 具有健脾开胃、补肾益脑、开窍利尿等作用。

• **食用须知** 烹制白鱼时可清蒸、红烧，用白鱼制成鱼丸，则味道更佳，但支气管哮喘、红斑狼疮、荨麻疹、淋巴结核、癌症等患者忌食。白鱼不宜与红枣同食，否则不利于身体健康。

鳕鱼

别名：大头青、大口鱼、大头鱼、鳘鱼。

【性味归经】性平，味甘。入肝、胃经。

【营养成分】含丰富蛋白质、维生素A、维生素D及钙、镁、硒等营养元素。

【功效主治】对于跌打损伤、脚气、咯血、便秘、褥疮、烧伤、外伤的创面及阴道、子宫颈炎等有一定的食疗效果。

• **食用须知** 新鲜鳕鱼的鱼肉略带粉红色，冰冻鳕鱼的肉则为白色。幼儿、处于生育年龄的女性、哺乳期女性忌食。

武昌鱼

别名：团头鲂。

【性味归经】性温，味甘。归脾、胃经。

【营养成分】富含维生素A、维生素C、维生素E、蛋白质、脂肪、钙、镁等营养元素。

【功效主治】有调治脏腑、开胃健脾、增进食欲之功效，对于贫血症、低血糖、高血压和动脉血管硬化等疾病有食疗作用。

• **食用须知** 武昌鱼肉质细嫩，清蒸、红烧、油焖、花酿、油煎均可，尤以清蒸为佳。武昌鱼与香菇搭配可促进钙的吸收。

海蜇

别名：水母。

【性味归经】性平，味咸。归肝、肾经。

【营养成分】含蛋白质、碳水化合物、钙、碘以及多种维生素。

【功效主治】具有清热解毒、化痰软坚、降压消肿等食疗作用。

• **食用须知** 生拌海蜇丝时务必注意卫生，最好是切丝之后再用凉开水反复冲洗干净、晾干，以预防食物中毒。肝性脑病、急性肝炎、肾衰竭、甲状腺功能亢进、慢性肠炎患者忌食。

乌贼

别名：花枝、墨斗鱼、墨鱼。

【性味归经】性温，味微咸。入肝、肾经。

【营养成分】含有丰富的蛋白质，其壳含碳酸钙及少量氯化钠、磷酸钙、镁盐等。

【功效主治】具有补益精气、健脾利水、养血滋阴、温经通络、通调月经、收敛止血、美肤乌发的功效。

• **食用须知** 新鲜的墨鱼是柔软有弹性的，墨鱼肉是浅褐色的，如果非常白，则有可能是经过漂白的。痛风、尿酸过多、过敏体质、湿疹患者忌食。

蔬菜类

白菜

别名：大白菜、黄芽菜。

【性味归经】性平，味苦、辛、甘。归肠、胃经。

【营养成分】含蛋白质、脂肪、多种维生素、粗纤维、钙、磷、铁、锌等。

【功效主治】具有通利肠胃、清热解毒、止咳化痰、利尿养胃的功效。

• **食用须知** 切白菜时，宜顺丝切，这样白菜易熟。

小白菜

别名：不结球白菜、青菜。

【性味归经】性凉，味甘。归肺、胃、大肠经。

【营养成分】含有蛋白质、脂肪、糖类、膳食纤维、钙、磷、铁、胡萝卜素等。

【功效主治】具有清热除烦、行气祛瘀、消肿散结、通利胃肠的功效。

• **食用须知** 小白菜炒、煮的时间不宜过长。脾胃虚寒、大便溏薄者忌食。

豌豆

别名：青豆、麻豆、寒豆。

【**性味归经**】性温，味甘。归脾、胃、大肠经。

【**营养成分**】含有蛋白质、脂肪、碳水化合物、叶酸、膳食纤维、维生素A、胡萝卜素等。

【**功效主治**】具有和中益气、解疮毒、通乳及消肿的功效。

• **食用须知** 豌豆多食会腹胀，尿路结石、皮肤病和慢性胰腺炎患者不宜食用，豌豆不宜与蕨菜、菠菜同食。

牛蒡

别名：牛子、蒡蓊菜。

【**性味归经**】性寒，味苦。归肺经。

【**营养成分**】含有蛋白质、纤维素、胡萝卜素、维生素C、钙、磷、铁等。

【**功效主治**】有疏风散热、宣肺透疹、解毒利咽等功效，可用于风热感冒、咳嗽痰多、麻疹风疹、咽喉肿痛。

• **食用须知** 常食牛蒡能清理血液垃圾，促使体内细胞的新陈代谢，防止老化，使肌肤紧致，能消除色斑，但腹痛胀气和血压低者忌食。

包菜

别名：圆白菜、卷心菜。

【**性味归经**】性平，味甘。归脾、胃经。

【**营养成分**】含膳食纤维、维生素A、胡萝卜素、维生素C、维生素E、钙、磷、钠等成分。

【**功效主治**】有补骨髓、润脏腑、益心力、壮筋骨、祛结气、清热止痛、增强食欲、促进消化、预防便秘的功效。

• **食用须知** 无老帮、焦边、侧芽萌发，无病虫害损伤的包菜为佳。皮肤瘙痒性疾病、咽部充血患者忌食。

菠菜

别名：赤根菜、鹦鹉菜。

【**性味归经**】性凉，味甘、辛。归大肠、胃经。

【**营养成分**】含蛋白质、脂肪、碳水化合物、维生素、铁、钾、胡萝卜素、叶酸、草酸、磷脂等。

【**功效主治**】具有促进肠道蠕动的作用，利于排便，对于痔疮、慢性胰腺炎、便秘、肛裂等病症有食疗作用。

• **食用须知** 肾炎患者，肾结石患者，脾虚便溏者忌食。

油菜

别名：青江菜、上海青。

【**性味归经**】性温，味辛。归肝、肺、脾经。

【**营养成分**】含蛋白质、脂肪、碳水化合物、维生素、钙等。

【**功效主治**】具有活血化瘀、消肿解毒、促进血液循环、润肠通便、美容养颜、强身健体的功效。

• **食用须知** 挑选叶色较青、新鲜、无虫害的油菜为宜。孕早期妇女、小儿麻疹后期、患有疥疮和狐臭的人忌食，油菜不宜与螃蟹、黄瓜、南瓜同食。

空心菜

别名：蕹菜、藤藤菜、通心菜。

【**性味归经**】性平，味甘，归肝、心、小肠经。

【**营养成分**】含蛋白质、脂肪、糖类、胡萝卜素、维生素C等。

【**功效主治**】具有促进肠道蠕动、通便解毒、清热凉血、利尿的功效。

• **食用须知** 选购以茎粗、叶绿、质脆的空心菜为佳，冬天可用无毒塑料袋保存。根朝下戳在地上即可。体质虚弱、脾胃虚寒、大便溏泄者忌食。

苋菜

别名：长寿菜、刺苋菜。

【性味归经】性凉，味甘。归肺、大肠经。

【营养成分】含有蛋白质、脂肪、碳水化合物、粗纤维灰分、胡萝卜素、维生素C、钙、磷、铁等。

【功效主治】具有清热利湿，凉血止血，止痢的功效。

· 食用须知 消化不良、腹满、肠鸣、大便溏泄等脾胃虚寒者忌食，不宜与菠菜、牛奶、甲鱼同食。

芹菜

别名：蒲芹、香芹。

【性味归经】性凉，味甘、辛。归肺、胃经。

【营养成分】含蛋白质、甘露醇、食物纤维，含有丰富的维生素A、维生素C等。

【功效主治】具有清热除烦、平肝、利水消肿、凉血止血的作用。

· 食用须知 烹饪时先将芹菜放入沸水中焯烫，焯水后马上过凉，可使成菜颜色翠绿，还可减少炒菜时间。脾胃虚寒者、肠滑不固者忌食。

生菜

别名：叶用莴笋、鹅仔菜、莴仔菜。

【性味归经】性凉，味甘。归心、肝经。

【营养成分】含糖类、蛋白质、膳食纤维、莴苣素和丰富的矿物质，尤以维生素A、维生素C、钙、磷的含量较高。

【功效主治】具有清热安神、清肝利胆、养胃的功效。

· 食用须知 生菜含膳食纤维较多，有助于消化多余脂肪，肥胖者宜常食。尿频者、胃寒者忌食。

芥蓝

别名：白花芥蓝。

【性味归经】性平，味甘。归肝、胃经。

【营养成分】含有维生素C，还含有钙、镁、磷、钾、纤维素、糖类。

【功效主治】具有利尿化痰、解毒祛风、清心明目、降低胆固醇、软化血管、预防心脏病的作用。

· 食用须知 以柔嫩、鲜脆、无虫害的芥蓝为佳。芥蓝应以炒食最佳，稍有苦涩味，炒时要放少量豉油、糖调味，味道更清甜、鲜美。

西红柿

别名：番茄、洋柿子。

【性味归经】性凉，味甘、酸。归肺、肝、胃经。

【营养成分】富含有机碱、番茄红素和维生素A、维生素B、维生素C等。

【功效主治】具有止血降压、利尿、健胃消食、生津止渴、清热解毒、凉血平肝的功效。

· 食用须知 急性肠炎、菌痢者及溃疡活动期病人忌食，西红柿不宜与南瓜、红薯、猕猴桃、鱼肉、虾、螃蟹同食。

西葫芦

别名：菱瓜、白瓜。

【性味归经】性寒，味甘。归肺、肾经。

【营养成分】含有蛋白质、脂肪、纤维素、胡萝卜素、维生素C等。

【功效主治】具有除烦止渴、润肺止咳、清热利尿、消肿散结的功效。

· 食用须知 西葫芦以新鲜、表皮光亮、脆嫩、无虫蛀的为佳。冷藏保存较佳。炒西葫芦片时，将西葫芦放入炒锅后，立即滴几滴醋，再加点番茄酱，可使西葫芦片脆嫩爽口。脾胃虚寒者忌食。

梨

别名: 沙梨、白梨。

【**性味归经**】性寒，味甘、微酸。归肺、胃经。

【**营养成分**】含有蛋白质、脂肪、糖类、钙及膳食纤维。

【**功效主治**】有止咳化痰、清热降火、养血生津、润肺去燥、润五脏、镇静安神等功效。

• **食用须知** 脾虚便溏、慢性肠炎、外感风寒咳嗽、糖尿病患者及产妇和经期中的女性忌食。

苹果

别名: 无。

【**性味归经**】性凉，味甘、微酸。归脾、肺经。

【**营养成分**】富含糖类、蛋白质、B族维生素、维生素C及微量元素。

【**功效主治**】具有润肺、健胃、生津、止渴、止泻、消食、顺气、醒酒的功能。

• **食用须知** 能够减少直肠癌的发生。胃寒病者、糖尿病患者忌食，苹果不宜与胡萝卜、白萝卜、海鲜同食。

柑

别名: 柑果、金实、柑子。

【**性味归经**】性凉，味甘、酸。归脾、胃、膀胱经。

【**营养成分**】富含维生素C、维生素B2、烟酸、蛋白质、糖、粗纤维、钙、磷、铁等。

【**功效主治**】具有生津止渴、润燥和胃、利尿醒酒的功效。

• **食用须知** 宜挑选个不是很大，椭圆形的、颜色暗黄的新鲜柑。柑放入冰箱中可以保存很长时间。胃、肠、肾、肺功能虚寒，久病痰寒者及老人忌食。

佛手柑

别名: 福寿柑、五指柑。

【**性味归经**】性温，味辛、苦、酸。归肝、脾、胃经。

【**营养成分**】富含碳水化合物、粗纤维、丙烯酸、棕榈酸等。

【**功效主治**】具有疏肝解郁、理气和中、化痰止咳的功效。

• **食用须知** 选购时以色泽鲜艳、新鲜的佛手柑为佳。阴虚内热和体质虚弱之人忌食。不宜与动物肝脏同食，易破坏维生素C；不宜与螃蟹同食，易造成痰凝气滞。

甘蔗

别名: 糖蔗、黄皮果蔗。

【**性味归经**】性凉，味甘。入肺、脾、胃经。

【**营养成分**】含有蔗糖、果胶、葡萄糖、柠檬酸等。

【**功效主治**】具有清热、生津、下气、润燥及解酒等功效。

• **食用须知** 甘蔗有两种，皮色深紫近黑的甘蔗，俗称黑皮蔗，性质较温和滋补，喉痛热盛者不宜食用；皮色青的青皮蔗，味甘而性凉，有清热之效，能解肺热和肠胃热。

薜荔果

别名: 木莲、牛奶柚。

【**性味归经**】性平，味甘。归肾经。

【**营养成分**】富含蛋白质、脂肪、纤维素、碳水化合物、维生素B1、维生素B2、烟酸等。

【**功效主治**】具有祛风利湿、清热解毒、补肾固精、活血通络、催乳消肿之功效。

• **食用须知** 将薜荔果洗净切片，放入铝锅加适量水煮沸，放入白糖煮半小时，可用于辅助治疗乳糜尿。脾胃功能较差者、胃及十二指肠溃疡患者忌食。

橘子

别名: 福橘、蜜橘、大红袍、黄橘。

【性味归经】 性平,味甘、酸。归肺、脾、胃经。

【营养成分】 含有蛋白质、碳水化合物、钙、磷、铁、钾、胡萝卜素等。

【功效主治】 具有开胃理气、生津润肺、化痰止咳等功效。

• **食用须知** 橘汁对胃癌有预防作用,但风寒咳嗽、多痰、糖尿病、口疮、食欲不振、大便秘结、咳嗽多痰者忌食。

金橘

别名: 夏橘、金弹、寿星柑、金橘饼。

【性味归经】 性温,味辛、甘、酸。归肝、肺、脾、胃经。

【营养成分】 含有蛋白质、脂肪、膳食纤维、碳水化合物、胡萝卜素等。

【功效主治】 有生津消食、化痰利咽、醒酒的作用。

• **食用须知** 要选择果皮颜色金黄、平整、柔软的金橘。脾弱气虚、糖尿病、口舌生疮、齿龈肿痛者忌食。

橙子

别名: 黄果、香橙。

【性味归经】 性凉,味甘、酸。归肺、脾、胃经。

【营养成分】 富含维生素C、β-胡萝卜素、柠檬酸、橙皮甙、醛、醇、维生素A等。

【功效主治】 有化痰、健脾、温胃、助消化、增食欲、增强毛细血管韧性、降低血脂等功效。

• **食用须知** 经常食用橙子,能保持皮肤湿润,强化免疫系统,有效防止流感等病毒的侵入。糖尿病患者忌食。

柚子

别名: 文旦、气柑。

【性味归经】 性寒,味甘、酸。归肺、脾经。

【营养成分】 富含甙类物质、胡萝卜素、维生素B$_1$、维生素B$_2$、维生素C、烟酸等。

【功效主治】 有助于下气、消食、醒酒、化痰、健脾、生津止渴、增食欲。

• **食用须知** 柚子最好选择上尖下宽的柚子,且表皮要薄而光润,色泽呈淡绿或淡黄色,闻之有香气。气虚体弱、腹部寒冷、常患腹泻者,高血压患者及患肝功能疾病的人忌食。

葡萄柚

别名: 西柚。

【性味归经】 性寒,味甘、酸、苦。归脾、肾经。

【营养成分】 含有各种维生素、果胶、钾及天然叶酸。

【功效主治】 含有维生素P,可以强化皮肤、收缩毛孔,可控制肌肤出油。

• **食用须知** 葡萄柚含有天然叶酸,可以改善孕妇贫血,还可以降低生育畸形婴儿的概率。高血压患者忌食。葡萄柚不宜与南瓜同食,会破坏维生素C。

柠檬

别名: 益母果、柠果。

【性味归经】 性微温,味甘、酸。归肺、胃经。

【营养成分】 含有糖、钙、磷、铁、维生素A、维生素B$_1$、维生素B$_2$。

【功效主治】 具有生津祛暑、化痰止咳、健脾消食之功效。

• **食用须知** 柠檬富含维生素C,对于预防癌症和一般感冒都有帮助。柠檬汁外用是美容洁肤的佳品。牙痛者、糖尿病人、胃及十二指肠溃疡或胃酸过多患者忌食。

草莓

别名：红莓、蛇莓。

【性味归经】 性凉，味甘、酸。归肺、脾经。

【营养成分】 含有果糖、蔗糖、蛋白质、柠檬酸、苹果酸及多种维生素。草莓中含有一种胺类物质，对白血病、再生障碍性贫血等血液病有辅助治疗作用。

【功效主治】 具有生津润肺、养血润燥、健脾、解酒的功效。

• **食用须知** 脾胃虚弱、肺寒腹泻者及孕妇忌食草莓。

蓝莓

别名：笃斯、越橘、都柿。

【性味归经】 性平，味甘、酸。归心、肝经。

【营养成分】 富含维生素C、果胶、花青甙色素。

【功效主治】 能有效降低胆固醇，防止动脉粥样硬化，促进心血管健康，有增强心脏功能、预防癌症和心脏病的功效。

• **食用须知** 蓝莓耐贮性较强，在室内18℃～26℃常温条件下，采用小包装可保存2周。腹泻者忌食。

葡萄

别名：草龙珠、山葫芦、蒲桃。

【性味归经】 性平，味甘、酸。归肺、脾、肾经。

【营养成分】 含有蛋白质、脂肪、碳水化合物、葡萄糖等。

【功效主治】 具有滋补肝肾、养血益气、强壮筋骨、生津除烦、健脑养神的功效。

• **食用须知** 葡萄保留时间很短，购买后最好尽快吃完。糖尿病、便秘、阴虚内热、津液不足者，肥胖之人，脾胃虚寒者，服用人参者及孕妇忌食。

西瓜

别名：寒瓜、夏瓜。

【性味归经】 性寒，味甘。归心、胃、膀胱经。

【营养成分】 含有糖、蛋白质、维生素B1、维生素B2、维生素C及钙、铁、磷等矿物质和有机酸。

【功效主治】 具有清热解暑、除烦止渴、降压美容、利水消肿等功效。

• **食用须知** 脾胃虚寒、寒积腹痛、小便频数、小便量多、慢性肠炎、胃炎等症患者忌食。

甜瓜

别名：香瓜、果瓜、甘瓜、熟瓜。

【性味归经】 性寒，味甘。归肺、胃经。

【营养成分】 含有蛋白质、碳水化合物、胡萝卜素等。

【功效主治】 具有清暑热、解烦渴、利小便之功效。

• **食用须知** 不宜大量食用甜瓜，吃太多会冲淡胃液，引起消化不良或腹痛腹泻、出血及体虚者，脾胃虚寒、腹胀、腹泻便溏者忌食。

香蕉

别名：蕉果。

【性味归经】 性寒，味甘。归脾、胃、大肠经。

【营养成分】 含有蛋白质、果胶、钙、磷、铁、胡萝卜素、维生素B1等。

【功效主治】 具有清热、通便、解酒、降血压、抗癌之功效。

• **食用须知** 香蕉买回来后，最好用绳子串起来，挂在通风处保存。慢性肠炎、糖尿病患者，胃酸过多、女子月经来潮期间及痛经者忌食。

猕猴桃

别名: 狐狸桃、野梨、洋桃。

【性味归经】 性寒，味甘、酸。归胃、膀胱经。

【营养成分】 含有多种维生素、脂肪、蛋白质、枸橼酸、钙、磷、铁、镁、果胶。

【功效主治】 有生津解热、调中下气、止渴利尿、滋补强身之功效。

• **食用须知** 猕猴桃的保存时间不宜太长，应尽快食用。脾胃虚寒、腹泻便溏、糖尿病、先兆性流产和妊娠的女性忌食。

椰子

别名: 奶桃、越王头。

【性味归经】 性凉，味甘。归胃、脾、大肠经。

【营养成分】 含碳水化合物、脂肪、蛋白质、多种维生素及钙、磷、铁等矿物质。

【功效主治】 具有清热、解暑、生津、止渴之功效，可益气、补脾胃、杀虫消疳。

• **食用须知** 顶端三棱坚实的果实很嫩，如果按下有软蔫的感觉，表示果实太熟，味道会差很多。糖尿病、脾胃虚弱、腹痛腹泻、长期睡眠不佳等症者忌食。

菠萝

别名: 凤梨、番梨、露兜子。

【性味归经】 性平，味甘。归脾、胃经。

【营养成分】 含有脂肪、蛋白质、碳水化合物、粗纤维、钙、磷、胡萝卜素等。

【功效主治】 具有清暑解渴、消食止泻、补脾胃、固元气、益气血、消食等功效。

• **食用须知** 切忌食用过量，或食用未经处理的生菠萝，食用前应用盐水泡10分钟左右。过敏体质的人，溃疡病、肾脏病、凝血功能障碍者，发热及患有湿疹、疥疮者忌食。

榴梿

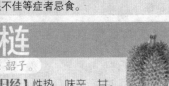

别名: 韶子。

【性味归经】 性热，味辛、甘。归肝、肾、肺经。

【营养成分】 含有淀粉、糖、蛋白质、维生素A等。

【功效主治】 可以强身健体，健脾补气，补肾壮阳，温暖身体，活血散寒，缓解疼痛。

• **食用须知** 榴梿性热，因此不可多食。在食用榴梿时吃两三个山竹，能抑制榴梿的温热火气。保存时间不能太久，当产生酒精味时，说明已经变质。

山竹

别名: 莽吉柿。

【性味归经】 性平，味甘、微酸。归脾经。

【营养成分】 富含蛋白质、膳食纤维、脂类及铁等矿物质。

【功效主治】 具有降燥、清凉解热的作用，对于皮肤病、营养不良的人群有很好的食疗效果。

• **食用须知** 新鲜山竹果蒂呈绿色，果皮呈暗紫红色，捏起来外壳比较软，有弹性。肥胖、肾病、心脏病、糖尿病患者、体质虚寒者忌食。

荔枝

别名: 妃子笑、丹荔。

【性味归经】 性热，味甘。归心、脾经。

【营养成分】 含有葡萄糖、果糖、蔗糖、苹果酸及蛋白质、脂肪、维生素C等。

【功效主治】 食鲜荔枝能生津止渴、和胃平逆。干荔枝水煎或煮粥食用有补肝肾、健脾胃、益气血的功效。

• **食用须知** 好荔枝的手感应该发紧而且有弹性。可以在荔枝上喷点水，然后装入塑料保鲜袋中，放入冰箱贮存。女性妊娠及糖尿病患者忌食。

奶类

牛奶
别名：牛乳。

【性味归经】性平，味甘，归肺、胃经。

【营养成分】含蛋白质、脂肪、维生素C、钙、铁、镁等。

【功效主治】具有帮助睡眠、缓解疲劳的功效。

· **食用须知** 如发现奶瓶上部出现清液，下层呈豆腐脑沉淀在瓶底，说明奶已经变质了。腹泻、脾虚、湿症等患者不适合过量饮用牛奶。不要喝生奶，喝鲜奶要高温加热，以防病从口入。

羊奶
别名：羊乳。

【性味归经】性温，味甘，归肺、胃经。

【营养成分】含有脂肪、蛋白质、矿物质、胆固醇等。

【功效主治】具有补肾虚、益精气、养心肺、治消渴、疗虚劳的功效。

· **食用须知** 羊奶不含过敏原，一般人群均可放心食用。去掉羊奶膻味的方法是在煮的时候放入一小撮茉莉花茶用奶锅烧煮，待奶烧开后，再将茶叶取出，膻味就除掉了。

马乳
别名：马奶。

【性味归经】性凉，味甘。归心、脾经。

【营养成分】含蛋白质、脂肪、碳水化合物、灰分等。

【功效主治】具有养血润燥，清热止渴的功效，主要治疗血虚烦热、虚劳骨蒸、消渴等症。

· **食用须知** 马乳必须煮沸，除菌。马乳煮沸加点白糖，有补血生津，润燥止嗽的功效，对肺结核咳嗽、潮热有良好的辅助治疗作用。功同牛乳而性凉不腻。

酸奶
别名：酸乳。

【性味归经】性平，味酸、甘。入心、肺、胃经。

【营养成分】含蛋白质、脂肪、钙、磷等。

【功效主治】促进胃液分泌、增进食欲、促进和加强消化的功效。

· **食用须知** 酸奶可以减肥，但是，想要达到更好的瘦身效果，就要选择低脂酸奶。喝过多酸奶会导致胃酸过多，影响胃黏膜及消化酶的分泌，降低食欲。酸奶切记不要空腹喝，因空腹饮用酸奶，乳酸菌易被杀死，保健作用减弱。

调味料类

橄榄油
别名：无。

【性味归经】性平，味辛、甘。归心、胃、大肠经。

【营养成分】含油酸、亚油酸、亚麻酸、棕榈油酸、棕榈酸和硬脂酸等。

【功效主治】可以降血脂、血糖，治疗肠胃疾病。

· **食用须知** 橄榄油勿放入一般的金属器皿保存，橄榄油会与金属发生反应，影响油质。

黄酒
别名：米酒。

【性味归经】性微温，味苦。归肝、肾经。

【营养成分】含有钙、镁、钾、磷、铁、锌、B族维生素、维生素E等。

【功效主治】具有补血养颜、活血祛寒、通经活络的作用，能有效抵御寒冷刺激，预防感冒。

· **食用须知** 黄酒酒精度适中，是较为理想的药引。但胃病、泌尿系统结石、肝病、孕妇和儿童忌食，一般黄酒烫热喝较常见。

葱

别名：菜伯、葱白、季葱。

【性味归经】 性温，味辛。归肺、胃经。

【营养成分】 含蛋白质、糖类、脂肪、碳水化合物、胡萝卜素等。

【功效主治】 具有杀菌、通乳、利尿、发汗和安眠的药效，对风寒感冒轻症、痈肿疮毒、痢疾脉微、寒凝腹痛、小便不利等病症有食疗作用。

• **食用须知** 以葱白鲜嫩、葱绿鲜脆的为佳，放入冰箱冷藏。表虚、多汗者以及溃疡病患者忌食。

花椒

别名：川椒、麻椒。

【性味归经】 性温，味辛。归脾、胃、肾经。

【营养成分】 含蛋白质、脂肪、碳水化合物、钙、磷、铁等营养物质。

【功效主治】 有芳香健胃、温中散寒、除湿止痛、杀虫解毒、止痒解腥之功效，对呕吐、风寒湿痹、牙痛等症有食疗作用。

• **食用须知** 好花椒的壳色红润，粒大饱满且均匀，用手抓有糙硬、刺手的感觉，轻捏易破碎，拨弄时"沙沙"作响。阴虚火旺者及孕妇忌食。

胡椒

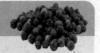

别名：黑川、白川。

【性味归经】 性热，味辛。归胃、大肠经。

【营养成分】 含有胡椒辣碱和胡椒辣脂碱，还含有挥发油、脂肪等。

【功效主治】 有温中、下气、消痰、解毒的功效，对脘腹冷痛、反胃、呕吐清水、泄泻、冷痢等有食疗作用。

• **食用须知** 消化道溃疡、咳嗽咯血、痔疮、咽喉炎症、眼疾患者忌食，胡椒不宜与酒同食，会造成肠胃炎；不宜与芥末同食，会刺激眼睛。

大蒜

别名：胡蒜。

【性味归经】 性温，味辛。归脾、胃、肺经。

【营养成分】 含蛋白质、脂肪、糖类、B族维生素、维生素C等营养成分。

【功效主治】 能杀菌，促进食欲，调节血脂、血压、血糖，可预防心脏病，抗肿瘤，保护肝脏，增强生殖功能。

• **食用须知** 以瓣种外皮干净，带光泽，无损伤和烂瓣的为上品。常温下，将蒜放网袋中，悬挂在通风处。胃炎患者、胃溃疡患者、肝病患者、阴虚火旺者忌食。

白酒

别名：烧酒、老白干、烧刀子。

【性味归经】 性温，味苦、甘。归肝、胃、肺经。

【营养成分】 含有钠、铜、锌等。

【功效主治】 具有消除身体疲劳、开胃消食的功效。

• **食用须知** 阴虚、失血及温热甚者忌服，生育期的男女最好忌酒。饮白酒前后不能服用各种镇静类、降糖类、抗生素和抗结核类药物，否则会引起头痛、呕吐、腹泻、低血糖反应甚至死亡。

醋

别名：苦酒、醋酒、米醋。

【性味归经】 性温，味酸、苦。归肝、胃经。

【营养成分】 含有醋酸，还含有丰富的氨基酸、琥珀酸、葡萄酸、苹果酸、乳酸、B族维生素等。

【功效主治】 具有活血散瘀、消食化积、解毒的功效。

• **食用须知** 酿造食醋以琥珀色或红棕色、有光泽、体态澄清、浓度适中者为佳品。脾胃湿甚、胃酸过多、支气管哮喘、严重胃及十二指肠溃疡患者忌食。

药膳常用中药功能表

　　膳食一般是指日常食用的饭菜，而药膳则大为不同。药膳取药物之性，用食物之味，"药食相配，药借食力，食助药威"，二者相辅相成。药膳对于无病之人，可达到保健、强身的作用；对于身患疾病之人，可选择适当的药膳，对身体加以调养，增强体质，辅助药物发挥其药效，从而达到辅助治病的作用。说到药膳，自然要提及药材了，这里收集整理了三百多种药膳中常用的中药材，从别名、性味归经、功效主治、适宜人群、忌用人群、配伍须知等方面对这些中药材进行了介绍，让读者对这些药膳常用的中药材有进一步的了解。

补气药

人参

别名：山参、园参、地精。

【性味归经】性温，味甘、苦；归心、肺、脾经。

【功效主治】大补元气、复脉固脱、生津安神。用于体虚欲脱、肢冷脉微、久病虚羸、惊悸失眠、阳痿宫冷、心力衰竭。

【适宜人群】气虚者、久病体虚者，糖尿病、哮喘、阳痿、不孕等症患者。

【忌用人群】阴虚火旺者，感冒未愈者，内有实火者，高血压、高血脂患者。

• 配伍须知　忌与藜芦、五灵脂同用。

党参

别名：黄参、狮头参。

【性味归经】性平，味甘；归脾、肺经。

【功效主治】补中益气、健脾益肺。用于脾肺虚弱、气短心悸、食少便溏、虚喘咳嗽、内热消渴。

【适宜人群】中气不足者，体虚倦怠者，病后体虚者，慢性贫血、白血病等患者。

【忌用人群】气滞者，肝火盛者，结膜炎、流行性腮腺炎、肝炎、肺气肿患者。

• 配伍须知　不能与藜芦配伍，服药期间不宜喝浓茶。

西洋参

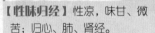

别名：洋参、花旗参。

【性味归经】性凉，味甘、微苦；归心、肺、肾经。

【功效主治】益肺阴、清虚火、生津止渴。用于肺虚久嗽、失血、咽干口渴、虚热烦倦、胃火牙痛。

【适宜人群】肺热燥咳，四肢倦怠者，肺结核、慢性肝炎等患者。

【忌用人群】体质虚寒、胃有寒湿者，咳嗽、消化不良、流行性感冒患者。

• 配伍须知　忌与藜芦配伍。

太子参

别名：孩儿参、童参。

【性味归经】性平，味甘、微苦；归脾、肺经。

【功效主治】补肺、健脾。用于脾虚体弱、病后虚弱、气阴不足、自汗口渴、肺燥干咳。

【适宜人群】脾气虚弱、食少倦怠者，肺虚久咳气喘者，贫血、自汗、糖尿病等患者。

【忌用人群】外感患者，风寒感冒未愈者，内火旺盛者。

• 配伍须知　不宜与藜芦配伍。

红景天

别名：雪域红景天。

【性味归经】性寒，味甘、苦；归脾经。

【功效主治】益气活血、健脾、化瘀消肿，主治气虚血瘀、胸痹心痛、中风偏瘫等，外用治疗跌打损伤和烧烫伤。

【适宜人群】适宜老年患者，神经衰弱者，适宜于长期面对电脑工作的人群。

【忌用人群】儿童、孕妇禁用，感冒发烧、咳嗽、体内有炎症者禁用。

• **配伍须知** 配以白术、芡实等健脾除湿止带之物，治疗脾虚疗效极佳。

白扁豆

别名：峨眉豆、扁豆。

【性味归经】性微温，味甘；归脾、胃经。

【功效主治】具有健脾化湿、和中消暑等功效。常用于脾胃虚弱、食欲不振、大便溏泻、暑湿吐泻、胸闷腹胀等肠胃不适症以及白带过多等常见病症的治疗。

【适宜人群】脾虚湿盛，食少便溏或泄泻，暑湿吐泻，食物中毒者。

【忌用人群】患寒热病者不宜食用本品。

• **配伍须知** 本品含有毒性蛋白，生用有毒，加热后毒性大大减弱。

饴糖

别名：麦芽糖、糖稀。

【性味归经】性温，味甘；归脾、肺、胃经。

【功效主治】缓中补虚、生津润燥，主要用于治疗劳卷伤脾、里急腹痛、肺燥咳嗽等病症。

【适宜人群】中虚里急、脘腹疼痛者，肺虚干咳少痰者。

【忌用人群】脾胃湿热、中满呕哕、糖尿病、痰湿盛者不宜。

• **配伍须知** 治疗肺虚咳嗽时，与杏仁、百部等同用可增强润肺止咳的功效。

甘草

别名：美草、蜜甘、甜草。

【性味归经】性平，味甘；归心、肺、脾、胃经。

【功效主治】补脾益气、清热解毒、祛痰止咳。用于脾胃虚弱、卷怠乏力、心悸气短、咳嗽痰多者。

【适宜人群】心气不足者，食少便溏者，痰多咳嗽者，食物中毒者。

【忌用人群】湿热胀满、呕吐、水肿者。

• **配伍须知** 不宜与大戟、芫花、甘遂、海藻配伍。

补血药

当归

别名：干归、川当归。

【性味归经】性温，味甘、辛；归肝、心、脾经。

【功效主治】补血和血、调经止痛。用于月经不调、经闭腹痛、跌打损伤等症。

【适宜人群】腹胀疼痛、月经不调、气血不足者，血虚便秘者，产后病后体虚者。

【忌用人群】慢性腹泻、大便溏泄者。

• **配伍须知** 与羌活、防风、黄芪等配伍，可活血、散寒、止痛。

熟地

别名：熟地黄、大熟地。

【性味归经】性微温，味甘；归肝、肾经。

【功效主治】补血、益精填髓，用于肝肾阴亏、遗精阳痿、月经不调、腰膝酸软。

【适宜人群】肝肾阴虚者。

【忌用人群】外感未清者，消化不良者，脾胃虚寒者，大便泄泻者，阳虚怕冷者。

• **配伍须知** 与当归、白芍、川芎同用，治疗血虚萎黄、眩晕、心悸、失眠及月经不调等。

白芍

别名：金芍药、杭芍、芍药。

【性味归经】性凉，味苦、酸；归肝、脾经。

【功效主治】养血柔肝、缓中止痛、敛阴收汗。用于治疗胸腹疼痛、泻痢腹痛、自汗盗汗、阴虚发热、月经不调、崩漏带下。

【适宜人群】泻痢腹痛、自汗盗汗、月经不调、产后血虚血瘀腹痛者，肝炎、抑郁症、胃痛、消化性溃疡患者。

【忌用人群】小儿麻疹、虚寒、腹痛、泄泻者，妇女产后亦不可用。

· 配伍须知 忌与藜芦同用。

首乌

别名：地精、何首乌。

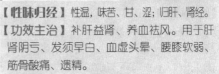

【性味归经】性温，味苦、甘、涩；归肝、肾经。

【功效主治】补肝益肾、养血祛风。用于肝肾阴亏、发须早白、血虚头晕、腰膝软弱、筋骨酸痛、遗精。

【适宜人群】血虚头晕、肾虚、头发早白、脱发、腰膝酸软、阴虚盗汗、烦热失眠者。

【忌用人群】大便溏薄、脾湿中阻、食积腹胀者，风寒感冒未愈者，高胆固醇患者。

· 配伍须知 与当归、枸杞子、菟丝子等同用，治精血亏虚、腰酸脚弱、头晕眼花等。

阿胶

别名：驴皮胶、傅致胶。

【性味归经】性平，味甘；归肺、肝、肾经。

【功效主治】滋阴润燥、补血止血、安胎。用于治疗眩晕、心悸失眠、血虚胎漏、虚痨咳嗽、吐血、便血、月经不调。

【适宜人群】体质虚弱、血虚萎黄、眩晕心悸者，贫血患者，月经不调、失眠多梦者。

【忌用人群】素体内热较重，口干舌燥、潮热盗汗者，脾胃有湿、大便溏泄者。

· 配伍须知 与枸杞子、砂仁配伍，煎水服用，可养胎、安胎，治疗妊娠胎动不安。

龙眼肉

别名：龙眼干、桂圆肉。

【性味归经】性温，味甘；归心、脾经。

【功效主治】补益心脾、养血宁神、健脾止泻。用于气血不足、营养不良、神经衰弱、健忘、记忆力衰退。

【适宜人群】孕妇，产后病后体虚者，慢性消耗性疾病患者，失眠、肾虚、便秘者。

【忌用人群】痰多火盛、舌苔厚腻、大便滑泻、感冒未愈、阴虚火旺、痰湿中阻者。

· 配伍须知 与枸杞子、百合炖汤服用，能养心安神。

补阴药

北沙参

别名：海沙参、辽沙参。

【性味归经】性凉，味甘、苦；归胃、肺经。

【功效主治】养阴清肺、益脾健胃、养肝补肾。用于肺热咳嗽、口渴舌干、大便秘结。

【适宜人群】热病津伤、阴虚气喘咳嗽、自汗盗汗者，冠心病、慢性咽炎患者。

【忌用人群】风寒作嗽及肺胃虚寒者，痰湿中阻、食积腹胀者。

· 配伍须知 忌与藜芦配伍，药效相反。

麦门冬

别名：麦门冬、寸冬、川麦门冬。

【性味归经】性寒，味甘、苦；归心、胃经。

【功效主治】养阴生津、润肺清心，用于肺燥干咳、津伤口渴、心烦失眠、内热消渴。

【适宜人群】阴虚内热者，更年期女性，产后病后体虚者，血虚失眠、头晕耳鸣者。

【忌用人群】脾胃虚寒泄泻者，胃有痰饮湿浊者，风寒咳嗽者，大便稀薄者。

· 配伍须知 与款冬、苦瓠、苦参、青葙相克。

石斛

别名：川石斛、金石斛。

【性味归经】性微寒，味甘；归胃、肾经。

【功效主治】生津益胃、清热养阴。用于热伤津液、低热烦渴、胃阴不足、口渴咽干、呕逆少食、胃脘隐痛、视物昏花。

【适宜人群】肺结核患者，更年期女性，阴虚发热、心烦易怒者，糖尿病患者。

【忌用人群】舌苔厚腻、便溏者，感冒患者，脾胃虚寒者，痰湿中阻者。

• 配伍须知 与生地黄、麦门冬等同用，治胃热阴虚之胃脘疼痛、牙龈肿痛、口舌生疮。

黄精

别名：鸡头参、太阳草。

【性味归经】性平，味甘；归肺、脾、肾经。

【功效主治】补气养阴、健脾润肺、益肾。用于虚损寒热、脾胃虚弱、体倦乏力、肺虚燥咳、精血不足、内热消渴。

【适宜人群】肺痨咯血、肾虚腰膝酸软、五心烦热、阳痿、早泄、遗精、夜尿频多者。

【忌用人群】脾胃虚寒、腹泻便溏、食欲不振者；寒湿泄泻、痰湿、痞满、气滞者。

• 配伍须知 与熟地黄、百部等同用，治疗肺肾阴虚之劳嗽久咳。

桑葚

别名：乌葚、黑葚、桑果。

【性味归经】性寒，味甘；归心、肝、肾经。

【功效主治】补血滋阴、生津润燥、益肝肾。用于眩晕耳鸣、心悸失眠、须发早白、津伤口渴、内热消渴、血虚便秘。

【适宜人群】肝肾亏虚者，胃阴亏虚、咽干口燥、烦渴喜饮者，头发早白者。

【忌用人群】少年儿童，脾虚便溏者，脾胃虚寒者，糖尿病患者。

• 配伍须知 与熟地黄、何首乌等同用，滋阴、补血。

女贞子

别名：女贞、冬青子。

【性味归经】性平，味苦、甘；归肝、肾经。

【功效主治】补肝肾、强腰膝。用于治疗阴虚内热、头晕目花、耳鸣、腰膝酸软、须发早白、滋补肝肾、明目乌发。

【适宜人群】肝肾阴虚、遗精耳鸣、须发早白者。

【忌用人群】脾胃虚寒泄泻者，肾阳不足阳虚者。

• 配伍须知 忌与氨基糖苷类、大环内酯类抗生素配伍。

墨旱莲

别名：金陵草、莲子草。

【性味归经】性寒，味甘、酸；归肝、肾经。

【功效主治】滋补肝肾、凉血止血。用于须发早白、眩晕耳鸣、腰膝酸、阴虚血热、吐血、鼻出血、尿血、崩漏下血、外伤出血。

【适宜人群】肝肾阴虚者，须发早白者，脱发、慢性肝炎、痢疾等患者。

【忌用人群】胃弱便溏者，肾气虚寒者。

• 配伍须知 常与熟地黄、枸杞子等配伍，补肝益肾。

龟甲

别名：龟板、乌龟壳。

【性味归经】性寒，味甘；归肾、肝、心经。

【功效主治】滋阴潜阳、益肾强骨、固经止血、养血补心。用于阴虚潮热、骨蒸盗汗、头晕目眩、虚风内动、筋骨痿软、心虚健忘。

【适宜人群】阴虚火旺者，遗精者，咳嗽咯血者，心烦易怒者。

【忌用人群】阴虚者，食少泄泻者，脾胃虚寒者，孕妇。

• 配伍须知 与熟地黄、知母、黄檗等同用，治阴虚内热，骨蒸潮热，盗汗遗精。

韭菜子

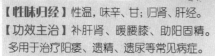

别名：韭子、炒韭菜子。

【性味归经】性温，味辛、甘；归肾、肝经。

【功效主治】补肝肾、暖腰膝、助阳固精。多用于治疗阳痿、遗精、遗尿等常见病症。

【适宜人群】阳痿、遗精、遗尿者，腰膝酸软者。

【忌用人群】阴虚火旺者。

• 配伍须知 与补骨脂、龙骨、益智仁等同用，温补肝肾、涩精止遗。

鹿茸

别名：黄毛茸、马鹿茸。

【性味归经】性温，味甘、咸；归肾、肝经。

【功效主治】补肾壮阳、益精生血、强筋壮骨。用于畏寒肢冷、阳痿早泄、宫冷不孕、尿频遗尿、筋骨无力等病症。

【适宜人群】食欲不振、肾阳不足、精血虚亏、神疲体倦者。

【忌用人群】阴虚阳亢、血分有热、胃火炽盛、肺有痰热及外感热病者。

• 配伍须知 常与人参、黄芪、当归同用，治疗诸虚百损、元气不足。

核桃仁

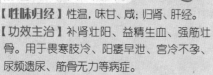

别名：胡桃仁、核仁。

【性味归经】性温，味甘；归肾、肺、大肠经。

【功效主治】温补肺肾、定喘润肠。治疗肝肾亏虚引起的腰腿酸软、筋骨疼痛、牙齿松动、虚劳咳嗽、月经和白带过多等。

【适宜人群】肾虚腰痛、肺虚久咳、气喘、健忘怠倦、气管炎、便秘患者。

【忌用人群】肺脓肿、慢性肠炎患者。

• 配伍须知 与杜仲、补骨脂、大蒜等同用，治肾虚腰酸，头晕耳鸣，尿有余沥。

海参

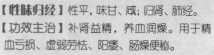

别名：刺参、沙噗。

【性味归经】性平，味甘、咸；归肾、肺经。

【功效主治】补肾益精、养血润燥。用于精血亏损、虚弱劳怯、阳痿、肠燥便秘。

【适宜人群】精血亏损者，肠燥便秘者，外伤出血者，阳痿、遗精患者。

【忌用人群】脾虚不运者，外邪未尽者。

• 配伍须知 海参与枸杞子配伍，可补肾益气、养血润燥。

冬虫夏草

别名：虫草、菌虫草。

【性味归经】性温，味甘；归肾、肺经。

【功效主治】补虚损、益精气、止咳化痰、补肺肾。用于肺肾两虚、阳痿遗精、咳嗽、自汗盗汗、支气管炎、病后虚弱。

【适宜人群】肾气不足、腰膝酸痛者，肾虚腰痛、阳痿遗精、肾功能衰竭患者。

【忌用人群】肺热咯血者，儿童、孕妇及哺乳期妇女，感冒发热、脑出血者。

• 配伍须知 单用泡酒服，或与五加皮、桑寄生等同用，宜风湿痹证而寒湿偏盛。

巴戟天

别名：巴戟、鸡肠风。

【性味归经】性温，味辛、甘；归肝、肾经。

【功效主治】补肾阳、壮筋骨、祛风湿，用于治疗阳痿遗精、小腹冷痛、小便不禁、宫冷不孕、月经不调、风寒湿痹等。

【适宜人群】身体虚弱者，阳痿早泄、遗精、腰膝酸软者，风湿痹痛、筋骨挛急患者。

【忌用人群】火旺泄精、阴虚水乏、小便不利、口舌干燥者。

• 配伍须知 与怀牛膝、木瓜、五加皮等配用，治疗筋骨痿软行迟。

蛤蚧

别名:蛤蚧壳、蛤蚧干。

【性味归经】性平,味咸;归肺、肾经。

【功效主治】补肺益肾、定喘止嗽、助阳益精。治虚劳咳嗽、咯血、消渴、阳痿及肾不纳气的虚喘久嗽、精血亏虚等症。

【适宜人群】肺虚咳嗽,肾虚作喘者,肾阳亏虚者。

【忌用人群】湿热型咳嗽者,外感风寒、阴虚火旺者。

• 配伍须知 常与贝母、紫菀、杏仁等同用,治虚劳咳嗽。

菟丝子

别名:菟丝实、吐丝子。

【性味归经】性平,味辛、甘;归肾、肝、脾经。

【功效主治】滋补肝肾、固精缩尿、安胎、明目。用于治疗腰膝酸软、肾虚胎漏、胎动不安、脾肾虚泻、遗精、消渴等症。

【适宜人群】阳痿遗精、腰膝酸软者。

【忌用人群】阴虚火旺、便秘、小便短赤、血崩、大便燥结者。

• 配伍须知 常与熟地黄、车前子同用,滋补肝肾、益精养血而明目。

杜仲

别名:思仙、思仲。

【性味归经】性温,味甘、微辛;归肝、肾经。

【功效主治】降血压、补肝肾、强筋骨、安胎气。可用于治疗腰脊酸疼、足膝痿弱、小便余沥、阴下湿痒、筋骨无力、妊娠漏血等症。

【适宜人群】高血压患者,中老年人肾气不足者,腰脊疼痛者。

【忌用人群】阴虚火旺、少尿、尿黄者。

• 配伍须知 不能搭配蛇皮、玄参使用。

续断

别名:接骨草、川断。

【性味归经】性微温,味苦、辛;归肝、肾经。

【功效主治】补肝肾、续筋骨、调血脉。用于治疗腰背酸痛、肢节麻痹、足膝无力、胎漏崩漏、带下遗精、跌打创伤、损筋折骨、金疮痔漏、痈疽疮肿等病症。

【适宜人群】腰背酸痛、肢节麻痹、足膝无力者。

【忌用人群】初痢者,怒气郁者。

• 配伍须知 忌与雷丸配伍。

发散风寒药

胡荽

别名:芫荽、香菜、芫葀、香荽、胡菜、芫茜。

【性味归经】性温,味辛。归肺、胃经。

【功效主治】具有解表透疹、健胃消食的功效,主要用于治疗麻疹透发不畅,脾胃虚弱所致食欲不振、食积伤食。

【适宜人群】麻疹透发不畅者,胃寒食滞者。

【忌用人群】热毒壅滞而疹出不透者忌用。

• 配伍须知 在治疗疹出不畅或疹出复隐时,常配伍荆芥、蝉蜕等。

麻黄

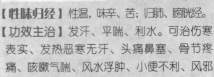

别名:龙沙、卑盐。

【性味归经】性温,味辛、苦;归肺、膀胱经。

【功效主治】发汗、平喘、利水。可治伤寒表实、发热恶寒无汗、头痛鼻塞、骨节疼痛、咳嗽气喘、风水浮肿、小便不利、风邪顽痹、风疹瘙痒等病症。

【适宜人群】老人、幼儿及风寒感冒者。

【忌用人群】体虚自汗盗汗者。

• 配伍须知 与熟地黄、当归等同用,治阴虚盗汗。

木贼草

别名：木贼、节骨草。

【**性味归经**】性平，味苦；归肺、肝经。

【**功效主治**】疏风散热、解肌退翳，主治目生云翳、迎风流泪、肠风下血、血痢、疟疾、喉痛、痈肿。

【**适宜人群**】风热目赤、翳障多泪者，便血、痔血者。

【**忌用人群**】气血虚弱者、久病者慎服。

· **配伍须知** 常与蝉蜕、谷精草等配伍，治疗外感风热、目赤翳障多泪者。

薄荷

别名：人丹草、龙脑薄荷。

【**性味归经**】性凉，味辛；归肝、肺经。

【**功效主治**】疏风散热、辟秽解毒、止痒、健胃祛风、消炎。治外感风热头痛、目赤、咽喉肿痛、食滞气胀、口腔溃疡、牙痛。

【**适宜人群**】胸闷不舒者，阴虚火旺者，肝郁气滞、食积不化者，胃阴亏虚者。

【**忌用人群**】肺虚咳嗽、阴虚发热者，哺乳妇女，脾胃虚寒者，汗多表虚者。

· **配伍须知** 忌与鳖肉同食。

牛蒡子

别名：鼠粘子、黑风子。

【**性味归经**】性平，味辛；归肺、胃经。

【**功效主治**】疏散风热、宣肺透疹、消肿解毒。主治风热感冒、温病初起，风热或肺热咳嗽、咯痰不畅，咽喉肿痛，斑疹不透，风疹瘙痒，疮疡肿毒及痄腮等病症。

【**适宜人群**】风热感冒、咳嗽多痰者。

【**忌用人群**】大便溏泄者，痘症、虚寒、气血虚弱者。

· **配伍须知** 与桑叶、桔梗、前胡等药配伍，治风热咳嗽，痰多不畅。

蝉蜕

别名：蝉壳、蝉衣、知了皮。

【**性味归经**】性寒，味甘、咸；归肺、肝经。

【**功效主治**】散风热、宣肺、定痉。治外感风热、咳嗽音哑、麻疹透发不畅、风疹瘙痒、小儿惊痫、目赤、翳障、疔疮肿毒、破伤风及小儿肺热咳嗽、感冒发热、烦躁、夜睡不安、夜啼。

【**适宜人群**】一般都可适用。

【**忌用人群**】孕妇慎用。

· **配伍须知** 与天竺黄、栀子、僵蚕等药配伍，治疗小儿急惊风。

桑叶

别名：铁扇子、冬霜叶、霜叶。

【**性味归经**】性寒，味甘、苦；归肺、肝经。

【**功效主治**】祛风清热、凉血明目。治风温发热、头痛、目赤、口渴、肺热咳嗽、风痹、瘾疹、下肢水肿。

【**适宜人群**】外感风热患者，流感、流脑、结膜炎等流行性传染病患者，肝火旺盛者。

【**忌用人群**】脾胃虚寒者。

· **配伍须知** 忌与藜芦配伍。

菊花

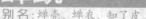

别名：甘菊、甜菊花。

【**性味归经**】性微寒，味甘、苦；归肺、肝经。

【**功效主治**】疏风、清热、明目、解毒，用于治疗头痛、眩晕、目赤、心胸烦热、疔疮、肿毒等病症。

【**适宜人群**】外感风热、头痛、目赤、脑血栓患者；肝火旺盛引起的两目干涩、目赤肿痛、心烦易怒、咽干口燥的患者等。

【**忌用人群**】气虚胃寒，食少泄泻患者。

· **配伍须知** 忌与芹菜、鸡肉同食。

柴胡

别名：地熏、山菜。

【性味归经】性微寒，味苦；归肝、胆经。

【功效主治】和解表里、疏肝、升阳。主治寒热往来、胸满胁痛、口苦耳聋、头痛目眩、疟疾、下利脱肛、月经不调、子宫下垂等病症。

【适宜人群】风热感冒患者，慢性咽炎患者，肝火上逆所致头胀痛、耳鸣、眩晕者。

【忌用人群】凡阴虚所致的咳嗽、潮热者。

• 配伍须知 配伍当归、白芍、白术、茯苓等，治肝郁血虚、脾失健运。

升麻

别名：周升麻、周麻。

【性味归经】性凉，味甘、辛、微苦；归肺、脾、胃、大肠经。

【功效主治】升阳、发表、透疹、解毒。可治时气疫疠、头痛寒热、口疮、斑疹不透、中气下陷、久泻久痢、脱肛、妇女崩漏、子宫下坠、痈肿疮毒、胃火牙痛等。

【适宜人群】一般都可适用。

【忌用人群】阴虚火旺及麻疹已透者。

• 配伍须知 常与葛根、白芍、甘草等同用，治麻疹初起，透发不畅。

葛根

别名：干葛、粉葛。

【性味归经】性凉，味甘；归脾、胃经。

【功效主治】升阳解肌、透疹止泻、除烦止渴。常用于治疗伤寒、发热头痛、项强、烦热消渴、泄泻、痢疾、斑疹不透、高血压、心绞痛、耳聋等病症。

【适宜人群】热性病症患者，暑热烦渴者，高血压、高血脂、肥胖患者。

【忌用人群】夏日表虚汗多、脾胃虚寒者。

• 配伍须知 配天花粉、麦门冬、党参、黄芪等，治内热消渴、体瘦乏力。

淡豆豉

别名：香豉、淡豉。

【性味归经】性寒，味苦；归肺、胃经。

【功效主治】具有解肌发表、宣郁除烦、健胃除烦、助消化、治疗血尿的功效，主要用于治疗外感表证、寒热头痛、心烦、胸闷、虚烦不眠等病症。

【适宜人群】一般人都可适用，尤其适用于寒热头痛、心烦、胸闷、虚烦不眠者。

【忌用人群】哺乳期的妇女忌服，胃虚易泛恶者慎服。

• 配伍须知 忌与抗生素配伍。

清热泻火药

石膏

别名：软石膏、寒水石。

【性味归经】性寒，味甘、辛；入肺、胃经。

【功效主治】解肌清热、除烦止渴、清热解毒、泻火，主治病病壮热不退、心烦神昏、口渴咽干、肺热喘急、中暑自汗等症。

【适宜人群】肺热咳嗽、气喘者，胃火亢盛所致的头痛、齿痛、牙龈肿痛患者。

【忌用人群】脾胃虚寒及血虚、阴虚发热者。

• 配伍须知 忌与莽草、巴豆配伍。

知母

别名：连母、水须、穿地龙。

【性味归经】性寒，味苦、甘；归肺、胃、肾经。

【功效主治】清热泻火，生津润燥，主治温热病、高热烦渴、咳嗽气喘、燥咳、便秘、骨蒸潮热、虚烦不眠、消渴淋浊。

【适宜人群】温热病、高热烦渴、咳嗽气喘、燥咳、便秘、骨蒸潮热患者。

【忌用人群】脾虚便溏者。

• 配伍须知 忌与普萘洛尔、维生素C配伍。

夏枯草

别名：棒槌草、牛枯草。

【**性味归经**】性寒，味苦、辛；归肝、胆经。

【**功效主治**】清泄肝火、散结消肿、清热解毒、祛痰止咳、凉血止血，适用于淋巴结核、甲状腺肿、乳痈、头目眩晕、口眼歪斜、筋骨疼痛、肺结核、血崩带下、急性传染性黄疸型肝炎及细菌性痢疾等症。

【**适宜人群**】淋巴结核、肺结核患者，甲状腺肿患者，乳痈者，黄疸患者。

【**忌用人群**】脾胃虚弱者。

• **配伍须知** 忌与钾盐、螺内酯配伍。

谷精草

别名：谷精珠。

【**性味归经**】性凉，味苦；入肝、胃经。

【**功效主治**】疏散风热、明目退翳，可用于肝经风热、目赤肿痛、目生翳障、夜盲症等。

【**适宜人群**】夜盲症患者，风热头痛、目赤肿痛者。

【**忌用人群**】血虚病目者。

• **配伍须知** 配薄荷、菊花、牛蒡子等，治风热头痛；与荆芥、决明子、龙胆草等配伍，治目赤肿痛、眼生翳膜者。

决明子

别名：狗屎豆、假绿豆。

【**性味归经**】性凉，味甘、苦。归肝、肾、大肠经。

【**功效主治**】清肝明目、利水通便，主治风热赤眼、青盲、雀目、高血压症、肝炎、肝硬化、腹水、习惯性便秘等症。

【**适宜人群**】高血压患者，肝炎、肝硬化患者，习惯性便秘患者。

【**忌用人群**】脾虚泄泻者，低血压患者。

• **配伍须知** 配菊花、青葙子、茺蔚子等，可用于治风热上攻头痛目赤。

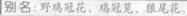

青葙子

别名：野鸡冠花、鸡冠苋、狼尾花。

【**性味归经**】性微寒，味苦；归肝经。

【**功效主治**】清肝，明目，退翳。可用于肝热目赤、眼生翳膜、视物昏花、肝火眩晕等症。

【**适宜人群**】肝火型高血压者。

【**忌用人群**】肝肾阴虚之目疾及青光眼患者。

• **配伍须知** 配菟丝子、肉苁蓉、山药等，可治肝肾亏损，目昏干涩。

清热解毒药

金银花

别名：忍冬花、银花、鸳鸯花、苏花。

【**性味归经**】性寒，味甘；归肺、胃、心、大肠经。

【**功效主治**】清热解毒，治温病发热、热毒血痢、痈疡、肿毒、瘰疬、痔漏等症。

【**适宜人群**】流行性感冒、高脂血症患者。

【**忌用人群**】脾胃虚寒及气虚、疮疡、脓清者。

• **配伍须知** 与鱼腥草、芦根、桃仁等同用，以清肺排脓。

蒲公英

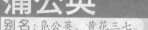

别名：兔公英、黄花三七。

【**性味归经**】性寒，味苦、甘；归胃、肝经。

【**功效主治**】清热解毒、利尿散结，治急性乳腺炎、淋巴腺炎、瘰疬、疔毒疮肿、急性结膜炎、感冒发热、急性扁桃体炎、急性支气管炎、胃炎、肝炎、胆囊炎、尿路感染。

【**适宜人群**】目赤、咽痛者。

【**忌用人群**】阳虚外寒、脾胃虚弱者。

• **配伍须知** 忌与麻黄、螺内酯、磺胺类药配伍。

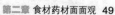

败酱草

别名：山苦荬、苦菜、败酱。

【性味归经】性寒，味辛；归肝、大肠经。

【功效主治】清热解毒、凉血、消痈排脓、祛瘀止痛。用于肠痈、肺痈高热、咳吐脓血、热毒疮疗、胸腹疼痛、阑尾炎、肠炎等症。

【适宜人群】阑尾炎、肠炎、痢疾患者，肺脓肿患者，产后腹痛者，痛经患者等。

【忌用人群】脾胃虚寒腹泻者。

• **配伍须知** 与五灵脂、香附、当归等配伍，用于治疗产后瘀阻，腹中刺痛。

白头翁

别名：老公花、毛姑朵花、耗子花、奈何草、老翁花。

【性味归经】性寒，味苦；归胃、大肠经。

【功效主治】清热解毒、凉血止痢、燥湿杀虫。主治热毒痢疾、凉血、鼻出血、血痔、带下、阴痒、痈疮、瘰疬等症。

【适宜人群】血痔者，带下、阴痒者，湿热腹泻、热毒痢疾患者。

【忌用人群】虚寒泻痢者。

• **配伍须知** 与秦皮等配伍，煎汤外洗，可治疗阴痒带下。

射干

别名：乌扇、草姜、扁竹、凤凰草。

【性味归经】性寒，味苦；入肺、肝经。

【功效主治】降火解毒、散血消痰，主要治疗风热咳嗽、喉痹咽痛、咳逆上气、痰涎壅盛、瘰疬结核、疟母、妇女经闭、痈肿疮毒等症。

【适宜人群】闭经患者，痈肿疮毒等症患者。

【忌用人群】无实火及脾虚便溏者。

• **配伍须知** 与桑白皮、马兜铃、桔梗等药同用，治疗肺热咳喘，痰多而黄。

橄榄

别名：青果、青橄榄。

【性味归经】性温，味酸、涩、甘；入脾、胃、肺经。

【功效主治】清肺利咽、生津止渴、解毒。用于咽喉肿痛、心烦口渴，或饮酒过度。

【适宜人群】急慢性咽炎、慢性扁桃体炎患者，唇干、焦裂者。

【忌用人群】胃酸过多少食者。

• **配伍须知** 单用青果十枚，煎汤饮服，用于饮酒过度。

清热燥湿药

椿皮

别名：臭椿、椿根皮。

【性味归经】性寒，味苦、涩；归大肠、胃、肝经。

【功效主治】清热燥湿、收涩止带、止泻止血。用于赤白带下，湿热泻痢，久泻久痢。

【适宜人群】赤白带下、湿热泻痢、久泻久痢、便血、崩漏者。

【忌用人群】脾胃虚寒者。

• **配伍须知** 常与诃子、母丁香同用，治久泻久痢。

黄芩

别名：黄文、元芩。

【性味归经】性寒，味苦；归肺、胆、脾、大肠、小肠经。

【功效主治】泻实火、除湿热、止血安胎。治燥热烦渴、肺热咳嗽、湿热泻痢、黄疸。

【适宜人群】黄疸患者，目赤肿痛者。

【忌用人群】血虚腹痛、脾虚泄泻、肾虚溏泄、脾虚水肿等患者慎用。

• **配伍须知** 忌与山豆根、维生素C、洋地黄类强心苷、青霉素配伍。

黄连

别名：王连、元连、川连。

【性味归经】性寒，味苦；归心、肝、胃、大肠经。

【功效主治】泻火燥湿、解毒杀虫，治时行热毒、伤寒、热盛心烦、痞满呕逆、菌痢、热泻腹痛、肺结核、疳积、蛔虫症、百日咳、咽喉肿痛、痈疽疮毒。

【适宜人群】热盛火炽、高热干燥者。

【忌用人群】阴虚烦热、胃虚呕恶、脾虚泄泻、五更泻泻者。

· 配伍须知 忌与茶水同食，会降低药效。

黄檗

别名：檗木、黄檗。

【性味归经】性寒，味苦；归肾、膀胱、大肠经。

【功效主治】清热燥湿、泻火解毒，治热痢、消渴、黄疸、梦遗、淋浊、痔疮、便血、赤白带下、骨蒸劳热、目赤肿痛。

【适宜人群】肺炎、肺结核患者，肝硬化、慢性肝炎患者。

【忌用人群】脾虚泄泻、胃弱食少者。

· 配伍须知 忌与普萘洛尔、洋地黄类强心苷配伍。

龙胆草

别名：草龙胆、龙胆。

【性味归经】性寒，味苦；归肝、胆经。

【功效主治】清热燥湿、泻肝定惊。主治湿热黄疸、小便淋痛、阴肿阴痒、湿热带下、肝胆实火之头胀头痛、目赤肿痛、耳聋耳肿、胁痛口苦、热病惊风抽搐等症。

【适宜人群】黄疸患者；阴肿阴痒、湿热带下者，目赤肿痛、耳聋耳肿者。

【忌用人群】脾虚泻泄及无湿热实火者。

· 配伍须知 忌与大枣、蜂蜜同食；勿空腹服用。

苦参

别名：苦骨、川参。

【性味归经】性寒，味苦；归肝、肾、胃、大肠经。

【功效主治】清热、燥湿、杀虫，治热毒血痢、肠风下血、赤白带下、小儿肺炎、皮肤瘙痒、阴疮湿痒、瘰疬、烫伤。

【适宜人群】黄疸患者，赤白带下者，肺炎、疳积患者，急性扁桃体炎患者。

【忌用人群】脾胃虚寒者。

· 配伍须知 治湿疹瘙痒，可配荆芥、黄檗、白鲜皮等煎服。

秦皮

别名：岑皮、秦白皮。

【性味归经】性寒，味苦；归肝、胆、大肠经。

【功效主治】清热燥湿、平喘止咳、明目。治细菌性痢疾、肠炎、白带、慢性气管炎、目赤肿痛、迎风流泪、牛皮癣等症。

【适宜人群】湿疹湿疮、皮肤瘙痒者，带下黄臭、阴道瘙痒者，湿热腹泻者。

【忌用人群】脾胃虚寒者忌服。

· 配伍须知 配秦艽、防风等用，可治肝经风热、目赤生翳。

白鲜皮

别名：北鲜皮、山牡丹。

【性味归经】性寒，味苦、咸；归脾、肺、小肠、胃、膀胱经。

【功效主治】祛风燥湿、清热解毒。治风热疮毒、疥癣、皮肤痒疹、风湿痹痛、黄疸，治由风湿热毒所致湿疹、荨麻疹等症。

【适宜人群】湿疹、荨麻疹等风湿热毒所致的皮肤病患者。

【忌用人群】虚寒证患者。

· 配伍须知 配苦参、防风、地肤子等药，治湿疹、风疹、疥癣。

胡黄连

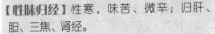

别名: 胡连、西藏胡黄连。

【**性味归经**】性寒,味苦;归肝、胃、大肠经。

【**功效主治**】退虚热、消疳热、清热燥湿、泻火解毒。主治阴虚骨蒸、潮热盗汗、小儿疳积、湿热泻痢、黄疸、吐血、鼻出血等症。

【**适宜人群**】黄疸、目赤肿痛、痔疮患者。

【**忌用人群**】脾胃虚寒者。

· **配伍须知** 与党参、白术、山楂等配伍,用于小儿疳积发热、腹胀体瘦、低热不退等症。

青蒿

别名: 草蒿、野兰蒿。

【**性味归经**】性寒,味苦、微辛;归肝、胆、三焦、肾经。

【**功效主治**】清热解暑、除蒸。治温病、暑热、骨蒸劳热、疟疾、痢疾、黄疸、疥疮、瘙痒。

【**适宜人群**】黄疸患者,疟疾、痢疾等患者。

【**忌用人群**】产后血虚、内寒作泻者。

· **配伍须知** 常与连翘、滑石、西瓜翠衣等同用,治外感暑热、头昏头痛等症。

白薇

别名: 春草、芒草。

【**性味归经**】性寒,味苦、咸;归胃、肝、肾经。

【**功效主治**】解热、利尿。用于热病邪入营血、身热经久不退、肺热咳嗽等症。

【**适宜人群**】清虚热者、肺热咳嗽者。

【**忌用人群**】凡伤寒及流行热病者,汗多亡阳者,内虚者,血虚者。

· **配伍须知** 与木通、滑石及石韦等同用,清热、利尿、通淋。

地骨皮

别名: 地节、枸杞根。

【**性味归经**】性寒,味甘;归心、肝、肾经。

【**功效主治**】清热凉血。治虚劳、潮热、盗汗、肺热咳喘、吐血、鼻出血、血淋。

【**适宜人群**】盗汗者,肺热咳嗽者,高血压患者,吐血、鼻出血、血淋等症患者。

【**忌用人群**】外感风寒发热者;脾胃虚寒、便溏者。

· **配伍须知** 与知母、鳖甲、银柴胡等配伍,治疗阴虚发热。

桑枝

别名: 桑条。

【**性味归经**】性平,味苦、微辛;归肝、肺经。

【**功效主治**】祛风湿、通经络、行水,主治风湿痹痛、中风半身不遂、水肿脚气。

【**适宜人群**】风湿痹痛,肩臂、关节酸痛麻木者,中风半身不遂者,水肿脚气患者。

【**忌用人群**】孕妇。

· **配伍须知** 与柳枝、杉枝、槐枝等配伍外洗,可治风毒攻手足疼痛,皮肤不仁。

防己

别名: 汉防己。

【**性味归经**】性寒,味苦;入膀胱、脾、肾经。

【**功效主治**】利水消肿、清热除湿、祛风镇痛。主治水肿、小便不利、脚气肿满、风湿痹痛、手足挛急、肺痿喘嗽、伏暑吐泻、疥癣疮肿。

【**适宜人群**】水肿脚气、小便不利、湿疹疮毒、风湿痹痛、高血压患者。

【**忌用人群**】食欲不振及阴虚无湿热者。

· **配伍须知** 忌与巴比妥类药、马钱子配伍。

豨莶草

别名：珠草、肥猪菜。

【性味归经】性寒，味苦、辛；归肝、肾经。

【功效主治】可祛风除湿、痛经活络、清热解毒。主治风湿痹痛、肢体麻木、半身不遂、疮疡肿毒、湿疹瘙痒、脚弱无力等病症。

【适宜人群】风湿痹痛者，湿热痹痛者，半身不遂者，疮疡肿毒者，湿疹瘙痒者。

【忌用人群】一般无禁忌。

· 配伍须知 属热证者当生用，属寒证者宜制用，治疮疡肿毒及湿疹瘙痒宜生用。

桑寄生

别名：广寄生。

【性味归经】性平，味苦；归肝、肾经。

【功效主治】补肝肾、强筋骨、除风湿、通经络、益血、安胎。治腰膝酸痛、筋骨痿弱、脚气、风寒湿痹、胎漏血崩等。

【适宜人群】风湿性关节炎患者；风湿性关节炎而有腰膝酸软、麻痹和其他血虚表现者；胎动不安、先兆流产、腰酸背痛、产后乳汁不下等症患者。

【忌用人群】体内火热炽盛者。

· 配伍须知 忌与氢氧化铝配伍。

威灵仙

别名：辣椒藤、灵仙藤。

【性味归经】性温，味辛、咸；归膀胱、肝经。

【功效主治】祛风除湿、通络止痛、消痰散积，主治风寒湿痹、肢体麻木、脉动拘挛、脚气肿痛、腹内冷积、诸骨鲠咽等病症。

【适宜人群】风湿、脚气肿、诸骨鲠咽者。

【忌用人群】气虚血弱、表虚无汗、无风寒湿邪者。

· 配伍须知 与当归、肉桂同用，可治风寒腰背疼痛。

五加皮

别名：南五加皮。

【性味归经】性温，味辛；归肝、肾经。

【功效主治】祛风湿、壮筋骨、活血去瘀。用于风寒湿痹、筋骨挛急、腰痛、阳痿、脚弱、小儿行迟、水肿、脚气、疮疽肿毒、跌打损伤等病症。

【适宜人群】风寒湿痹者，腰痛、阳痿者，水肿、脚气者，疮疽肿毒、跌打损伤患者。

【忌用人群】阴虚火旺者。

· 配伍须知 与龟甲、牛膝、木瓜等同用，治小儿行迟。

狗脊

别名：金毛狗、金狗脊。

【性味归经】性温，味苦、甘；归肝、肾经。

【功效主治】祛风湿，补肝肾，强腰膝，利关节。治腰背酸疼、膝痛脚弱、寒湿周痹、失溺、尿频、遗精、白带等症。

【适宜人群】腰背酸疼者，尿频、遗精、白带患者。

【忌用人群】肾虚有热、小便不利或短涩黄赤者；口苦舌干者。

· 配伍须知 与萆薢、菟丝子同用，以治腰痛。

丝瓜络

别名：丝瓜网、丝瓜瓤。

【性味归经】性凉，味甘；入肺、胃、肝经。

【功效主治】通经活络、清热解毒、利尿消肿、止血。主治胸肋胀痛、风湿痹痛、女子经闭、乳汁不通、痰热咳嗽、热毒痈肿、痔漏、水肿、小便不利、便血。

【适宜人群】产后乳少或乳汁不通、小便不利、痰热咳嗽、风湿痹痛、水肿患者。

【忌用人群】脾胃虚寒者少用，孕妇慎用。

· 配伍须知 与蒲公英、浙贝母、栝楼、青皮等配伍，治乳痈肿痛。

蕲蛇

别名：五步蛇、百步蛇。

【性味归经】性温，味甘、咸；归肝经。

【功效主治】祛风、通络、止痉。用于风湿顽痹、麻木拘挛、中风口眼歪斜、半身不遂、抽搐痉挛、破伤风、麻风疥癣等。

【适宜人群】风湿患者，破伤风患者，瘰疬、梅毒、恶疮患者。

【忌用人群】阴虚内热者，孕妇。

• 配伍须知 与乌梢蛇、蜈蚣同用，治小儿急慢惊风、破伤风之抽搐痉挛。

海风藤

别名：满坑香、老藤、大风藤。

【性味归经】性微温，味辛、苦；归肝经。

【功效主治】祛风湿，通经络，主治风寒湿痹之疼痛拘挛或屈伸不利，还可治跌打损伤之瘀血肿痛等。

【适宜人群】风湿痹痛，筋脉拘挛者。

【忌用人群】无禁忌，一般人均可使用。

• 配伍须知 常与独活、威灵仙、当归等配伍使用，可有效治疗风湿痹痛，祛风湿，通经络。

芳香化湿药

藿香

别名：排香草、合香。

【性味归经】性温，味辛；归肺、脾、胃经。

【功效主治】利气、快膈、和中、辟秽、祛湿。治感冒暑湿、寒热、头痛、胸脘痞闷。

【适宜人群】外感风寒、内伤湿滞、头痛昏重、呕吐腹泻者，胃肠型感冒患者。

【忌用人群】阴虚火旺及胃热作呕、中焦火盛热极、热病、作呕作胀的患者。

• 配伍须知 与苍术、厚朴等配伍，用于寒湿困脾所致的脘腹痞闷、少食作呕等。

佩兰

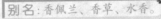

别名：香佩兰、香草、水香。

【性味归经】性平，味辛；归脾、胃、肺经。

【功效主治】健胃、利尿、解热，主治湿浊中阻、脘痞呕恶、口中甜腻、口臭等症。

【适宜人群】湿浊中阻引起的腹胀呕吐、口臭、口中黏腻、流涎、头胀胸闷者。

【忌用人群】阴虚血燥、气虚腹胀者，外感风热、温病忌实热证患者。

• 配伍须知 湿温初起，可与滑石、薏苡仁、藿香等同用。

苍术

别名：赤术、青术、仙术。

【性味归经】性温，味辛、苦；归脾、胃、肝经。

【功效主治】燥湿健脾、祛风散寒、明目退翳。主治湿困脾胃、倦怠嗜卧等病症。

【适宜人群】夜盲症及眼目昏涩者，风湿性关节炎者，风寒表证挟湿的患者。

【忌用人群】阴虚内热、气虚多汗者。

• 配伍须知 与龙胆草、黄芩、栀子等同用，可治下部湿浊带下、湿疮、湿疹等。

厚朴

别名：厚皮、重皮、赤朴。

【性味归经】性温，味辛、苦；归脾、胃、大肠经。

【功效主治】温中下气、燥湿、消痰，主治胸腹痞满、胀痛、反胃、呕吐、宿食不消。

【适宜人群】食积气滞、腹胀、便秘者，寒湿泻痢者，咳嗽咳痰者，反胃呕吐者。

【忌用人群】气虚津亏者，孕妇。

• 配伍须知 配大黄、芒硝、枳实，可峻下热结、消积导滞。

砂仁

别名：缩砂仁、缩砂蜜。

【性味归经】性温，味辛；归脾、胃、肾经。

【功效主治】行气调中、和胃醒脾，主治腹痛痞胀、胃呆食滞、噎膈呕吐、寒泻冷痢、妊娠胎动。砂仁常与厚朴、枳实、陈皮等配合，治疗胸脘胀满、腹胀食少等病症。

【适宜人群】脾胃虚寒，呕吐泄泻者，脘腹胀满者，妊娠呕吐、胎动不安者。

【忌用人群】患有肺结核、支气管扩张等症者，阴虚有热者。

· **配伍须知** 忌与维生素 C 配伍。

白豆蔻

别名：多骨、壳蔻、白蔻。

【性味归经】性温，味辛；归肺、脾、胃经。

【功效主治】行气暖胃、消食宽中，常用于治疗气滞、食滞、胸闷、腹胀、嗳气、噎膈、吐逆、反胃、疟疾等病症。

【适宜人群】脘腹胀满、食欲不振者，腹泻便溏、口中黏腻者，体倦、小便短赤者。

【忌用人群】阴虚内热、胃火偏盛、大便燥结者。

· **配伍须知** 白豆蔻有与砂仁相似的化湿行气、温中止呕的功用，常与砂仁同用。

草豆蔻

别名：漏蔻、草蔻仁。

【性味归经】性温，味辛；归脾、胃经。

【功效主治】温中、祛寒、行气、燥湿。主治心腹冷痛、痞满食滞、噎膈反胃、寒湿吐泻。

【适宜人群】脾胃气滞，食欲不振者，寒湿呕吐、腹泻者，脾肾阳虚型之肾炎患者。

【忌用人群】阴虚血少、胃火偏盛、无寒湿者。

· **配伍须知** 常与干姜、厚朴、陈皮等同用，温中行气。

草果

别名：草果仁、草果子。

【性味归经】性温，味辛；归脾、胃经。

【功效主治】燥湿除寒、祛痰截疟、消食化积。主治胸膈痞满、脘腹冷痛、恶心呕吐、泄泻下痢、食积不消、霍乱、瘟疫等病症。

【适宜人群】消化不良、口中酸臭、恶心呕吐、腹泻完谷不化者，疟疾、斑秃患者。

【忌用人群】气虚或血亏，无寒湿、实邪者。

· **配伍须知** 与吴茱萸、干姜、砂仁、半夏等药配伍，用于治疗脘腹冷痛、呕吐泄泻。

利水消肿药

茯苓

别名：茯蒐、茯灵、松苓。

【性味归经】性平，味甘、淡；归心、肺、脾、肾经。

【功效主治】利水渗湿、健脾补中、宁心安神。治呕吐、泄泻、失眠健忘、遗精白浊等症。

【适宜人群】脾虚腹泻、小便不利者。

【忌用人群】虚寒精滑或气虚下陷者。

· **配伍须知** 配人参、白术、甘草，治疗脾胃虚弱、倦怠乏力、食少便溏。

猪苓

别名：豕零、地乌桃、野猪食、猪屎苓。

【性味归经】性平，味酸；归肾、膀胱经。

【功效主治】利尿渗湿。主治小便不利、水肿胀满、脚气、泄泻、淋浊、带下。

【适宜人群】小便不利者、水肿患者，肝硬化腹水患者，带下过多者，妊娠肿胀患者。

【忌用人群】阴虚小便量多者，无水湿者。

· **配伍须知** 配生地黄、滑石、木通等，治热淋、小便不通、淋漓涩痛。

泽泻

别名：水泻、芒芋、鹄泻、泽芝、及泻、天鹅蛋、天秃。

【**性味归经**】性寒，味甘；归肾、膀胱经。

【**功效主治**】利水、渗湿、泄热。治疗小便不利、水肿胀满、呕吐、泻痢、痰饮、脚气、淋病、尿血等症。

【**适宜人群**】肾炎水肿者，肝硬化腹水者，尿路感染者，尿血者。

【**忌用人群**】肾虚滑精者。

• **配伍须知** 治湿热淋证，常与木通、车前子等药同用。

薏苡仁

别名：六谷米、薏米。

【**性味归经**】性凉，味甘；归脾、胃、肺经。

【**功效主治**】利水渗湿、健脾止泻、清热排脓、抗菌抗癌。治疗痤疮、扁平疣、皮肤粗糙、水肿、小便不利、脾虚泄泻、肠痈等。

【**适宜人群**】水肿、肠痈、肺痈、慢性肠炎、阑尾炎、风湿性关节痛、尿路感染患者。

【**忌用人群**】便秘、尿多者；怀孕早期妇女。

• **配伍须知** 配杏仁、白豆蔻、滑石，可治湿温初起，头痛恶寒，胸闷身重者。

赤小豆

别名：红小豆、米豆。

【**性味归经**】性平，味甘；归心、小肠经。

【**功效主治**】利水消肿、解毒排脓、利湿退黄。用于治疗水肿、小便不利、痈疮肿毒、黄疸、乳腺炎、湿热腹泻、肠炎、痢疾等症。

【**适宜人群**】肾炎、肾病综合征患者，黄疸、肝硬化腹水患者，肠炎、痢疾患者。

【**忌用人群**】小便清长、夜尿频多、遗尿者。

• **配伍须知** 与鸭跖草配伍，下水气湿痹，利小便。

冬瓜皮

别名：白瓜皮、白东瓜皮。

【**性味归经**】性凉，味甘。归肺、脾、小肠经。

【**功效主治**】利尿消肿，可治水肿胀满、小便不利、暑热口渴、小便短赤。

【**适宜人群**】肾炎水肿者；尿路感染引起的小便不利者，暑热口渴者，肥胖者，高血压、高血脂、糖尿病、脂肪肝患者。

【**忌用人群**】营养不良而致水肿者。

• **配伍须知** 治暑湿证，可与生薏苡仁、滑石、扁豆花等同用。

利尿通淋药

垂盆草

别名：狗牙齿。

【**性味归经**】性凉，味甘；归肝、胆、小肠经。

【**功效主治**】清热解毒、利湿退黄。用于湿热黄疸，小便不利，痈肿疮疡等。

【**适宜人群**】黄疸型肝炎、慢性肝炎、肝硬化腹水者，痈肿疮疡、咽喉肿痛者，蛇伤、烫伤者。

【**忌用人群**】脾虚腹泻者。

• **配伍须知** 与山豆根一起服用，治疗咽喉肿痛。

通草

别名：大通塔。

【**性味归经**】性凉，味甘、淡；归肺、胃经。

【**功效主治**】通利小便、下乳汁。主要治疗淋病涩痛、小便不利、水肿、黄疸、湿温病、小便短赤、产后乳少、经闭、带下等病症。

【**适宜人群**】产后缺乳者，小便不利者，肝炎、黄疸患者，妇女带下过多者，闭经者。

【**忌用人群**】气阴两虚、内无湿热者，孕妇。

• **配伍须知** 忌与保钾性利尿药配伍。

肉桂

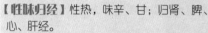

别名：牡桂、桂皮、玉桂。

【**性味归经**】性热，味辛、甘；归肾、脾、心、肝经。

【**功效主治**】补元阳、暖脾胃、除积冷、通血脉。治命门火衰、肢冷脉微、亡阳虚脱、腹痛泄泻、寒疝奔豚、腰膝冷痛、经闭癥瘕、阴疽流注及虚阳浮越、上热下寒。

【**适宜人群**】腹痛泄泻、腰膝冷痛患者。

【**忌用人群**】阴虚火旺者，孕妇。

• **配伍须知** 配附子、熟地黄、山茱萸等，治阳痿宫冷、腰膝冷痛、夜尿频多、滑精遗尿等。

干姜

别名：白姜、均姜、干生姜。

【**性味归经**】性热，味辛；入脾、胃、肺经。

【**功效主治**】温中逐寒、回阳通脉。治心腹冷痛、吐泻、肢冷脉微、寒饮喘咳、风寒湿痹、阳虚、吐衄、下血。

【**适宜人群**】心腹冷痛、吐泻、肢冷脉微、寒饮喘咳、风寒湿痹、阳虚、吐衄、下血等症患者。

【**忌用人群**】阴虚内热、血热妄行者忌服。

• **配伍须知** 与细辛、五味子、麻黄等同用，治寒饮喘咳、形寒背冷、痰多清稀。

吴茱萸

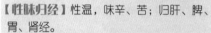

别名：吴萸、左力。

【**性味归经**】性温，味辛、苦；归肝、脾、胃、肾经。

【**功效主治**】温中止痛、理气燥湿，治呕逆吞酸、脏寒吐泻、脘腹胀痛、经行腹痛等症。

【**适宜人群**】呕逆反酸、两侧头痛、虚寒腹泻、经行腹痛、肾虚泄泻、齿痛、湿疹患者。

【**忌用人群**】阴虚火旺者忌服，孕妇慎用。

• **配伍须知** 与小茴香、川楝子、木香等配伍，治寒疝腹痛。

丁香

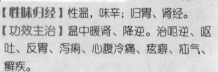

别名：丁子香、支解香。

【**性味归经**】性温，味辛；归胃、肾经。

【**功效主治**】温中暖肾、降逆。治呃逆、呕吐、反胃、泻痢、心腹冷痛、疝癖、疝气、癣疾。

【**适宜人群**】寒性胃痛、反胃呃逆、呕吐者，口臭者。

【**忌用人群**】胃热引起的呃逆或兼有口渴口苦口干者，热性病及阴虚内热者。

• **配伍须知** 可与人参、藿香同用，治妊娠恶阻。

附子

别名：黑顺片、盐附子。

【**性味归经**】性热，味辛、甘；归心、肾、脾经。

【**功效主治**】回阳救逆、补火助阳、散寒除湿。治大汗亡阳、心腹冷痛、脾虚冷痢等。

【**适宜人群**】风寒湿痹者，心腹冷痛者，脚气水肿者，阳痿、宫冷等症患者。

【**忌用人群**】阴虚及热证者。

• **配伍须知** 忌与栝楼、贝母、白及、半夏、白蔹等同用。

高良姜

别名：良姜、海良姜。

【**性味归经**】性温，味辛；归脾、胃经。

【**功效主治**】温胃、祛风、散寒、行气、止痛。治脾胃中寒、脘腹冷痛、呕吐泄泻、呃逆反胃、食滞、癥疝、冷癖。

【**适宜人群**】脾胃中寒、脘腹冷痛、呕吐泄泻、呃逆反胃、食滞、癥疝、冷癖等症患者。

【**忌用人群**】阴虚有热者。

• **配伍须知** 与五灵脂配伍，共研为末，醋汤调下，可治胃痛。

陈皮

别名：川橘皮。

【性味归经】 性温，味苦、辛；归脾、胃、肺经。

【功效主治】 理气健脾、调中、燥湿化痰。治疗脘腹胀满或疼痛、消化不良、胸闷腹胀、纳呆便溏、咳嗽气喘等病症。

【适宜人群】 肺虚久咳气喘、咳痰者，胸闷腹胀、便溏、食欲不振者。

【忌用人群】 气虚、阴虚燥咳者，出血症患者，吐血症患者。

·配伍须知 忌与半夏配伍。

枳实

别名：川枳实、江枳实。

【性味归经】 性寒，味苦；归脾、胃、肝、心经。

【功效主治】 破气散痞、泻痰消积，治疗胸腹胀满、胸痹、痞痛、痰癖、水肿等病症。

【适宜人群】 胸腹胀满者，痞痛、水肿、食积、便秘、胃下垂、子宫下垂、脱肛患者。

【忌用人群】 脾胃虚弱者，孕妇。

·配伍须知 忌与碱性药物及地高辛等强心苷类药物搭配。

乌药

别名：台乌、香桂樟、白叶柴。

【性味归经】 性温，味辛；归肺、脾、肾、膀胱经。

【功效主治】 顺气、开郁、散寒、止痛，治胸腹胀痛、宿食不消、反胃吐食、寒疝、脚气、小便频数。

【适宜人群】 气滞、气逆引起下腹胀痛者。

【忌用人群】 气虚、内热者，孕妇及体虚者。

·配伍须知 与香附、当归、川芎水煎服，可治胎前产后血气不和、腹胀痛。

青皮

别名：青橘皮、青柑皮。

【性味归经】 性微温，味苦、辛；归肝、胆、胃经。

【功效主治】 疏肝破气、散结消痰，主治胸胁胃脘疼痛、疝气、食积、乳肿、乳核等症。

【适宜人群】 胸胁胃脘疼痛、疝气、食积、乳肿、乳核患者。

【忌用人群】 气虚者，孕妇。

·配伍须知 与蒲公英、栝楼煎水服用，可解毒散结、消肿排脓，治急性乳腺炎。

香附

别名：莎草根、香附子。

【性味归经】 性平，味辛、微苦、甘；归肝、三焦经。

【功效主治】 理气解郁、调经止痛，主治肝郁气滞、脘腹胀痛、疝气疼痛等症。

【适宜人群】 肝郁气滞、胸胁痞满、脘腹胀痛者，月经不调、闭经者，胎动不安者。

【忌用人群】 气虚无滞、阴虚血热者。

·配伍须知 炒香附与姜黄配伍，共研细末，服之可治跌打损伤。

沉香

别名：琼脂、白木香、芫香。

【性味归经】 性温，味苦；归肺、脾、肾经。

【功效主治】 行气温中降逆、暖肾纳气平喘，主治脘腹胀闷冷痛、胃寒呕吐呃逆、大肠虚秘、小便气淋、腰膝骨节冷痛等病症。

【适宜人群】 脘腹胀闷冷痛者，胃寒呕吐呃逆者，小便气淋、腰膝骨节冷痛者。

【忌用人群】 阴亏火旺、气虚下陷者。

·配伍须知 与乌药、木香、槟榔配伍，研成粉末，治疗阴寒腹痛。

谷芽

【别名】蘖米、谷蘖、稻蘖、稻芽。

【性味归经】性温，味甘；归脾、胃经。

【功效主治】消食和中，健脾开胃，主要用于食积不消、腹胀口臭、脾胃虚弱、不饥食少等症。

【适宜人群】食积不消、腹胀口臭、脾胃虚弱、不饥食少等病症患者。

【忌用人群】胃下垂者。

• 配伍须知 炒谷芽偏于消食，用于不饥食少。焦谷芽善化积滞，用于积滞不消。

莱菔子

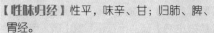

【别名】萝卜子、萝白子。

【性味归经】性平，味辛、甘；归肺、脾、胃经。

【功效主治】消食除胀、降气化痰、镇咳、平喘。用于饮食停滞、脘腹胀痛、大便秘结、积滞泻痢、痰壅喘咳。

【适宜人群】食积不消、腹胀口臭、脾胃虚弱、不饥食少等病症患者。

【忌用人群】无食积、痰滞者。

• 配伍须知 忌与人参配伍，两者药性相反。

活血化瘀药

水蛭

【别名】蚂蟥。

【性味归经】性平，味咸、苦；有毒；入肝、膀胱经。

【功效主治】抗凝固、破血痕，主治月经闭止、癥瘕腹痛、蓄血、损伤瘀血作痛等症。

【适宜人群】瘀血停滞引起的经闭、肿瘤包块以及跌打肿痛等病症患者。

【忌用人群】体弱血虚者、孕妇。

• 配伍须知 与苏木、乳香配伍，可治疗跌打损伤、瘀血作痛。

红花

【别名】红蓝花、刺红花。

【性味归经】性温，味辛；归心、肝经。

【功效主治】活血通经、去瘀止痛、清热消炎，主治闭经、癥瘕、难产、死胎、产后恶露不尽、瘀血作痛、痈肿、跌打损伤。

【适宜人群】月经不调者，血瘀体质者，产后腹痛、恶露不尽者，冠心病患者。

【忌用人群】孕妇。

• 配伍须知 与荷叶、蒲黄、牡丹皮等配伍，治产后瘀滞腹痛。

川芎

【别名】贯芎、抚芎、台芎。

【性味归经】性温，味辛；归肝、胆、心经。

【功效主治】行气开郁、祛风燥湿、活血止痛。治风冷头痛眩晕、寒痹筋挛等症。

【适宜人群】月经不调、闭经痛经、腹痛、头痛、风湿痹痛等症患者。

【忌用人群】阴虚火旺、上盛下虚、气弱者，月经过多者，出血性疾病患者。

• 配伍须知 与薄荷、朴硝配伍，可治小儿脑热、好闭目、太阳痛或目赤肿。

丹参

【别名】紫丹参、山红萝卜、活血根、靠山红、大红袍。

【性味归经】性微温，味苦；归心、肝经。

【功效主治】活血祛瘀、安神宁心、排脓、止痛，主要用于治疗心绞痛、月经不调、痛经、经闭、血崩带下、瘀血腹痛等病症。

【适宜人群】月经过多、月经不调、痛经者，产后瘀血腹痛、恶露不尽者。

【忌用人群】出血不停的人慎用。

• 配伍须知 与郁金配伍，可治痛经。

莪术

别名：蓝心姜、黑心姜。

【性味归经】 性温，味苦、辛；归肝、脾经。

【功效主治】 破血行气、消积止痛，用于血瘀腹痛、肝脾肿大、心腹胀痛、积聚。

【适宜人群】 血瘀腹痛、肝脾肿大、心腹胀痛者，妇女血瘀经闭者，跌打损伤者。

【忌用人群】 气血两虚、脾胃薄弱、无积滞者慎服，孕妇忌服。

· **配伍须知** 治疗血滞经闭、癥瘕结块等症时，常常配合三棱应用。

苏木

别名：苏枋、苏方、赤木。

【性味归经】 性平，味甘、咸；归心、肝、脾经。

【功效主治】 行血破瘀、消肿止痛。治妇人血气心腹痛、闭经、产后瘀血、胀痛，喘急。

【适宜人群】 血气心腹痛、闭经、产后瘀血、喘急、痢疾患者。

【忌用人群】 血虚无瘀者，孕妇。

· **配伍须知** 与乳香、没药配伍，可治疗跌打损伤疼痛。

骨碎补

别名：肉碎补、石岩姜、猴姜。

【性味归经】 性温，味苦；归肾、肝经。

【功效主治】 补肾强骨、续伤止痛。用于肾虚腰痛、耳鸣耳聋、牙齿松动、跌扑闪挫、筋骨折伤，外治斑秃、白癜风。

【适宜人群】 肾虚腰痛、耳鸣耳聋、牙齿松动、筋骨折伤、斑秃、白癜风患者。

【忌用人群】 阴虚及无瘀血者慎服。

· **配伍须知** 与补骨脂、牛膝、桑寄生配伍，适用于老年肾虚、腰痛脚软。

月季花

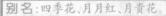

别名：四季花、月月红、月贵花。

【性味归经】 性温，味甘；归肝经。

【功效主治】 活血调经、消肿解毒，治疗月经不调、经来腹痛、跌打损伤、血瘀肿痛、痈疽肿毒等常见病症。

【适宜人群】 月经不调、产后血虚血瘀腹痛者，跌打损伤者。

【忌用人群】 脾胃虚弱者，孕妇慎用。

· **配伍须知** 与玫瑰花、陈皮配伍，加红糖，可疏肝解郁、理气宽胸。

止血药

小蓟

别名：猫蓟、刺儿菜。

【性味归经】 性凉，味甘；归心、肝经。

【功效主治】 凉血、祛瘀、止血。治吐血、鼻出血、尿血、血淋、便血、血崩、月经过多及急性传染性肝炎、创伤出血、疔疮、痈毒。

【适宜人群】 吐血、尿血、血淋、血崩、创伤出血、疔疮、痈毒、月经过多者。

【忌用人群】 脾胃虚寒及血瘀者。

· **配伍须知** 与生地、茅根配伍，治急性肾炎、泌尿系感染、尿疼水肿。

槐花

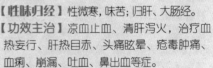

别名：槐蕊、白槐。

【性味归经】 性微寒，味苦；归肝、大肠经。

【功效主治】 凉血止血、清肝泻火，治疗血热妄行、肝热目赤、头痛眩晕、疮毒肿痛、血痢、崩漏、吐血、鼻出血等症。

【适宜人群】 便血、痔血、肝热目赤、眩晕患者。

【忌用人群】 脾胃虚寒者，阴虚发热而无实火者。

· **配伍须知** 与菊花、嫩桑叶配伍，清肝明目、疏散风热，用于肝热或风热目赤。

白芥子

别名：辣菜子。

【性味归经】性温，味辛；归肺、胃经。

【功效主治】利气豁痰、温中散寒、通络止痛，治痰饮咳喘、胸胁胀满、反胃呕吐、肢体痹痛麻木、肿毒、跌打肿痛等病症。

【适宜人群】寒痰喘咳、胸满胁痛者，哮喘患者，阴疽流注、肢体麻木、关节肿痛者。

【忌用人群】肺虚咳嗽、阴虚火旺者，皮肤过敏或溃破者。

• **配伍须知** 与苏子、莱菔子配伍，治疗寒痰壅肺、咳喘胸闷、痰多难咯。

旋覆花

别名：金沸草、金钱花。

【性味归经】性微温，味苦、辛、咸；归肺、胃、大肠经。

【功效主治】降气、消痰、行水、止呕，用于风寒咳嗽、痰饮蓄结、胸膈痞满等病症。

【适宜人群】咳喘痰多、痰饮蓄结、胸膈痞满者，呕吐者，肝胃气痛者。

【忌用人群】阴虚劳嗽、津伤燥咳者。

• **配伍须知** 与香附、柴胡配伍，治疗肝郁气滞之胸胁胀痛。

桔梗

别名：苦梗、苦桔梗、大药。

【性味归经】性平，味苦、辛；归肺经。

【功效主治】宣肺祛痰、利咽、排脓、利五脏、补气血。主治咳嗽痰多、咽喉肿痛。

【适宜人群】风热感冒者，高血压、糖尿病、高脂血症、动脉硬化、肥胖症等患者。

【忌用人群】阴虚久嗽、气逆及咯血者，胃溃疡者慎用。

• **配伍须知** 与薄荷叶、防风配伍，有效治疗风热感冒。

川贝

别名：虻、贝母、空草。

【性味归经】性凉，味苦、甘；归肺、心经。

【功效主治】镇咳、化痰、镇痛、降压、散结开郁，治疗痰热咳喘、肺热燥咳等证。

【适宜人群】阴虚干咳、咯血、便秘者，肺热咳吐黄痰者，体质虚弱者，小儿肺炎患者。

【忌用人群】脾胃虚寒及有湿痰者，风寒感冒未愈者，寒湿中阻、消化不良者。

• **配伍须知** 与蒲公英、鱼腥草配伍，治热毒壅结之乳痈、肺痈。

栝楼

别名：天撤、瓜蒌、山金匏。

【性味归经】性寒，味甘、微苦；归肺、胃、大肠经。

【功效主治】清热涤痰、宽胸散结、润燥滑肠。用于肺热咳嗽、痰浊黄稠等病症。

【适宜人群】痰热咳喘者，胸膈痞满者，肺痈咳吐脓血者，结肠脓肿患者，肠燥便秘者。

【忌用人群】脾胃虚寒者，便溏腹泻者。

• **配伍须知** 忌与乌头、干姜、牛膝配伍，两者药性相反。

竹茹

别名：淡竹茹。

【性味归经】性寒，味甘；归肺、胃经。

【功效主治】清热化痰、除烦止呕，治疗痰热咳嗽、胆火挟痰、烦热呕吐、惊悸失眠、呕吐、妊娠恶阻、胎动不安等病症。

【适宜人群】痰热、肺热咳嗽、痰热心烦不寐者；胃热呕吐、妊娠呕吐者。

【忌用人群】胃寒呕吐及感寒、挟食、作呕者。

• **配伍须知** 与黄连、黄芩配伍，治疗胃热之呕吐。

桑白皮

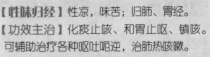

别名：桑根皮、白桑皮。

【性味归经】性寒，味甘；归肺经。

【功效主治】泻肺平喘、利尿消肿，用于肺热咳喘、痰多之症及水肿、小便不利等症。

【适宜人群】肾炎水肿、妊娠水肿患者，鼻出血、咯血患者，肝阳肝火偏旺之高血压患者。

【忌用人群】肺虚无火及风寒咳嗽者。

· 配伍须知 忌与阿托品同服，忌与大黄等泻药配伍。

枇杷叶

别名：巴叶。

【性味归经】性凉，味苦；归肺、胃经。

【功效主治】化痰止咳、和胃止呕、镇咳。可辅助治疗各种呕吐呃逆，治肺热咳嗽。

【适宜人群】肺热咳嗽、咳吐黄痰者，胃热呕吐厌食、胃痛烧心者，肠燥便秘者。

【忌用人群】胃寒呕吐及肺感风寒咳嗽者。

· 配伍须知 与川贝母、杏仁配伍，加麦芽糖，可清热泻肺、止咳化痰。

百部

别名：嗽药、九丛根、九虫根、一窝虎、九十九条根。

【性味归经】性微温，味甘、苦；归肺经。

【功效主治】温润肺气、止咳、杀虫。治风寒咳嗽、百日咳、肺结核、老年咳喘、蛔虫、蛲虫病、皮肤疥癣、湿疹。

【适宜人群】风寒咳嗽、百日咳、肺结核、老年咳喘、蛔虫、蛲虫病、皮肤疥癣、湿疹患者。

【忌用人群】热嗽患者。

· 配伍须知 忌与阿托品、碳酸氢钠同用。

罗汉果

别名：拉汗果、假苦瓜。

【性味归经】性凉，味甘；归肺、大肠经。

【功效主治】清热润肺、止咳化痰、润肠通便，主治百日咳、痰多咳嗽等症。

【适宜人群】肺热咳嗽咳痰、肺阴虚干咳咯血者，慢性扁桃体炎患者，热病伤津、咽喉干燥、肠燥便秘者，痤疮、痱子患者。

【忌用人群】便溏者，脾胃虚寒者。

· 配伍须知 与金银花、玄参、薄荷配伍，可滋阴益肺、清热利咽。

养心安神药

灵芝

别名：灵芝草、菌灵芝。

【性味归经】性温，味淡、苦；归心、肺、肝、脾经。

【功效主治】益气血、安心神、健脾胃，治疗虚劳、心悸、失眠、头晕、神疲乏力、久咳气喘、冠心病、矽肺等病症。

【适宜人群】失眠心悸、不思饮食、贫血、体质虚弱、肾虚阳痿、神疲乏力者。

【忌用人群】肥胖、消化不良、阴虚内热者。

· 配伍须知 与山茱萸、人参、地黄等补虚药配伍，治虚劳短气、不思饮食。

酸枣仁

别名：枣仁、酸枣核。

【性味归经】性平，味甘；归心、脾、肝、胆经。

【功效主治】养肝、宁心安神、敛汗、催眠、镇痛、抗惊厥、降温、兴奋子宫等，治虚烦不眠、惊悸怔忡、烦渴、虚汗。

【适宜人群】失眠多梦、心律失常、阴虚盗汗、脾胃气虚、虚热烦渴者。

【忌用人群】实邪郁火者，感冒未愈者。

· 配伍须知 与五味子、山茱萸、黄芪等配伍，治体虚自汗、盗汗。

柏子仁

别名:柏实、柏子、柏仁。

【性味归经】性平,味甘;归心、肾、大肠经。

【功效主治】养心安神、润肠通便,治惊悸、失眠、遗精、盗汗、便秘,适用于阴虚、产后及老人的肠燥便秘。

【适宜人群】肠燥便秘、失眠多梦、心慌、焦虑、遗精盗汗、食欲不振等患者,记忆力衰退者。

【忌用人群】腹泻、痢疾、痰多者。

• 配伍须知 与核桃仁配伍,治肺燥咳嗽。

远志

别名:棘菀、苦远志。

【性味归经】性微温,味苦、辛;归心、肺、肾经。

【功效主治】安神益智、祛痰、消肿,用于心肾不交引起的失眠多梦、健忘惊悸。

【适宜人群】心律失常者,失眠健忘者,耳鸣耳聋患者,更年期女性,便秘者。

【忌用人群】热性病症者,腹泻者。

• 配伍须知 与人参、石菖蒲配伍,可益智安神,治疗遗忘症。

合欢皮

别名:合昏皮、夜合皮。

【性味归经】性平,味甘;归心、肝、肺经。

【功效主治】解郁、活血、止痛、利尿,治失眠、抑郁、胸闷、神经衰弱,跌打、瘀肿作痛。

【适宜人群】抑郁症、肝炎、肝硬化患者,贫血、消化不良者,神经衰弱患者。

【忌用人群】溃疡病及胃炎患者慎服,风热自汗者禁服。

• 配伍须知 与柴胡、当归配伍,可养血疏肝,缓解更年期综合征症状。

夜交藤

别名:棋藤、首乌藤。

【性味归经】性平,味甘、苦;归心、肝经。

【功效主治】养心安神、通络祛风,治失眠、劳伤、多汗、血虚身痛、痈疽、瘰疬、风疮疥癣。

【适宜人群】失眠、阴虚血少、风湿痹痛以及脑血管硬化和高血压患者。

【忌用人群】躁狂属实火者慎服。

• 配伍须知 与合欢皮、生地、炙甘草、浮小麦、红枣配伍,用于心悸多梦、难眠等症。

重镇安神药

朱砂

别名:丹砂、辰砂。

【性味归经】性微寒,味甘;有毒;归心经。

【功效主治】清心镇惊、安神解毒,用于心悸易惊、失眠多梦、癫痫发狂、小儿惊风。

【适宜人群】心神不宁、心悸失眠者,惊风癫痫者,疮疡肿毒者,咽喉肿痛者。

【忌用人群】忌火煅,不宜大量服用,也不宜少量久服,肝肾功能不全者禁服。

• 配伍须知 常与酸枣仁、柏子仁、当归等配伍,治疗血虚所致失眠者。

龙骨

别名:五花龙骨、花龙骨。

【性味归经】性平,味甘、涩;归心、肝、肾经。

【功效主治】镇惊安神、敛汗固精、止血涩肠、生肌敛疮,主治惊痫癫狂、怔忡健忘、失眠多梦、自汗盗汗、遗精淋浊等症。

【适宜人群】心神不宁、心悸失眠者,惊痫癫狂者,滑脱证者,肝阳眩晕者。

【忌用人群】有湿热、实邪者忌服。

• 配伍须知 收敛固涩时宜煅用。

石决明

别名：珍珠母、千里光。

【性味归经】性寒，味咸；归肝经。

【功效主治】平肝潜阳、清肝明目，治疗头痛眩晕、目赤翳障、视物昏花。

【适宜人群】眩晕、肝虚血弱、白内障、青光眼、夜盲症患者，高血压患者。

【忌用人群】脾胃虚寒者慎服，消化不良、胃酸缺乏者禁服。

• 配伍须知 与菊花、僵蚕、夏枯草、钩藤配伍，用于老年高血压头痛。

牡蛎

别名：蛎蛤、海蛎子壳。

【性味归经】性凉，味咸、涩；归肝、肾经。

【功效主治】敛阴、潜阳、止汗、涩精、化痰、软坚。主治惊痫、眩晕、自汗等症。

【适宜人群】惊痫、眩晕、自汗盗汗、遗精崩带患者。

【忌用人群】虚而有寒者，肾虚无火、精寒、自出者。

• 配伍须知 与天麻、地龙配伍，治疗中风半身不遂。

代赭石

别名：红石头、赭石。

【性味归经】性寒，味苦；归肝、心经。

【功效主治】平肝潜阳，重镇降逆，凉血止血。主治肝阳上亢头晕目眩，呕吐、呃逆、嗳气及气逆喘息，还可治疗血热吐衄、崩漏下血等证。

【适宜人群】头晕目眩者，气逆喘息者，气逆呕吐、呃逆者等。

【忌用人群】孕妇要慎用。

• 配伍须知 与石决明、夏枯草、牛膝等配伍，治疗肝阳上亢肝火盛所致头晕目眩者。

刺蒺藜

别名：白蒺藜、硬蒺藜。

【性味归经】性平，味辛、苦；归肝经。

【功效主治】平肝解郁、活血祛风、明目、止痒。主治头痛、眩晕、胸胁胀痛、乳房胀痛、经闭、目赤翳障、风疹瘙痒、白癜风。

【适宜人群】肝阳上亢头晕目眩者，肝郁气滞者，胸胁胀痛及乳闭胀痛者，目赤翳障者，风疹瘙痒、白癜风患者。

【忌用人群】阴虚不足者禁用，孕妇慎用。

• 配伍须知 常与柴胡、香附、青皮等药物配伍，可治疗肝郁气滞、胸胁胀痛者。

罗布麻

别名：红花草、野茶、泽漆麻、茶叶花、红麻。

【性味归经】性凉，味甘、苦；归肝经。

【功效主治】平抑肝阳，清热，利尿，主治肝阳上亢及肝火上攻的头晕目眩，水肿、小便不利等热证。

【适宜人群】头晕目眩者，肝火上炎者，水肿、小便不利者等。

【忌用人群】一般无禁忌。

• 配伍须知 与牡蛎、石决明、代赭石等配伍使用，治疗肝阳上亢之头晕目眩者。

羚羊角

别名：羚羊尖、羚羊粉、羚羊片。

【性味归经】性寒，味咸；归心、肝经。

【功效主治】平肝息风、清肝明目、凉血解毒。主治肝风内动惊痫抽搐、筋脉拘挛。

【适宜人群】惊痫抽搐、头晕目眩、目赤头痛者，温热病者，热毒发斑者。

【忌用人群】脾虚慢惊患者不宜使用。

• 配伍须知 与钩藤、菊花、白芍等清热平肝药配伍，治疗肝风内动之高热神昏者。

钩藤

别名:钓藤、吊藤。

【性味归经】性凉,味甘;归心、肝经。

【功效主治】清热平肝、息风定惊,治小儿惊痫,大人血压偏高、头晕、目眩,妇人子痫。

【适宜人群】伤寒头痛、烦热、眩晕及高血压患者,神经功能失调者,小儿惊风和妇人子痫者。

【忌用人群】体虚无火者。

• 配伍须知 与薄荷、蝉蜕配伍,可治疗小儿夜啼不眠。

天麻

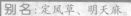

别名:定风草、明天麻。

【性味归经】性平,味甘;归肝、肾、心经。

【功效主治】息风、定惊。治眩晕、头风头痛、肢体麻木、抽搐拘挛、半身不遂。

【适宜人群】头晕头痛、中风半身不遂、体质虚弱、更年期综合征患者,贫血者。

【忌用人群】内热炽盛、感冒未愈、表邪未清、食积腹胀者。

• 配伍须知 与五灵脂、红花配伍,可活血化瘀,治疗脑血管硬化。

地龙

别名:亚细亚环毛蚓、蚯蚓。

【性味归经】性寒,味咸;归肝、膀胱经。

【功效主治】清热、镇痉、平喘、利尿、解毒、通络。主治热病惊狂、小儿惊风、咳喘、头痛目赤、咽喉肿痛、小便不通等症。

【适宜人群】高热神昏、惊痫抽搐患者;关节疼痛、肢体麻木者;肺热喘咳患者。

【忌用人群】脾虚便溏者慎用;孕妇禁服。

• 配伍须知 与忍冬藤、桑枝配伍,可祛风湿、通经络,治疗风湿痹痛。

僵蚕

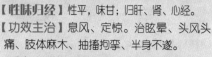

别名:白僵蚕、天虫、僵虫。

【性味归经】性平,味咸、辛;归肝、肺经。

【功效主治】祛风定惊、化痰散结,主治肝风内动引起的头痛、眩晕、抽搐,风热头痛。

【适宜人群】惊痫抽搐者;口眼㖞斜者,风热头痛、目赤、咽肿者,痰核、瘰疬者。

【忌用人群】心虚不宁、血虚生风者慎服,凝血机制障碍患者、肝性脑病患者慎用。

• 配伍须知 与桔梗、木贼、甘草等同用,治疗风热上攻所致咽喉肿痛、声音嘶哑。

醒神开窍药

冰片

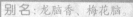

别名:龙脑香、梅花脑。

【性味归经】性微寒,味辛、苦;归心、脾、肺经。

【功效主治】开窍醒神、清热止痛。主治热病壮热神昏、暑热卒厥、小儿急惊热闭神昏、目赤肿痛、喉痹口疮及疮疡肿痛等证。

【适宜人群】闭证神昏者;目赤肿痛者;喉痹口疮者;疮疡肿痛,溃后不敛者。

【忌用人群】孕妇忌用。

• 配伍须知 本品不宜入煎剂,外用要适量。

麝香

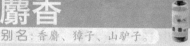

别名:香麝、獐子、山驴子。

【性味归经】性温,味辛;归心、脾经。

【功效主治】开窍醒神、活血通经、止痛、催产。主治闭证神昏、血瘀经闭、风寒湿痹等。

【适宜人群】疮疡肿毒者,咽喉肿痛者,血瘀经闭者,心腹暴痛者,血瘀外伤者等。

【忌用人群】孕妇忌用。

• 配伍须知 不宜入煎剂,外用适量。

浮小麦
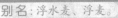
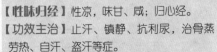

别名：浮水麦、浮麦。

【性味归经】性凉，味甘、咸；归心经。

【功效主治】止汗、镇静、抗利尿，治骨蒸劳热、自汗、盗汗等症。

【适宜人群】自汗盗汗者，五心烦热、失眠者，小儿遗尿患者，神经衰弱患者。

【忌用人群】感冒未愈者，中满腹胀者，脾胃虚寒者，无汗而烦躁或虚脱汗出者。

· **配伍须知** 与莲子、酸枣仁配伍，治疗潮热盗汗、心烦失眠。

五味子

别名：玄及、会及、五梅子。

【性味归经】性温，味酸；归肺、心、肾经。

【功效主治】敛肺、滋肾、生津、收汗、涩精。治疗肾虚所致虚寒喘咳、久泻久痢。

【适宜人群】自汗盗汗、面色萎黄、食欲不振者，脾虚腹泻者，神经衰弱者。

【忌用人群】外有表邪、内有实热者，咳嗽初起、痧疹初发者。

· **配伍须知** 与人参、麦门冬配伍，泡茶饮用，可治津伤口渴及消渴。

乌梅

别名：梅实、熏梅、桔梅肉。

【性味归经】性温，味酸；归肝、脾、肺、大肠经。

【功效主治】收敛生津、安蛔驱虫，治久咳、虚热烦渴、久泻、痢疾、便血、尿血等症。

【适宜人群】便秘者，肝病患者。

【忌用人群】外热、热滞、表邪未解者不宜用，胃酸过多者慎用。

· **配伍须知** 与鹿茸、当归配伍，治精血耗竭、面色黧黑、耳聋目昏。

诃子
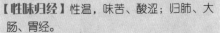

别名：诃黎勒、诃黎。

【性味归经】性温，味苦、酸涩；归肺、大肠、胃经。

【功效主治】敛肺、涩肠、下气、利咽，主治久咳失声、久泻久痢、脱肛、便血。

【适宜人群】慢性痢疾、慢性肠炎患者。

【忌用人群】内有湿热火邪者忌服，脾气虚，消化不良者宜少用。

· **配伍须知** 与五味子、五倍子配伍，可涩肠止泻，治疗久泻、久痢。

石榴皮

别名：石榴壳、酸榴皮。

【性味归经】性温，味酸、涩；归大肠经。

【功效主治】涩肠止泻、止血、驱虫，治疗细菌性痢疾、肠炎、胆道感染、肺部感染、慢性阑尾炎、淋巴结炎、多发性疖肿等。

【适宜人群】久泻、久痢、便血、脱肛、崩漏、白带、虫积腹痛者。

【忌用人群】邪热盛、腹痛、痢疾脓血便以及大便秘结者禁用。

· **配伍须知** 与肉豆蔻、诃子配伍，治疗慢性腹泻。

山茱萸

别名：山萸肉、实枣儿。

【性味归经】性微温，味酸；归肝、肾经。

【功效主治】补肝肾、涩精气、固虚脱，治腰膝酸痛、眩晕耳鸣、阳痿、遗精滑精、小便频数、肝虚寒热、虚汗不止等症。

【适宜人群】肝肾不足、头晕目眩、耳鸣、腰酸者，虚汗不止者。

【忌用人群】命门火炽、强阳不痿、素有湿热、小便淋涩者。

· **配伍须知** 忌与桔梗、防己、防风等配伍，会降低药效。

第三章

四季养生食疗方
——健康滋补每一天

春季养生食疗方

春属木，其气温，通于肝。中医认为，肝脏有藏血之功，若肝血不足，易使两目干涩、视物昏花、肌肉拘挛。因此养肝补血是春季养生的重中之重。多吃甜食有利于加强肝、脾、胃的功能，多吃韭菜、荠菜、樱桃、枇杷、春笋等，慎用大寒或苦寒药材食材，忌温热、辛辣食物。春季药膳养肝，常用的原料有：枸杞子、红枣、百合、白果、马蹄、猪肝、带鱼、桑葚、女贞子、菠菜、葡萄等。

虫草枸杞鸭汤

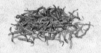

冬虫夏草4克　　枸杞子10克

鸭肉300克　　盐1小匙

【制作过程】❶将鸭肉切块、洗净，放入沸水中氽烫，去掉血水，捞出备用。❷将冬虫夏草、枸杞子洗净，放入纱布包中。❸将所有材料放入锅中，加水至盖过所有材料即可，以武火煮沸，再转成文火继续炖煮约30分钟，快熟烂时加入盐调味。

【功能效用】具有补肾、降压、强心、平喘、益肺肾、补精髓和增强机体免疫力等功效。

党参枸杞猪肝汤

党参15克　　枸杞子15克

猪肝200克　　盐适量

【制作过程】❶将猪肝洗净切片，氽水后备用。❷将党参、枸杞子用温水洗净后备用。❸净锅上火倒入水，将猪肝、党参、枸杞子一同放进锅里煲至熟，用盐调味即可。

【功能效用】滋补肝肾、补中益气、明目养血，老年人常食可改善头晕耳鸣、两目干涩、视物昏花等症状。体虚者常食，可改善肤色萎黄、贫血、神疲乏力等症状。

首乌鸡肝汤

何首乌15克　　鸡肝50克

荷兰豆5片

【制作过程】❶鸡肝剔去肥油、血管等杂质，洗净，沥干，切大片。❷荷兰豆撕去边丝，洗净；姜洗净，切丝。❸何首乌放入煮锅，加4碗水以大火煮开，转小火续煮15分钟，转中火让汤汁再沸，放入鸡肝煮熟，入荷兰豆和姜丝，加盐调味即可。

【功能效用】动物肝脏均有补肝作用，还能增进视力、缓解眼睛疲劳。

兔肉百合枸杞汤

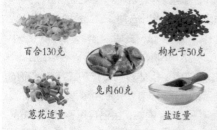

百合130克　枸杞子50克　兔肉60克
葱花适量　盐适量

【制作过程】❶将兔肉洗净，砍成小块；百合洗净，剪去黑边；枸杞子泡发。❷锅中加水烧沸，下入兔肉块，焯去血水，去浮沫后捞出。❸在锅中倒入一大碗清水，再加入兔肉、盐，用中火烧开后倒入百合、枸杞，再煮5分钟，放入葱花，起锅即成。

【功能效用】养肝明目、清心安神。老年人常食能补虚、滋阴，还能预防心脑血管疾病。

白果腐竹薏苡仁汤

白果15克　腐竹100克　陈皮10克

薏苡仁50克　黑枣5枚　盐少许

【制作过程】❶白果去壳取肉，去膜洗净备用；薏苡仁、陈皮洗净备用。❷腐竹用清水浸软，洗净，切段；黑枣洗净备用。❸瓦煲内加水煮沸，放白果肉、陈皮、薏苡仁和黑枣，水开后中火煲2小时，放入腐竹并以少许盐调味，再煲30分钟即可。

【功能效用】本汤鲜甜美味，能清热化痰，利小便，还能预防燥热性疾病。

马蹄冬菇鸡爪汤

茯苓15克　白术15克　冬菇50克　鸡爪300克

马蹄100克　枸杞子20克　盐适量　鸡精适量

【制作过程】❶鸡爪洗净；马蹄洗净，去皮，切块；冬菇、枸杞子洗净，浸泡。❷锅中注水烧沸，放入鸡爪汆水，取出洗净。❸将鸡爪、马蹄、冬菇、枸杞子、茯苓、白术放入锅中，加入清水慢火炖2小时，调入盐、鸡精即可。

【功能效用】本品能清热解毒、利尿通淋，对上火引起的小便不利、赤涩有缓解作用。

葡萄当归煲猪血

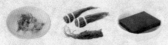

当归15克　党参15克　阿胶10克

葡萄150克　猪血200克　料酒适量　葱花适量

【制作过程】❶将葡萄洗净、去皮备用。当归、党参择洗干净，切成片。❷猪血洗净，入沸水锅汆透，切方块，与当归、党参同放砂锅，加水适量，大火煮沸，烹入料酒，改用小火煨煮30分钟，加葡萄，继续煨煮。❸放入阿胶熔化，加葱花即成。

【功能效用】此品能补气益脾、养血补血。常食可改善少气乏力、困倦等症。

山楂麦芽猪腱汤

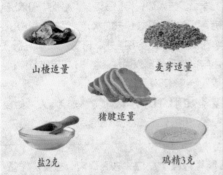

山楂适量　　　　麦芽适量

猪腱适量

盐2克　　　　　鸡精3克

【**制作过程**】❶山楂洗净，切开去核；麦芽洗净；猪腱洗净，斩块。❷锅上水烧开，将猪腱氽去血水，取出洗净。❸瓦煲内注水用大火烧开，下入猪腱、麦芽、山楂，改小火煲5小时，加盐、鸡精调味即可。

【**功能效用**】山楂有消食化积、行气散瘀的作用。用于治疗肉食积滞、胃脘胀满病症。麦芽疏肝醒脾、退乳，主治食积不消、脘腹胀满、食欲不振、呕吐泄泻、乳胀不消等症。二者同食可改善脾虚腹胀、饮食积滞、益气和中等症状。

山药排骨煲

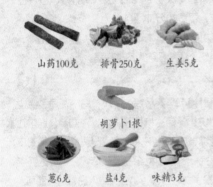

山药100克　　排骨250克　　生姜5克

胡萝卜1根

葱6克　　　盐4克　　　味精3克

【**制作过程**】❶排骨洗净，砍成段，胡萝卜、山药均去皮洗净切成小块。❷锅中加油烧热，下入姜片、葱爆香后，加入排骨后炒干水分。❸再将排骨、胡萝卜、山药一起放入煲内，大火煲40分钟，转小火再煲20分钟，调入盐和味精即可。

【**功能效用**】山药补脾养胃、补肾涩精，用于脾虚食少、久泻不止、肺虚喘咳等症。适合贫血、神经衰弱患者。本品富含多种维生素、氨基酸和矿物质，有增强人体免疫力、健脾益气、延缓衰老的功效。

藿香菊花茶

藿香5克

菊花5克　　　　冰糖适量

【**制作过程**】❶用清水分别将藿香、菊花略微冲洗一下，去掉不干净的杂质。❷将洗净的藿香、菊花放入锅中，加入适量清水，用大火煮开，转小火水煎。❸煎好后放入冰糖搅拌即可。

【**功能效用**】藿香利气、快膈、和中、辟秽、祛湿。治感冒暑湿、寒热、头痛、呕吐泄泻、疟疾、口臭。菊花疏风、清热、明目、解毒，用于治疗头痛、眩晕、目赤、心胸烦热、疔疮、肿毒等病症。此汤具有化湿运脾、清热解毒、清肝明目的功效。

莲枣猪肝粥

粳米50克

红枣10颗

猪肝30克

莲子20克

【制作过程】❶将莲子用清水浸泡约半小时，捞出备用；猪肝洗净，切成丁炒熟；粳米和红枣洗净。❷将粳米、红枣、猪肝和莲子放入锅中，加适量水熬成粥。❸早、晚各服一次。

【功能效用】红枣补脾和胃、益气生津、调营卫。用于胃虚食少、气血津液不足、营卫不和。莲子清心安神、涩精止血，用于热病、心烦神昏、暑热烦渴、高血压、烦热失眠等症，本粥具有补血养肝、益气健脾、养心安神等功效。

白术党参茯苓粥

红枣5颗

党参15克

白术15克

茯苓15克

甘草3克

薏苡仁50克

【制作过程】❶将红枣、薏苡仁洗净，红枣去核，备用。❷将白术、党参、茯苓、甘草洗净，加入4碗水煮沸后，以慢火煎成2碗，过滤取出药汁。❸在煮好的药汁中加入薏苡仁、红枣，以武火烧开，再转入文火熬煮成粥，加入适量的调味料即可。

【功能效用】党参补中益气、健脾益肺，用于脾肺虚弱、气短心悸、内热消渴。茯苓除湿解毒，用于湿热淋浊、带下、痈肿、疥癣等症。本品能健脾化湿、补中益气，用于脾胃气虚所致的食欲不振。

山药白扁豆粥

山药25克

白扁豆20克

大米100克

盐2克

味精1克

香油5克

葱少许

【制作过程】❶白扁豆洗净；山药洗净去皮，切块；葱洗净，切碎花；大米洗净。❷锅内注入适量清水，放入大米、白扁豆，用旺火煮至米粒绽开，放入山药。❸改用文火煮至粥成闻见香味时，放盐、味精、香油调味，撒上葱花即可食用。

【功能效用】白扁豆常用于脾胃虚弱、食欲不振、大便溏泄、暑湿吐泻等肠胃不适症。此粥具有补脾和中、化湿消暑的功效，可用于暑湿泄泻、食欲不振等。

党参枸杞子猪肝汤

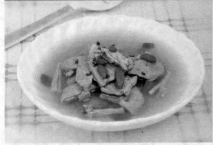

【材料准备】党参、枸杞子各15克，猪肝200克，盐适量。

【制作方法】❶将猪肝洗净切片，氽水后备用。❷将党参、枸杞子用温水洗净后备用。❸净锅上火倒入水，将猪肝、党参、枸杞子一同放进锅里煲至熟，加盐调味即可。

【功能效用】本汤具有滋补肝肾、补中益气、明目养血等功效。

枸杞子炖甲鱼

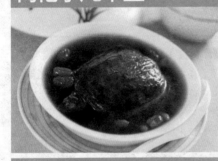

【材料准备】枸杞子、熟地黄各20克，红枣5颗，甲鱼250克，盐适量。

【制作方法】❶甲鱼宰杀后洗净；枸杞子、熟地黄洗净；红枣洗净去核。❷锅置火上，加水适量，大火将水煮开，再将熟地黄、红枣、甲鱼一起放入锅中，以小火炖2小时。❸再将枸杞子入锅，放盐调味，煮10分钟即可。

【功能效用】此汤具有补肝明目、养血补虚、滋阴补肾的功效。

红枣带鱼粥

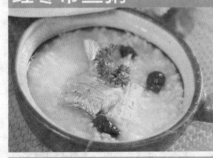

【材料准备】陈皮10克，红枣5颗，糯米、带鱼各50克，香油15克，盐5克。

【制作方法】❶糯米洗净，泡水30分钟；带鱼洗净切块，沥干；红枣泡发洗净；陈皮洗净。❷陈皮、红枣、糯米加适量水大火煮开，转用小火煮至成粥。❸加入带鱼煮熟，再拌入香油和盐调味即可。

【功能效用】此粥具有养肝补血、行气健脾、增强食欲等功效。

当归鹌鹑枸杞子粥

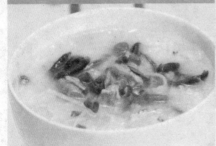

【材料准备】当归、枸杞子各15克，鹌鹑1只，茶树菇适量，大米80克，盐3克，味精1克，姜丝、葱花各适量。

【制作方法】❶大米淘净；鹌鹑洗净切小块；茶树菇、当归、枸杞子洗净。❷油锅烧热，放入鹌鹑，加盐炒熟盛出。❸锅置火上，注入清水，放入大米煮至五成熟，放入其他材料，煮至米粒开花后关火，加盐、味精调匀，撒上葱花即可。

【功能效用】养肝补血、补中益气、清利湿热。

枸杞子养肝茶

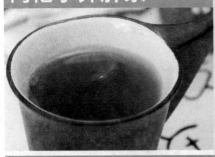

【材料准备】枸杞子、怀山药、女贞子各10克，冰糖适量。

【制作方法】❶枸杞子洗净，将怀山药、女贞子研碎，连同枸杞子一起放入陶瓷器皿中。❷加水用小火煎煮10分钟左右即可关火。❸加入冰糖搅拌，待温后即可饮用。

【功能效用】此茶具有养肝明目、滋阴补肾、补气健脾的功效。

丝瓜猪肝汤

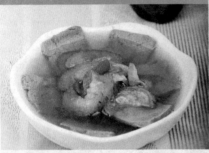

【材料准备】新鲜山药50克，丝瓜250克，熟猪肝75克，高汤适量，盐4克。

【制作方法】❶将丝瓜去皮，洗净切片；熟猪肝切片备用；山药洗净，去皮切片。❷净锅上火倒入高汤，下入熟猪肝、丝瓜、山药煲至熟。❸调入盐调味即可。

【功能效用】本品具有疏肝除烦、养肝补血、清热解毒等功效。

佛手瓜白芍瘦肉汤

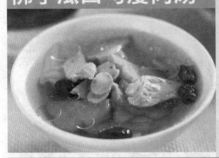

【材料准备】鲜佛手瓜200克，白芍20克，猪瘦肉400克，红枣5颗，盐3克。

【制作方法】❶佛手瓜洗净，切片，焯水。❷白芍、红枣洗净；瘦猪肉洗净，切片，汆水。❸将清水800毫升放入瓦煲内，煮沸后加入佛手瓜、白芍、猪瘦肉、红枣，以大火烧沸，改用小火煲2小时，加盐调味。

【功能效用】本品行气解郁、疏肝除烦，可用于产后抑郁、腹胀气滞、纳食欠佳等症。

决明子苋菜汤

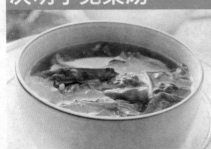

【材料准备】决明子20克，鸡肝300克，苋菜250克。

【制作方法】❶苋菜择取嫩叶和嫩梗，洗净，沥干；鸡肝洗净，切片，汆烫去血水后捞起。❷决明子装入纱布袋扎紧，放入煮锅中，加水1200毫升熬成高汤，捞出药袋丢弃。❸加入苋菜，煮沸后下肝片，再煮沸一次，加盐调味即可。

【功能效用】此汤具有疏肝除烦、清热明目、润肠通便的功效。

菠菜玉米枸杞子粥

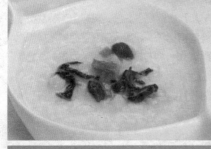

【材料准备】枸杞子20克，菠菜、玉米粒各50克，大米80克，盐3克，味精1克。

【制作方法】❶大米泡发洗净；枸杞子、玉米粒洗净；菠菜择去根，洗净，切成碎末。❷锅置火上，注入清水后放入大米、玉米、枸杞子用大火煮至米粒开花。❸再放入菠菜，用小火煮至粥成，调入盐、味精拌匀即可。

【功能效用】此粥具有滋阴养血、降压、润燥的功效。

大米决明子粥

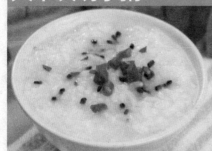

【材料准备】决明子15克，大米100克，盐2克，葱花2克。

【制作方法】❶大米泡发洗净；决明子洗净；葱洗净，切成葱花。❷锅置火上，倒入清水，放入大米，以大火煮至米粒开花。❸加入决明子煮至粥呈浓稠状，调入盐拌匀，再撒上葱花即可。

【功能效用】此粥具有清热平肝、降脂降压、润肠通便、明目益睛之功效。

鸽肉豌豆粥

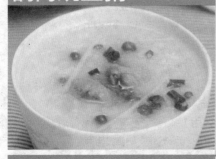

【材料准备】白芍8克，豌豆50克，鸽子肉150克，大米80克，姜丝、葱花、盐各适量。

【制作方法】❶豌豆洗净，大米淘净；鸽子肉洗净，剁成小块，再下入烧热的油锅中爆炒至颜色发白后，捞出沥油。❷锅中加入适量清水，下入大米，大火煮沸，放入白芍、豌豆、姜丝，以中火熬煮。❸再下入鸽子肉，将粥熬煮至浓稠，加盐调味，撒入葱花即可。

【功能效用】疏肝除烦、美容养颜、补中益气。

南瓜菠菜粥

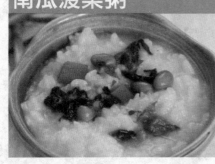

【材料准备】郁金6克，南瓜、菠菜、毛豆各50克，大米90克，盐3克，味精少许。

【制作方法】❶南瓜去皮洗净，切丁；毛豆、郁金洗净；菠菜洗净，切成小段；大米泡发洗净。❷锅置火上，注入适量清水，放入大米用大火煮至米粒绽开。❸再放入南瓜、毛豆、郁金，改用小火煮至粥浓稠，最后下入菠菜再煮3分钟，调入盐、味精，搅匀即可。

【功能效用】健脾宽中、疏肝除烦、清热解毒。

苹果玫瑰奶

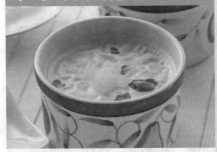

【材料准备】山楂8克，玫瑰花、薄荷各5克，苹果350克，鲜奶350克，细糖140克，鲜奶油适量。

【制作方法】❶山楂、玫瑰花、薄荷洗净，加水煮沸后，滤取汁液。❷苹果去皮去核，切丁，加100克细糖，小火加热至沸腾，煮约15分钟至苹果颜色变深，盛入杯中。❸汁液、鲜奶、鲜奶油和40克细糖倒入锅中混合加热，即将沸腾时关火；倒入杯中待凉后，放入冰箱，冷藏至凝固即可。

【功能效用】行气解郁、安抚情绪、清凉抗痘。

黄花菜菠菜汁

【材料准备】葱白60克，蜂蜜30克，黄花菜、菠菜各60克，凉开水80毫升，冰块70克。

【制作方法】❶黄花菜洗净；葱白、菠菜洗净，切小段。❷将黄花菜、菠菜、葱白放入榨汁机中榨成汁。❸再将汁倒入搅拌机中加蜂蜜、凉开水、冰块高速搅打30秒即可。

【功能效用】本品具有行气解郁，养心安神等功效，适合终日郁郁寡欢、心神不宁者饮用。

柴胡疏肝茶

【材料准备】柴胡5克，绿茶3克，清水150毫升，蜂蜜适量。

【制作方法】❶将柴胡和绿茶分别洗净，放入杯中。❷冲入沸水后加盖冲泡10分钟，等茶水稍温后即可饮用，可按个人口味添加蜂蜜调味。❸可反复冲泡至茶味渐淡。

【功能效用】本品具有疏肝除烦、清热解表、排毒瘦身的功效。

党参当归鸡汤

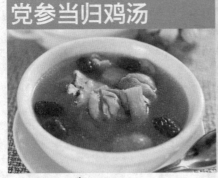

【材料准备】党参、当归各15克，红枣8颗，鸡腿1只，盐2小匙。

【制作方法】❶鸡腿剁块，放入沸水中汆烫，捞起冲净；党参、当归、红枣洗净备用。❷鸡块、党参、当归、红枣一起入锅，加7碗水以大火煮开，转小火续煮30分钟。❸起锅前加盐调味即可。

【功能效用】本品补血活血、调经理带，适合月经不调、带下过多者食用。

党参当归猪心汤

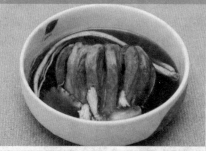

【材料准备】党参20克，当归15克，鲜猪心1个，葱、姜、盐、料酒各适量。

【制作方法】❶猪心洗净剖开；党参、当归洗净，再一起放入猪心内，用竹签固定。❷将猪心放入锅中，撒上葱、姜、料酒，隔水炖熟。❸去除药渣，再加盐调味即可。

【功能效用】本品具有补气养血、调经止痛、活血化瘀等功效。

红枣核桃乌鸡汤

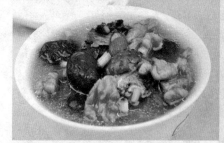

【材料准备】红枣8颗，核桃仁20克，乌鸡250克，盐3克，姜片5克，葱花适量。

【制作方法】❶将乌鸡洗净，斩块汆水；红枣、核桃仁洗净备用。❷净锅上火倒入水，放入盐、姜片，下入乌鸡、红枣、核桃仁，煲至乌鸡熟烂，撒上葱花即可。

【功能效用】本品具有补血滋肾、安神益智、润肠通便等功效。

猪血腐竹粥

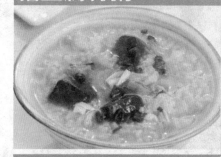

【材料准备】山药30克，猪血100克，腐竹30克，干贝10克，大米120克，葱花、盐各3克。

【制作方法】❶腐竹、干贝用温水泡发洗净，腐竹切条，干贝撕碎；猪血洗净，切块；大米淘净；山药洗净去皮，切块。❷锅中注水，放入大米，大火煮沸，下入干贝，再中火熬煮至米粒开花。❸转小火，放入山药、猪血、腐竹，待粥熬至浓稠，加入盐调味，撒上葱花即可。

【功能效用】补血养胃、益气健脾、益智健脑。

鸡蛋紫菜粥

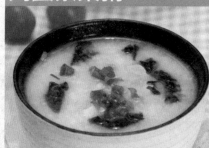

【材料准备】红枣5颗，紫菜10克，鸡蛋2个，白糖、葱花适量。

【制作方法】❶将紫菜、红枣洗净；鸡蛋敲入碗里，搅拌均匀。❷锅置火上，倒入清水，放入紫菜、红枣以大火煮至开花。❸再加入鸡蛋煮至浓稠状，调入白糖拌匀，撒上葱花即可。

【功能效用】此粥可补气养血、健脾益胃，可用于贫血症。

紫米甜饭团

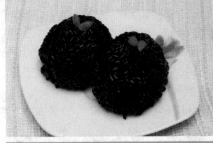

【材料准备】红豆15克，枸杞子10克，紫糯米60克，燕麦片3克，萝卜干、罐头玉米粒、素肉松各10克，南瓜子8克，苜蓿芽20克。

【制作方法】❶紫糯米、红豆洗净，泡水至软后与燕麦片分别盛入小碗，放入电锅蒸熟。苜蓿芽洗净，放入沸水中略烫后放凉。❷将蒸熟的紫糯米平铺于耐热塑料胶袋上，再将所有材料铺于紫糯米上。❸包成饭团即可。

【功能效用】本品补气养血、健脾养胃。

阿胶黄芪红枣汤

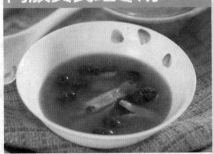

【材料准备】阿胶10克，黄芪18克，红枣10颗，盐适量。

【制作方法】❶将黄芪、红枣分别洗净，备用。❷将阿胶洗净，切成小块。❸锅内注入适量清水，大火煮沸后，放入黄芪、红枣，小火煮10分钟，再放入阿胶，煮至阿胶溶化后，加盐调味即可。

【功能效用】本品有滋阴补血、补气健脾、安胎的作用，可改善贫血症状。

玫瑰枸杞子红枣茶

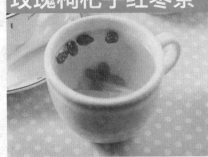

【材料准备】无核红枣3颗，黄芪2片，枸杞子5克，干燥玫瑰花6朵。

【制作方法】❶将所有材料洗净，红枣切半；干燥玫瑰花先用热开水浸泡再冲泡。❷将以上所有材料放入壶中，冲入热开水。❸加盖焖约3分钟即可。

【功能效用】本品具有行气活血、养血安神、疏肝解郁的功效。

山药炖鸡

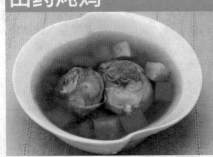

【材料准备】山药250克，胡萝卜1根，鸡腿1只，盐1小匙。

【制作方法】❶山药削皮，冲净，切块；胡萝卜削皮，洗净，切块；鸡腿剁块，放入沸水中汆烫，捞起，冲洗。❷鸡肉、胡萝卜先下锅，加水盖过材料，以大火煮开后转小火炖15分钟。❸续下山药以大火煮沸，改用小火续煮10分钟，加盐调味即可。

【功能效用】平补脾胃、益肾涩精、益气补虚。

白术黄芪煮鱼

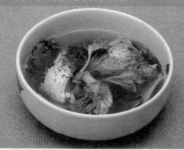

【材料准备】白术、黄芪各10克，防风6克，虱目鱼肚1片，芹菜、盐、味精、淀粉各适量。

【制作方法】❶将虱目鱼肚洗净，放少许淀粉拌匀，腌渍20分钟；药材洗净，沥干，备用。❷锅置火上，倒入清水，将药材与虱目鱼肚一起煮，用大火煮沸，再转小火续熬，至味出时，放适量盐、味精调味。❸起锅前，加入适量芹菜即可。

【功能效用】补中益气、健脾和胃、化湿利尿。

山药鸡内金鳝鱼汤

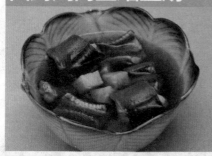

【材料准备】山药150克，鸡内金10克，鳝鱼100克，生姜3片，盐适量。

【制作方法】❶将鸡内金、山药分别洗净；生姜洗净，切片备用。❷将鳝鱼剖开洗净，去除内脏，放进开水锅内稍煮，捞起，过冷水，刮去黏液，切成长段。❸将除盐外的所有材料放入砂煲内，加清水适量，煮至沸腾后，改用小火煲1~2小时，加盐调味即可。

【功能效用】补脾健胃、滋补肝肾、和中益气。

生姜猪肚粥

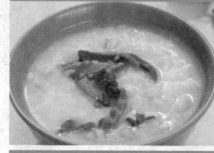

【材料准备】生姜30克，猪肚120克，大米80克，盐3克，味精2克，料酒5克，葱花适量。

【制作方法】❶生姜洗净，去皮，切末；大米淘净，浸泡半小时；猪肚洗净，切条，用盐、料酒腌渍。❷锅中注水，放入大米，以大火烧沸，下入腌好的猪肚、姜末，中火熬煮至米粒开花。❸改小火熬至粥浓稠，加盐、味精调味，撒上葱花即可。

【功能效用】此粥可温暖脾胃、益气补虚。

怀山药黑豆粥

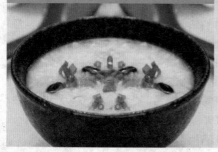

【材料准备】怀山药30克，薏苡仁30克，大米60克，黑豆、玉米粒各适量，盐2克，葱8克。

【制作方法】❶大米、薏苡仁、黑豆均泡发洗净；怀山药、玉米粒均洗净，再将怀山药切成小丁；葱洗净，切成葱花。❷锅置火上，倒入清水，放入大米、薏苡仁、黑豆、玉米粒，以大火煮至开花。❸加入怀山药丁煮至浓稠状，调入盐拌匀，撒上葱花即可。

【功能效用】此粥可健脾益胃、消食化积。

夏季养生食疗方

夏季天气炎热，体力消耗比其他季节大，常使人有"无病三分虚"的感觉。中医认为，夏属火，其气热，通于心。心气包括心阳和心阴，心阴与心阳相对而言。夏季心阳最为旺盛，而夏热却会耗伤心阴，故夏季应注意滋养心阴。夏季药膳滋养心阴，常用的原料有：灵芝、茯苓、玉竹、黄芪、麦门冬、金银花、薏苡仁、绿豆、小米、鲫鱼、猪心、鸭肉等。

党参怀山药猪胰汤

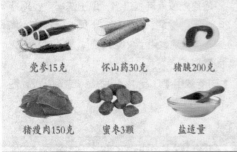

党参15克　怀山药30克　猪胰200克

猪瘦肉150克　蜜枣3颗　盐适量

【制作过程】❶党参、怀山药洗净，浸泡。❷蜜枣洗净；猪胰、猪瘦肉洗净，汆水。❸将清水2000克放入瓦煲中，煮沸后加入党参、怀山药、蜜枣、猪胰和瘦肉，大火煲开后，改用小火煲3小时，依个人口味加盐调味即可。

【功能效用】本品具有补气健脾、涩肠止泻、补脾固肾、生津止渴等功效，适用于脾虚泄泻症。

灵芝茯苓炖乌龟

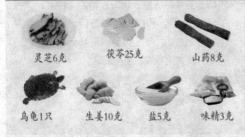

灵芝6克　茯苓25克　山药8克

乌龟1只　生姜10克　盐5克　味精3克

【制作过程】❶乌龟置于冷水锅内，慢火加热至沸，将龟破开，去头和内脏，斩成大块。❷灵芝切块，同茯苓、山药、生姜洗净。❸将以上用料放入瓦煲内，加适量水，以大火烧开，转小火煲2小时，最后用盐和味精调味即可。

【功能效用】本品能滋阴补血、补肾调经、养心安神、益气补虚。

百合猪蹄汤

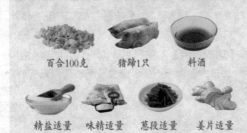

百合100克　猪蹄1只　料酒

精盐适量　味精适量　葱段适量　姜片适量

【制作过程】❶猪蹄去毛桩后洗净，斩成块；百合洗净。❷将猪蹄块下入沸水中汆去血水。❸猪蹄、百合加水适量，大火煮1小时后，加入调味料即可。

【功能效用】百合、猪蹄均能滋阴润燥，百合还能养心安神。两者合用还能促进皮肤细胞新陈代谢，防衰抗老。

茯苓绿豆老鸭汤

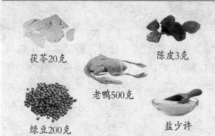

茯苓20克　　　　　陈皮3克

老鸭500克

绿豆200克　　　　　盐少许

【制作过程】❶先将老鸭洗净、斩块，备用。❷土茯苓、绿豆和陈皮用清水浸透，洗干净备用。❸瓦煲内加入适量清水，先用武火烧开，然后放入土茯苓、绿豆、陈皮和老鸭，待水再开，改用文火继续煲3小时左右，以少许盐调味即可。

【功能效用】本品能清热祛暑、利尿通淋，夏季常食可改善口渴多饮的症状。

天山雪莲金银花煲瘦肉

天山雪莲10克　金银花10克　干贝适量

山药适量　瘦肉300克　盐5克　鸡精4克

【制作过程】❶瘦肉洗净，切块；天山雪莲、金银花、干贝洗净；山药洗净，去皮，切块。❷将瘦肉放入沸水过水，取出洗净。❸将瘦肉、天山雪莲、金银花、干贝、山药放入锅中，加入清水用小火炖2小时，放入盐和鸡精即可。

【功能效用】本品能清热解毒、滋阴补虚，适合夏季食用。

黄芪蔬菜汤

黄芪15克　西蓝花300克　西红柿1个

香菇3朵　韭菜花100克　猪血150克　盐5克

【制作过程】❶西蓝花切小朵，剥除梗子的硬皮，洗净。❷西红柿洗净，切块；香菇洗净，对切；韭菜花洗净，切段；猪血切片。❸黄芪加4碗水煮开，转小火煮10分钟，再加入韭菜花、猪血、西红柿和香菇续煮15分钟；加入西蓝花，转大火煮滚，加盐调味。

【功能效用】本品有益气补血、固表敛汗、强健脾胃之功效，对气血亏虚引起的自汗、盗汗均有食疗作用。

小米羹

 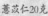 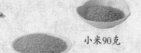

薏苡仁20克　　　　　小米90克

干玉米碎粒40克

糯米30克　　　　　白糖少许

【制作过程】❶将所有材料洗净。❷将洗净的原材料放入电饭煲内，加入适量清水，煲至黏稠时倒出盛入碗内。❸依据个人口味加白糖调味即可。

【功能效用】本品具有健脾和胃、助消化的功效，对食欲不振、食少便稀者有很好的调理作用。

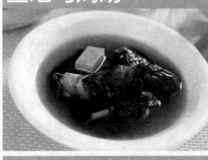

生地乌鸡汤

【材料准备】生地黄10克，红枣10颗，乌鸡1只，午餐肉100克，姜、葱、盐、料酒、味精各适量，骨头汤2500毫升。

【制作方法】❶将生地黄浸泡5小时，取出切成薄片；红枣泡发，洗净；午餐肉切片。❷乌鸡去内脏及爪尖，切成块，入开水汆去血水。❸将骨头汤倒入净锅中，放入所有材料，烧开后转小火炖1.5小时，加调味料调味即可。

【功能效用】滋阴补肾、养血添精、凉血补血。

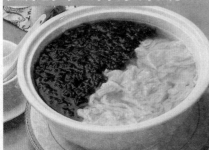

蛋花西红柿紫菜汤

【材料准备】百合15克，紫菜100克，西红柿50克，鸡蛋50克，盐3克。

【制作方法】❶紫菜泡发，洗净；百合洗净；西红柿洗净，切块；鸡蛋打散。❷锅置于火上，注水烧至沸时，加入油，放入紫菜、百合、西红柿，倒入鸡蛋。❸再煮至沸时，加盐调味即可。

【功能效用】本品具有滋养心阴、清热生津、养颜润肤的功效。

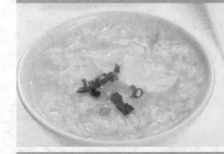

百合生地粥

【材料准备】百合15克，生地黄5克，大米100克，盐2克，味精1克，葱5克。

【制作方法】❶大米洗净，百合洗净；生地黄入锅，倒入一碗水熬至半碗，去渣待用；葱洗净，切圈。❷锅置火上，注入清水，放入大米，用旺火煮至米粒绽开。❸放入百合，倒入生地黄汁，用小火煮至粥成，加入盐、味精调味，撒上葱花即可。

【功能效用】清热凉血、滋阴养心、润燥通便。

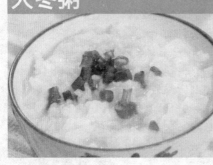

天冬粥

【材料准备】天冬25克，大米100克，白糖3克，葱5克。

【制作方法】❶大米泡发洗净，天冬洗净，葱洗净，切圈。❷锅置火上，倒入清水，放入大米，以大火煮开。❸加入天冬煮至粥呈浓稠状，调入白糖拌匀，撒上葱花即可。

【功能效用】此粥具有养阴清热、生津止渴、润肺滋肾的功效。

西瓜玉米粥

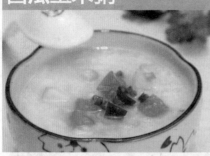

【材料准备】百合20克，西瓜、玉米粒、苹果各20克，牛奶、糯米各100克，白糖3克，葱花适量。

【制作方法】❶糯米洗净，用清水浸泡半小时；西瓜切开取果肉；苹果洗净切小块；玉米粒洗净。❷锅置火上，放入糯米，注入清水煮至八成熟。❸放入西瓜、苹果、玉米粒煮至粥将成，倒入牛奶稍煮，加白糖调匀，撒上葱花便可。

【功能效用】此粥具有补心润肺、生津解毒、排毒养颜的作用。

牛奶银耳水果汤

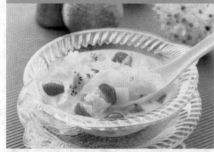

【材料准备】银耳100克，猕猴桃100克，圣女果20克，牛奶300毫升。

【制作方法】❶银耳用清水泡软，去蒂，切成细丁。❷银耳加入牛奶中，以中火边煮边搅拌，煮至熟软，熄火待凉装碗。❸圣女果洗净，对切成两半；猕猴桃削皮切丁，一起加入碗中即可。

【功能效用】本品具有滋养心阴，清热生津、通利肠道的功效。

银耳枸杞子羹

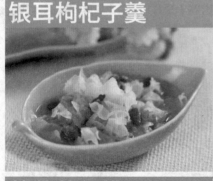

【材料准备】枸杞子20克，银耳300克，白糖5克。

【制作方法】❶将银耳泡发后洗净；枸杞子洗净泡发。❷将泡软的银耳切成小朵。❸锅中加水烧开，下入银耳、枸杞子煮开，依个人口味调入白糖即可。

【功能效用】本品具有滋阴养心、安神助眠、养肝明目的功效。此外，本品还具有较强的滋补健身功能，是传统的润肤养颜佳品。

莲藕菱角排骨汤

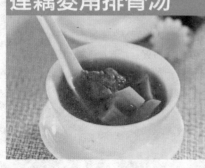

【材料准备】排骨500克，菱角300克，莲藕300克，胡萝卜50克，盐2小匙，白醋10克。

【制作方法】❶排骨斩块，汆烫，捞起洗净；莲藕洗净，削皮，切片。❷菱角汆烫，捞起，剥净外表皮膜。❸将排骨、莲藕片、菱角放入锅内，加水没过材料，加入白醋，以大火煮开，转小火炖40分钟，加盐调味即可。

【功能效用】本品具有养心血、醒脑神、开脾胃、清热解渴等功效。

桂圆莲子羹

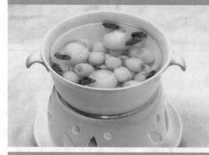

【材料准备】桂圆肉20克，枸杞子10克，莲子50克，白糖10克。

【制作方法】❶将莲子洗净，泡发；枸杞子、桂圆肉均洗净备用。❷锅置火上，注入清水后，放入莲子煮沸后，下入枸杞子、桂圆肉。❸煮熟后放入白糖调味，即可食用。

【功能效用】本品具有补血养心、安神除烦、涩精固泻等功效。

莲子红米羹

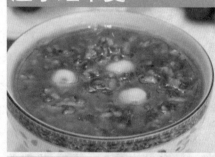

【材料准备】莲子40克，红米80克，红糖10克，清水适量。

【制作方法】❶红米泡发洗干净；莲子去心，洗净泡发备用。❷锅置火上，倒入清水，放入红米、莲子煮至开花。❸加入红糖同煮至浓稠状即可食用。

【功能效用】红米富含众多的营养素，其中以铁质最为丰富，故有补血及预防贫血的功效。此粥具有养心安神、固精止带、补脾止泻等功效。

酸枣仁粳米羹

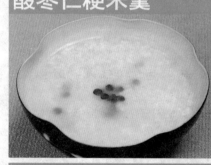

【材料准备】酸枣仁15克，粳米100克，白糖适量。

【制作方法】❶将酸枣仁、粳米分别洗净，酸枣仁用刀切成碎末。❷锅中倒入粳米，加水煮至将熟，加入酸枣仁末，搅拌均匀，再煮片刻。❸起锅前，加入白糖调好味即可。

【功能效用】本品具有养心安神、助眠定志、健脾消食等功效。

莲藕胡萝卜汁

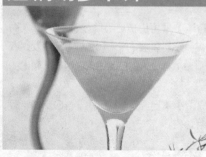

【材料准备】蜂蜜15克，莲藕80克，生姜2克，胡萝卜120克，冰水300毫升。

【制作方法】❶将莲藕和胡萝卜洗净，去皮，分别切成适当大小的块；生姜洗净，切块。❷将莲藕、胡萝卜、生姜、蜂蜜放入榨汁机中，加冰水搅打成汁，滤出果肉即可。

【功能效用】本品具有养心安神、清凉解暑、利尿通淋等功效。

西瓜牛奶

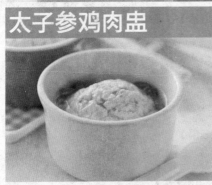

【材料准备】蜂蜜30克，西瓜80克，鲜奶150毫升，矿泉水适量。

【制作方法】❶将西瓜去皮，去子，取果肉，切小块，放入榨汁机内。❷将牛奶放入榨汁机，加入矿泉水、蜂蜜。❸搅打均匀即可饮用，最好是连同余下的西瓜残渣一起饮用，避免营养的流失。

【功能效用】本品具有养心安神、清热利尿、美白护肤的功效。

太子参鸡肉盅

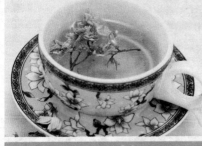

【材料准备】太子参30克，红枣25克，枸杞子15克，鲜山药50克，鸡胸肉200克，胡萝卜50克，盐少许。

【制作方法】❶太子参、红枣洗净后，装入纱布袋，加水大火煮沸，再转小火熬煮40分钟，取汤汁；枸杞子洗净。❷鸡胸肉、胡萝卜、山药洗净后剁成泥，加入盐搅拌，捏成球状，放入小盅内，倒入备好的汤汁和枸杞子，用大火蒸约15分钟。

【功能效用】敛汗固表、健脾止泻。

清香安神茶

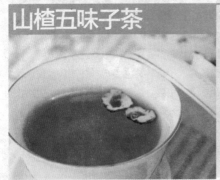

【材料准备】枸杞子10克，生、熟酸枣仁各6克，茉莉5克，热水约500毫升。

【制作方法】❶先将生、熟酸枣仁压碎，装入纱布袋中，茉莉洗净，备用。❷将纱布袋、茉莉、枸杞子放入杯中，用热水冲泡。❸约10分钟后过滤茶水，即可饮用。

【功能效用】本品具有养心安神、疏肝除烦、滋阴生津等功效。

山楂五味子茶

【材料准备】山楂50克，五味子30克，白糖少许，清水适量。

【制作方法】❶将山楂、五味子洗净，放入锅里。❷加入适量清水，煎煮10分钟。煎两次，取汁混匀。❸依据个人的口味调入白糖搅拌融化即可饮用。

【功能效用】本品具有健脾开胃、养心安神、解郁除烦等功效。

黄芪怀山药鲫鱼汤

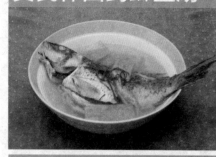

【材料准备】黄芪15克，怀山药20克，鲫鱼1条，姜、葱、盐各适量，米酒10克。

【制作方法】❶将鲫鱼洗净，然后在鱼的两面各划一刀备用；姜洗净，切片；葱洗净，切丝。❷把黄芪、怀山药洗净，放入锅中，加水煮至沸腾，然后转为小火熬煮大约15分钟，再转中火，放入姜、葱、盐和鲫鱼煮8~10分钟。❸待鱼熟后再加入盐、米酒，并撒上葱丝即可。

【功能效用】益气健脾、敛汗固表、利水消肿。

酸梅银耳鲤鱼汤

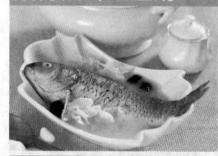

【材料准备】乌梅6粒，银耳100克，姜3片，鲤鱼300克，水2000毫升，盐适量，香菜少许。

【制作方法】❶香菜洗净；鲤鱼洗净，起煎锅，放油少许，放入姜片，煎至香味出来后，再放入鲤鱼，煎至金黄。❷银耳泡发洗净，掰成小朵，同鲤鱼一起放入炖锅，加水。❸加入乌梅，以中火煲1小时等汤色转奶色，再加盐调味，最后撒点香菜提味即可。

【功能效用】敛汗固表、通乳利尿、消肿祛湿。

人参糯米鸡汤

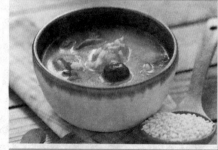

【材料准备】人参片8克，红枣15克，糯米20克，鸡腿1只，盐适量。

【制作方法】❶糯米淘洗干净，用清水泡1小时，沥干；红枣洗净。❷鸡腿剁块，洗净，汆烫后捞起，再冲净。❸将糯米、鸡块、参片和红枣盛入炖锅，加水适量，以大火煮开后转小火炖至肉熟米烂，加盐调味即可。

【功能效用】补气养血、敛汗固表、安神助眠。

五味子西红柿面

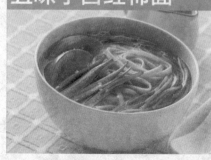

【材料准备】人参须10克，麦门冬15克，五味子5克，面条90克，西红柿150克，秋葵100克，低脂火腿肉60克，高汤800毫升，盐、香油各适量。

【制作方法】❶全部药材放入纱布袋与高汤置入锅中煮10分钟，滤汁。❷西红柿去蒂洗净，切块；秋葵去蒂洗净切开；火腿切丝；面条入开水中煮熟，捞出，加入调味料。❸将药汁入锅，加火腿丝、西红柿、秋葵煮熟，调入面条中即可。

【功能效用】益气生津、敛汗固精、滋阴润肺。

酸枣仁玉竹糯米粥

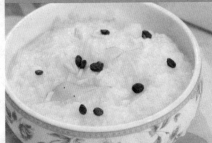

【材料准备】酸枣仁、玉竹各10克，芡实30克，糯米100克，盐2克。

【制作方法】❶糯米洗净，浸泡半小时后，捞出沥干水分备用；酸枣仁洗净；玉竹、芡实均洗净。❷锅置火上，倒入清水，放入糯米、芡实，以大火煮开。❸加入酸枣仁、玉竹同煮片刻，再以小火煮至呈浓稠状，调入盐拌匀即可。

【功能效用】敛汗固精、清心降火、生津益胃。

乌梅生姜汤

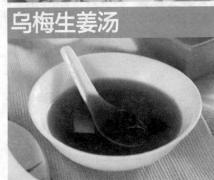

【材料准备】生姜20克，乌梅30克，白糖、清水适量。

【制作方法】❶将乌梅洗净；生姜洗净，切片备用。❷砂锅内加适量水，放入乌梅、姜片，大火烧沸，再改用小火煮20分钟。❸最后加入白糖调味即成。

【功能效用】本汤具有补虚益气、滋阴敛汗、润肤黑发的功效。

浮小麦茶

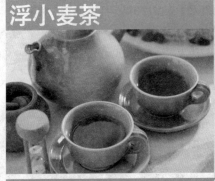

【材料准备】浮小麦30克，麦门冬、茯苓各10克，水适量。

【制作方法】❶将浮小麦、麦门冬和茯苓洗净，研磨成粉末状。❷在锅中加入大约1500毫升水，用大火将水煮沸。❸待水沸后，将所有备用的药材加入，并用小火煮20分钟即可。

【功能效用】本品具有敛汗固表、养心安神的功效，对心慌、自汗、盗汗有食疗作用。

马蹄鲜藕茅根汤

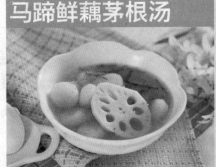

【材料准备】鲜白茅根50克，马蹄、鲜藕各200克，盐少许。

【制作方法】❶将马蹄、鲜藕洗净，去皮，切块；白茅根洗净，切碎备用。❷锅内加适量水，放入马蹄块、藕块、白茅根，大火烧沸。❸改用小火煮20分钟即可。

【功能效用】本品具有凉血止血、清热利尿、解暑止渴等功效。

秋季养生食疗方

　　秋季阳气渐收，阴气渐长，人体的生理活动随"夏长"到"秋收"而相应改变。因此，秋季养生不能离开"收养"这一原则。中医认为，秋季主气是"燥"，燥易伤肺，燥邪耗伤津液。秋天养生最重要就是清肺润燥，一定要把保养体内的阴气作为首要任务。秋季药膳需清肺润燥，常用的药材食材有银杏、玉竹、杏仁、莲子、芡实、天冬、桔梗、银耳、菊花、猪肺、梨等。

银杏玉竹猪肝汤

银杏100克

玉竹10克　　　　猪肝200克

【制作过程】❶将猪肝洗净切片；银杏、玉竹分别洗净备用。❷净锅上火倒入高汤，下入猪肝、银杏、玉竹，大火烧开，转小火续煮30分钟，调入盐、味精，淋入香油即可食用。

【功能效用】玉竹味甘多脂，质柔而润，是一味养阴生津的良药，此汤具有滋阴清热、敛肺止咳、固精止带、缩尿止遗的功效。

霸王花猪肺汤

霸王花50克　　猪肺250克　　瘦肉300克

红枣3颗　　南北杏各10克　　姜2片　　　盐5克

【制作过程】❶霸王花浸泡1小时洗净；红枣洗净。❷猪肺处理干净，切成块状，汆水；锅上火，放姜片、猪肺干爆5分钟。❸将2000克清水放入瓦煲内，煮沸后加入所有原材料，武火煲滚后，改用文火煲3小时，加盐调味即可。

【功能效用】本品具有滋阴清热、润肺止咳的功效。

鲜莲红枣炖水鸭

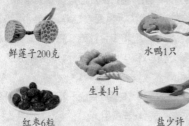

鲜莲子200克　　　　　水鸭1只

生姜1片

红枣6粒　　　　　盐少许

【制作过程】❶莲子、红枣、生姜分别用清水洗净，莲子去心；红枣去核；生姜刮皮，切片备用。❷水鸭宰洗干净，去内脏，放入沸水中煮数分钟，捞起沥干水分，斩成大块。❸将全部材料放入锅内，注入适量清水，炖3小时，以少许盐调味即可。

【功能效用】本品清肺泻火、益气补虚，常食可缓解鼻干咽痛、肺虚干咳等症。

杏仁白萝卜炖猪肺

南杏仁30克

猪肺250克

白萝卜200克

花菇50克

【制作过程】❶猪肺处理干净，切大块；南杏、花菇浸透洗净；白萝卜洗净切中块。❷将以上用料连同1碗半高汤、姜片放入炖盅，盖上盅盖，隔水炖煮，先用大火炖30分钟，再用中火炖50分钟，后用小火炖1小时。❸炖好后加盐、味精调味即可。

【功能效用】本品可敛肺定喘、止咳化痰，哮喘患者可常食。

莲子芡实猪尾汤

芡实适量

莲子适量

猪尾100克

盐3克

【制作过程】❶猪尾洗净，剁成段；芡实洗净；莲子去皮、去莲心，洗净。❷热锅注水烧开，将猪尾的血水滚尽，捞起洗净。❸把猪尾、芡实、莲子放入炖盅，注入清水，大火烧开，小火煲煮2小时，加盐调味即可。

【功能效用】芡实具有固肾涩精、补脾止泄的功效；莲子补脾止泻、健脾补胃、益肾涩精；此汤是一道益肾固精佳品。

莲子补骨脂猪腰汤

补骨脂50克

莲子40克

核桃40克

猪腰1个

姜适量

盐2克

【制作过程】❶补骨脂、莲子、核桃分别洗净浸泡；猪腰剖开除去白色筋膜，加盐揉洗，以水冲净；姜洗净去皮切片。❷将所有材料放入砂煲中，注入清水，大火煲沸后转小火煲煮2小时。❸加入盐调味即可。

【功能效用】猪腰富含蛋白质、脂肪、碳水化合物、铁和维生素等营养物质，是补肾佳品。此汤为冬令的养生汤品，有补肾助阳、驻颜美容的功效。

金针海参鸡汤

金针菇10克

海参200克

鸡腿1个

当归15克

黄芪10克

枸杞子10克

盐适量

【制作过程】❶当归、黄芪、枸杞子洗净，煎取汤汁备用；金针菇洗净；海参洗净切小块，鸡腿洗净切块，将海参、鸡腿分别用热水氽汤，捞起。❷将干金针菇、海参、鸡腿、枸杞子一起放入锅中，加入药汁，煮熟后加入适量盐即可。

【功能效用】本品具有疏肝和胃、健脾补肾的功效，适合秋季食用。

桂枝莲子粥

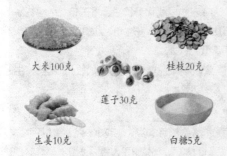

大米100克

桂枝20克

莲子30克

生姜10克

白糖5克

【制作过程】❶大米淘洗干净，用清水浸泡；桂枝洗净，切小段；莲子、生姜洗净备用。❷锅置火上，注入清水，放入大米、莲子、生姜、桂枝熬煮至米烂。❸放入白糖稍煮，调匀便可。

【功能效用】桂枝发汗解肌、温通经脉、助阳化气、平冲降气。用于风寒感冒、脘腹冷痛等症。莲子具有补脾止泻、益肾填精、养心安神的功用。此粥具有温通经络、发汗驱寒、宣肺固表的作用，常食可预防感冒、增强体质。

枸叶菊花绿豆汤

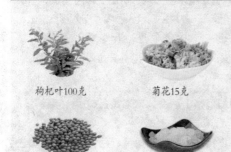

枸杞叶100克

菊花15克

绿豆30克

冰糖适量

【制作过程】❶将绿豆洗净，用清水浸约半小时，枸杞叶、菊花洗净。❷把绿豆放入锅内，加清水适量，武火煮沸后，文火煮至绿豆烂。❸加入菊花、枸杞叶、冰糖，再煮5~10分钟即可。

【功能效用】绿豆具有降压、降脂、滋补强壮、调和五脏、保肝、清热解毒、消暑止渴、利水消肿的功效。枸杞叶具有补虚益精、祛风明目、生津补肝的功效。本品能疏风热、清肺润燥、清肝明目，非常适合秋季食用，对肺热咳嗽、目赤肿痛等热性病疗效颇佳。

五味子番茄面

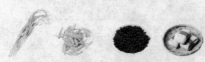

人参须10克　麦门冬15克　五味子5克　面条90克

　　　香油适量

红番茄150克　秋葵100克　火腿肉60克

【制作过程】❶全部药材放入纱布袋与高汤置入锅中煮10分钟，滤汁。❷番茄去蒂洗净切片；秋葵去蒂洗净切开；火腿切丝；面条煮熟捞出，入碗加调味料。❸药汁入锅加热，放番茄、秋葵煮熟，倒入面碗中，搭配火腿丝即可食用。

【功能效用】五味子敛肺、滋肾、生津。治疗肾虚所致虚寒喘咳、久泻久痢，番茄具有止血降压、利尿、健胃消食、凉血平肝的功效。本品具有益气敛汗、益肾固精、滋阴润肺等功效。

白玉苦瓜

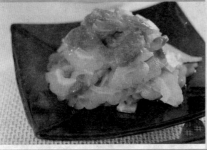

【材料准备】玉竹10克，桔梗6克，苦瓜200克，花生粉1茶匙，山葵少许，酱油适量。

【制作方法】❶苦瓜洗净，对切，去籽，切薄片，泡冰水，冷藏10分钟。❷将玉竹、桔梗洗净打成粉末。❸再加入花生粉、山葵、酱油拌匀，淋在苦瓜上即可。

【功能效用】本品具有清肺润燥、止咳化痰，生津止渴的功效。

银耳雪梨煲鸭

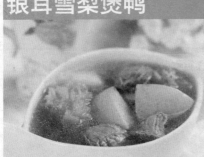

【材料准备】银耳30克，老鸭300克，雪梨1个，盐5克，味精3克，鸡精2克，姜片适量。

【制作方法】❶鸭斩块，洗净；雪梨洗净去皮，切块；银耳泡发后切小朵。❷锅中加水烧沸后，下入鸭块稍汆去血水，捞出。❸将鸭块、雪梨块、银耳、姜片一同装入碗内，加入适量清水，放入锅中炖40分钟后调入盐、味精、鸡精即可。

【功能效用】清肺润燥、生津止渴、降低血压。

熟地百合鸡蛋汤

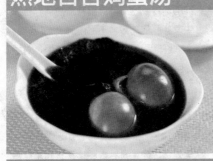

【材料准备】百合、熟地黄各50克，熟鸡蛋2只，蜂蜜适量。

【制作方法】❶将熟地黄、百合洗净；鸡蛋去壳，用碗装。❷置锅于火上，将熟地黄、百合、鸡蛋一起放入锅内，加适量的水煮15分钟。❸再调入蜂蜜即可。

【功能效用】此汤有养阴润肺、清心安神的作用，秋季食用可治疗阴虚久咳、虚烦惊悸、失眠多梦等症。

百合薏米粥

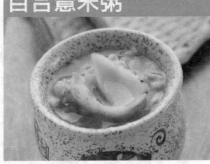

【材料准备】百合20克，薏米90克，盐2克，清水适量。

【制作方法】❶薏米洗净，浸泡半小时后捞起沥干；百合洗净，削去边缘黑色部分备用。❷锅置火上，注入清水，放入薏米，用大火煮至米粒开花。❸再放入百合，改用小火煮至粥浓稠时，调入盐味即可。

【功能效用】清火润肺、养心安神、润肠通便。

白梨鸡蛋糯米粥

【材料准备】蜂蜜15克，白梨50克，鸡蛋1个，糯米80克，葱花少许。

【制作方法】❶糯米洗净，用清水浸泡；白梨洗净切小块；鸡蛋煮熟切碎。❷锅置火上，注入清水，放入糯米煮至七成熟。❸放入白梨煮至米粒开花，再放入鸡蛋，加蜂蜜调匀，撒上葱花即可。

【功能效用】此粥具有清热润肺、生津止渴、止咳的作用。

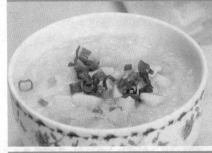

鸭蛋银耳粥

【材料准备】银耳20克，鸭蛋1个，大米80克，白糖5克，香油、米醋、葱花各适量。

【制作方法】❶大米淘洗干净，放入清水中浸泡；鸭蛋煮熟后切碎；银耳泡发后撕成小朵。❷锅置火上，注入清水，放入大米煮至五成熟。❸放入银耳，煮至粥将成时，放入鸭蛋，加白糖、香油、米醋煮至粥稠，撒上葱花即可。

【功能效用】此品可润肺生津、和中益气。

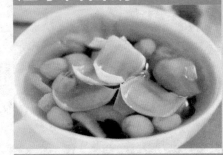

莲子百合汤

【材料准备】百合20克，莲子50克，黑豆300克，鲜椰汁适量，冰糖30克。

【制作方法】❶莲子洗净用滚水浸半小时，再煲煮15分钟，倒出冲洗；百合泡浸，洗净；黑豆洗净，用滚水泡浸1小时以上。❷水烧滚，下黑豆，用大火煲半小时，下莲子、百合，中火煲45分钟，改慢火煲1小时。❸下冰糖，待溶，入椰汁即成。

【功能效用】滋阴润肺、养心安神、美白养颜。

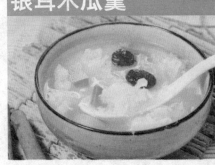

银耳木瓜羹

【材料准备】红枣8颗，银耳50克，木瓜50克，西米100克，白糖20克。

【制作方法】❶西米泡发洗净，入电饭锅中，加入适量水。将银耳泡发，洗净摘成小朵，放入锅中。❷加进白糖和红枣，拌匀；木瓜去皮、籽，洗净，切块，放入锅中。❸按下开始键，煮至开关跳起即可。

【功能效用】本品具有补血养阴、润肺止渴、美颜润肤的功效。

猪肚银耳花旗参汤

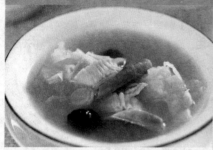

【材料准备】花旗参（西洋参）25克，乌梅3粒，猪肚250克，银耳100克，盐适量。

【制作方法】❶银耳以冷水泡发，去蒂；乌梅、花旗参洗净备用。❷猪肚刷洗干净，汆水，切片。❸将猪肚、银耳、花旗参加乌梅和水以小火煲2小时，再加盐调味即可。

【功能效用】此汤有补气养阴、清火生津的作用，秋季食用可治疗阴虚火旺、内热消渴等症。

干贝鸭粥

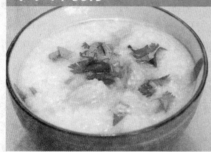

【材料准备】大米120克，鸭肉80克，干贝10克，枸杞子12克，盐3克，味精1克，香菜少许。

【制作方法】❶大米淘净，浸泡半小时后捞出沥干水分；干贝泡发，撕成细丝；枸杞子洗净；鸭肉洗净，切块。❷油锅烧热，放入鸭肉过油后盛出备用；锅中加入清水，放入大米和干贝、枸杞子熬煮至米粒开花。❸再下入鸭肉，将粥熬好，调入盐、味精调味，淋香油，撒上香菜即可。

【功能效用】此汤可滋阴补肾、固精止遗。

参麦五味乌鸡汤

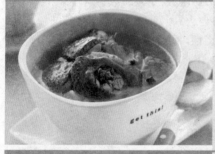

【材料准备】人参片8克，麦门冬25克，五味子10克，乌鸡腿1只，盐1匙。

【制作方法】❶将乌鸡腿洗净，剁块，放入沸水汆烫，去掉血水；人参片、麦门冬、五味子洗净备用。❷将乌鸡腿及人参片、麦门冬、五味子盛入煮锅中，加适量水（7碗水左右）直至没过所有的材料。❸以武火煮沸，然后转文火续煮30分钟左右，快熟前加盐调味。

【功能效用】养阴生津、益气补虚、润肺清心。

竹叶地黄粥

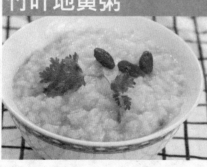

【材料准备】竹叶、生地黄各适量，枸杞子10克，大米100克，盐2克。

【制作方法】❶大米泡发洗净；竹叶、生地黄均洗净，加适量清水熬煮，滤出渣叶，取汁待用；枸杞子洗净备用。❷锅置火上，加入适量清水，放入大米，以大火煮开，再倒入已经熬煮好的汁液、枸杞子。❸以小火煮至粥呈浓稠状，调入盐拌匀即可。

【功能效用】此粥可清热凉血、养阴生津。

芝麻糯米羹

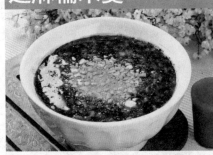

【材料准备】杏仁30克，黑芝麻50克，糯米300克，冰糖适量。

【制作方法】❶糯米、黑芝麻均泡发洗净；杏仁洗净下锅小火炒香，然后碾碎。❷糯米冷水下锅大火熬10分钟，之后放黑芝麻慢慢搅拌。❸20分钟后放冰糖，撒入杏仁碎即可。

【功能效用】本品具有滋阴补虚、健脾益胃、止咳化痰、润肠通便等功效。

西洋参红枣汤

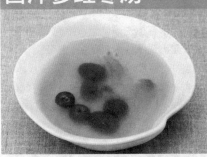

【材料准备】西洋参3片，红枣5颗，冰糖适量。

【制作方法】❶将红枣、西洋参洗净，沥水，备用；红枣切开枣腹，去掉枣核，备用。❷红枣、西洋参放入锅中，加800毫升水，煮滚后，用文火再煮20分钟，直到红枣和西洋参的香味都煮出来。❸用滤网将汤汁中的残渣都滤掉，起锅前，加入适量冰糖煮至溶化即可。

【功能效用】本品可益气生津、养血安神。

沙参菊花枸杞子汤

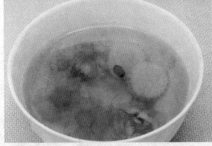

【材料准备】沙参20克，菊花15克，枸杞子5克，冰糖适量。

【制作方法】❶沙参、菊花、枸杞子分别洗净，红枣泡发1小时。❷沙参、枸杞子盛入煮锅，加3碗水，煮约20分钟，至汤汁变稠，加入菊花续煮5分钟。❸汤味醇香时，加冰糖煮至溶化即可。

【功能效用】本品具有滋阴润肺、生津止渴、养心安神等功效。

玉竹西洋参茶

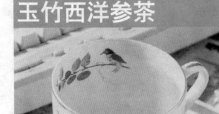

【材料准备】玉竹20克，西洋参3片，蜂蜜15毫升，清水500毫升。

【制作方法】❶先将玉竹和西洋参用水洗净，置杯中。❷锅置火上，将水烧开，冲入杯中加盖焖15分钟。❸滤去渣，待温凉后加入蜂蜜，拌匀即可。

【功能效用】本品具有滋阴益气、提神健脑、生津止渴等功效。

旋覆花乳鸽止咳汤

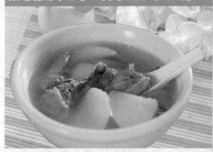

【材料准备】旋覆花10克，山药30克，乳鸽1只，精盐适量。

【制作方法】❶将乳鸽去毛及肠杂，洗净切成小块；山药洗净切块，旋覆花洗净。❷将乳鸽放入砂锅中，加入山药、旋覆花（用纱布包好）及盐、适量清水，用文火炖30分钟至肉烂。❸取出汤水，待温度合适即可饮用。

【功能效用】本品具有健脾益胃、宣肺固表、止咳化痰的功效。

杏仁菜胆猪肺汤

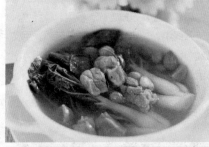

【材料准备】菜胆50克，杏仁20克，猪肺750克，黑枣5粒，盐、姜片各适量。

【制作方法】❶杏仁洗净，温水浸泡，去皮、尖；黑枣、菜胆洗净。❷猪肺注水、挤压，反复多次，直到血水去尽、猪肺变白，切成块状，汆烫；烧锅放姜片，将猪肺爆炒5分钟。❸将2000毫升清水及所有材料放入瓦煲内，大火煲开后，改用文火煲3小时，加盐调味即可。

【功能效用】养肺固表、止咳化痰、润肠通便。

萝卜大蒜鸡蛋汤

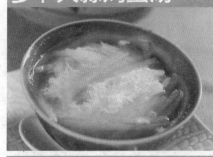

【材料准备】白萝卜250克，鸡蛋2个，蒜15克，麻油、葱末、味精、淀粉及盐适量。

【制作方法】❶白萝卜洗净切丝；鸡蛋打入碗内，搅匀；蒜洗净拍破，剁成蓉。❷植物油烧热，爆香蒜蓉，加入萝卜丝略炒，加水煮沸5分钟，再入蛋液。❸然后加精盐、味精，勾薄芡，淋入麻油，撒上葱末即可食用。

【功能效用】本品有疏风解表、解毒消炎的功效。

杏仁萝卜肉汤

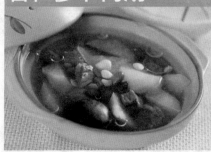

【材料准备】白萝卜200克，罗汉果1个，杏仁25克，猪腱肉200克，姜2片，盐适量。

【制作方法】❶猪腱肉切块，放入开水锅中汆一下，捞出冲洗干净；罗汉果、杏仁洗净备用。❷白萝卜洗净去皮，切块。❸锅内烧开适量水，加入猪腱肉、白萝卜、罗汉果、杏仁、姜片，待开后改文火煲约2小时，放盐调味即成。

【功能效用】宣肺止咳、健脾消食、利水消肿。

黄芪山药鱼汤

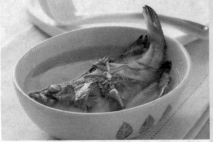

【材料准备】山药60克，黄芪15克，石斑鱼1条，姜、葱、盐、米酒各适量。

【制作方法】❶石斑鱼洗净，在双面鱼背各斜划一刀；姜洗净，切片；葱洗净，切丝；黄芪洗净，切片；山药去皮洗净，切片。❷黄芪、山药放入锅内，加水以大火煮开，转小火熬高汤；熬约15分钟后，转中火，放入姜片和石斑鱼，煮8～10分钟。❸待鱼熟，加盐、米酒调味，撒上葱丝。

【功能效用】补脾益气、固表止汗、调畅情绪。

麻黄饮

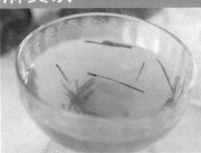

【材料准备】麻黄9克，生姜30克。

【制作方法】❶麻黄洗净，加适量的水煎煮半小时。❷去渣取汁备用。❸生姜洗净榨汁，两种汁兑服即可。

【功能效用】麻黄有发汗散寒、宣肺平喘、利水消肿的作用。常用于风寒感冒、胸闷喘咳、风水浮肿、支气管哮喘。蜜麻黄润肺止咳，多用于表症已解，气喘咳嗽。本品具有发散风寒、辛温暖胃、宣肺止咳等功效，适用于肺气喘急患者。

豆豉鲫鱼粥

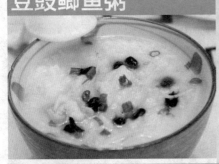

【材料准备】豆豉20克，鲫鱼500克，大米95克，盐、味精、葱花、姜丝、料酒、香油各适量。

【制作方法】❶大米淘洗干净，用清水浸泡；鲫鱼洗净后，去骨，取肉切片，用料酒腌渍去腥。❷锅置火上，放入大米，加适量清水煮至五成熟。❸再放入鱼肉、豆豉、姜丝煮至米粒开花，加盐、味精、香油调匀，撒上葱花便可。

【功能效用】散寒解表、健脾暖胃、通脉下乳。

红薯杏仁羹

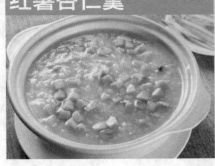

【材料准备】杏仁10克，红薯50克，菜心10克，大米45克，盐、香油、姜丝各适量。

【制作方法】❶红薯去皮洗净切粒；菜心洗净切粒；大米、杏仁洗净。❷砂锅上火，注入清水，放入姜丝、大米，煮沸后转用小火慢煲。❸煲至米粒熟烂，放入杏仁、红薯粒，小火继续煲至成糊，调入盐、菜心粒拌匀，淋入香油即可。

【功能效用】宣肺散寒、润肠通便、温暖脾胃。

冬季养生食疗方

冬季是万物休养生息的季节，同时也是寒邪肆虐的时节，寒邪易伤肾阳。中医认为，肾主蛰藏，即肾为封藏之本。而肾主藏精，肾精秘藏，则使人精神健康，如若肾精外泄，则容易被邪气侵入而致疾病。因此，冬季应温补，养肾藏精，提高人体的免疫功能，有效地调节体内的物质代谢。冬季养生药膳，以补肾藏精为主，常用的药材食材有：熟地黄、山药、杜仲、枸杞子、神曲、黑豆、香菜、白萝卜等。

养肾乌鸡汤

熟地黄15克　　山茱萸10克　　山药15克　　牡丹皮10克

茯苓10克　　泽泻10克　　牛膝8克　　乌鸡1只

【制作过程】❶将乌鸡洗净，剁块，放入沸水汆烫，去掉血水。❷将乌鸡及所有的药材盛入煮锅中，加适量水至没过所有的材料。❸以武火煮沸，然后转文火续煮40分钟左右即可取汤汁饮用。

【功能效用】本品具有滋阴补肾、温中健脾的功效，对因肾阴亏虚引起的耳聋耳鸣、阳痿不举、遗精早泄等症状均有效。

龟板杜仲猪尾汤

龟板25克　　　　　　炒杜仲30克

猪尾600克　　　　　盐2小匙

【制作过程】❶猪尾剁段洗净、汆烫捞起，再冲净一次。❷龟板、炒杜仲冲净。❸将上述材料盛入炖锅，加6碗水以大火煮开，转小火炖40分钟，加盐调味。

【功能效用】本品具有益肾藏精、壮腰强筋等功效，适合老年人冬季食用，可改善腰膝酸软、耳鸣耳聋等肾虚症状。

菟杞红枣炖鹌鹑

鹌鹑2只　　菟丝子10克　　枸杞子10克

红枣7枚　　绍酒2茶匙　　盐适量　　味精适量

【制作过程】❶鹌鹑洗净，斩块，汆水去其血污。❷菟丝子、枸杞子、红枣用温水浸透，红枣去核。❸将以上用料连同1碗半沸水倒进炖盅，加入绍酒，盖上盅盖，隔水炖之；先用大火炖30分钟，后用小火炖1小时，用盐、味精调味即可。

【功能效用】本品能补脾益气、固肝肾、安胎，对肝肾亏虚引起先兆流产有疗效。

巴戟天黑豆鸡汤

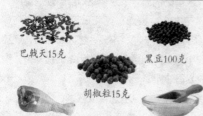

巴戟天15克
黑豆100克
胡椒粒15克
鸡腿150克
盐5克

【制作过程】❶将鸡腿剁块，放入沸水中汆烫，捞出洗净。❷将黑豆淘净，和鸡腿、巴戟天、胡椒粒一道放入锅中，加水至没过材料。❸以大火煮开，再转小火续炖40分钟，加盐调味即可食用。

【功能效用】本品具有补肾阳、强筋骨的功效，可辅助治疗阳痿遗精、子宫虚冷、月经失调等病症。

杜仲牛肉

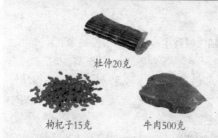

杜仲20克
枸杞子15克
牛肉500克

【制作过程】❶将牛肉洗净，放在热水中稍烫一下，去掉血水，备用。❷将杜仲和枸杞子用水冲洗一下，然后和牛肉一起放入锅中，加适量水，用武火煮沸后，转文火将牛肉煮至熟烂。❸起锅前拣去杜仲、姜片和葱段，调味即可。

【功能效用】本品能补肝肾、强筋骨、聪耳明目，适用于肾虚引起的耳鸣、腰膝无力。

补骨脂虫草羊肉汤

补骨脂20克
冬虫夏草20克
怀山药30克

枸杞子15克
羊肉750克
生姜4片
蜜枣4个

【制作过程】❶羊肉洗净，切块，用开水汆烫去除膻味。❷补骨脂、冬虫夏草、怀山药、枸杞子洗净。❸所有材料放入锅内，加适量清水，武火煮沸后，撇去浮沫转为文火煲3小时，调味食用。

【功能效用】本品具有温补肝肾，益精壮阳的作用，适用于妇女性欲低下或男性精液稀少、阳痿、早泄等症。

虫草海马四宝汤

大鲍鱼1只
海马4只
冬虫夏草2克

鲜鸡500克
猪瘦肉200克
金华火腿30克

【制作过程】❶先将鲍鱼去肠，洗净；海马用瓦煲煸好；冬虫夏草洗净。❷鸡斩块，猪瘦肉切成大粒，金华火腿切成随意大小的粒，将切好的材料飞水去杂质。❸把所有的原材料装入炖盅炖4小时后，放入调味料即可。

【功能效用】海马补肾壮阳、冬虫夏草补肾气、鲍鱼滋阴益气；三者合用，对肾虚所致的少精、精冷不育有很好食疗效果。

香菇炖杏肉

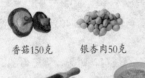

香菇150克　　银杏肉50克　　青豆30克

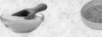

盐适量　　　　香油适量

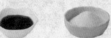

酱油适量　　白糖适量　　湿淀粉适量

【制作过程】❶水发香菇去杂质洗净，沥干水分；银杏肉洗净，下油锅略炸。❷炒锅烧热，放入花生油，投入香菇和银杏肉、青豆略煸炒。❸加盐、白糖、高汤、酱油、味精，烧沸后改小火，待炖至入味时，用湿淀粉勾芡，最后淋入香油即成。

【功能效用】香菇主治食欲减退，少气乏力。银杏具有降痰、清毒、杀虫的功能，青豆具有和中益气、解疮毒、通乳及消肿的功效。本品能宣肺止咳、降气平喘、润肠通便、杀虫解毒。

甘草蛤蜊汤

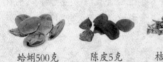

蛤蜊500克　　陈皮5克　　桔梗5克

甘草5克　　　盐适量　　　姜3片

【制作过程】❶蛤蜊以少许盐水泡至完全吐沙。❷锅内放入适量水，将陈皮、桔梗、甘草洗净后放入锅内，煮至开后改小火煮约25分钟。❸再放入蛤蜊，煮至蛤蜊张开，加入姜片及盐调味即可。

【功能效用】甘草补脾益气、清热解毒、祛痰止咳。用于脾胃虚弱、倦怠乏力、心悸气短、咳嗽痰多。蛤蜊有滋阴、软坚、化痰的作用，可滋阴润燥。本品具有强化心脏及脾脏造血功能，有开宣肺气、滋阴润肺的功效，常食可增强体质，预防感冒。

生姜肉桂炖虾仁

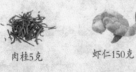

肉桂5克　　　　虾仁150克

薏苡仁30克　　　猪瘦肉50克

生姜15克　　　盐适量　　　味精适量

【制作过程】❶虾仁对半切开；猪瘦肉洗净后切成小块；生姜去皮洗净，拍烂。❷肉桂洗净；薏苡仁淘净。❸将以上用料放入炖煲中，待水开后，先用中火炖1小时，然后再用小火炖1小时，放入少许熟油、食盐和味精即可。

【功能效用】肉桂补元阳、暖脾胃，治命门火衰、肢冷脉微、亡阳虚脱。虾仁具有补肾、通乳之功效，可治阳痿体倦、腰痛、腿软、筋骨疼痛，温里散寒、活血化瘀，用于恶寒怕冷、冬季易生冻疮者。

芝麻豌豆羹

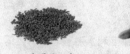
决明子10克

豌豆200克

黑芝麻30克

白糖适量

【制作过程】❶豌豆洗净，泡2小时，磨成浆。黑芝麻炒香，稍研碎备用。❷决明子洗净，装入纱布袋中扎紧，备用。❸豌豆浆、决明子药袋入锅中熬煮，加入黑芝麻，煮至浓稠，捞起药袋丢弃，依据个人口味加入白糖拌匀即可。

【功能效用】豌豆具有和中益气、解疮毒、通乳及消肿的功效。黑芝麻具有润肠、通乳、补肝、益肾、养发、强身体、抗衰老等食疗作用，此羹具有补肾、养肝、明目、补血、生津、乌发、通便之功效。

酸枣玉竹糯米粥

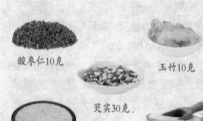

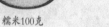
酸枣仁10克

玉竹10克

芡实30克

糯米100克

盐2克

【制作过程】❶糯米洗净，浸泡半小时后，捞出沥干水分备用；酸枣仁洗净；玉竹、芡实均洗净。❷锅置火上，倒入清水，放入糯米、芡实，以大火煮开。❸加入酸枣仁、玉竹同煮片刻，再以小火煮至呈浓稠状，调入盐拌匀即可。

【功能效用】酸枣仁用于失眠多梦、心律失常、阴虚盗汗、脾胃气虚、虚热烦渴者。玉竹养阴润燥、除烦止渴，用于燥咳、劳嗽、内热消渴、阴虚外感、眩晕。此粥有敛汗固精、清心降火、生津益胃的功效。

牡蛎白萝卜蛋汤

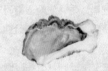
牡蛎500克

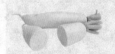
白萝卜100克

鸡蛋1个

【制作过程】❶牡蛎肉洗净，白萝卜洗净切丝，鸡蛋打入盛器搅匀备用。❷汤锅上火倒入水，下入牡蛎肉、白萝卜烧开，调入精盐，淋入鸡蛋液煮熟，撒上葱花即可。

【功能效用】牡蛎敛阴、潜阳、止汗、涩精、化痰、软坚，主治惊痫、眩晕、自汗、盗汗、遗精、淋浊、崩漏、带下等症。白萝卜能促进新陈代谢、增强食欲、化痰清热、帮助消化、化积滞，本品具有暖胃散寒、消食化积、补虚损的功效。

山药黑豆粥

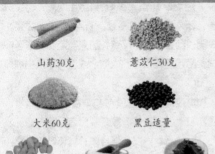

山药30克

薏苡仁30克

大米60克

黑豆适量

玉米粒适量

盐2克

葱8克

【制作过程】❶大米、薏苡仁、黑豆均泡发洗净；山药洗净切丁；玉米粒洗净。❷锅置火上加水，放大米、薏苡仁、黑豆、玉米粒，以大火煮至开花。❸加入山药丁煮至浓稠，加盐、葱调味即可。

【功能效用】薏苡仁利水渗湿、健脾止泻、清热排脓、抗菌抗癌，治疗痤疮、扁平疣、皮肤粗糙、水肿、小便不利、脾虚泄泻、肺痈、肠痈等。此粥具有养肾藏精、乌发明目的功效，可治疗肝肾阴虚所造成的须发早白、脱发等症。

阿胶粥

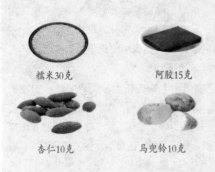

糯米30克

阿胶15克

杏仁10克

马兜铃10克

【制作过程】❶将糯米淘洗干净，锅置火上，加入适量清水，放入糯米熬煮。❷杏仁洗净备用；马兜铃去皮洗净，切成小块，与杏仁一起放锅中熬取汤汁备用；阿胶熔化取汁。❸待糯米将熟时，加入以上汤汁煮沸即可。

【功能效用】糯米、阿胶二者同食能有效治疗阴虚血少型月经过多，崩漏；症见月经量多，血色鲜红，头晕乏力，口干烦躁，手足心热，盗汗，失眠等症。阿胶性平，味甘，归肺、肝、肾经，用于咳嗽，气短，慢性支气管炎等症，有润肺平喘之功效。

猪肚煲米豆

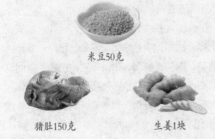

米豆50克

猪肚150克

生姜1块

【制作过程】❶猪肚洗净切条。❷米豆放入清水中泡半小时至膨胀。❸锅中加油烧热，下入姜片、猪肚稍炒后，注入适量清水，再加入米豆大火烧开后，转小火煮20分钟，调入盐、味精即可。

【功能效用】猪肚有补虚损、健脾胃的功效，多用于脾虚腹泻、虚劳瘦弱、消渴。米豆能利水消肿、解毒排脓。用于治疗水肿、小便不利等症。米豆、猪肚均能健脾胃，米豆中所含的木质素可抑制肿瘤生长，对脾胃虚弱以及癌症患者有很大的帮助。

熟地双味肠粉

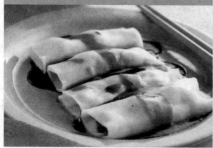

【材料准备】红枣、枸杞子、熟地黄、虾仁、韭菜、猪肉丝、河粉、淀粉、米酒、甜辣酱、无盐酱油各适量。

【制作方法】❶药材洗净，煎成药汁；虾仁洗净去肠泥；韭菜洗净，切段。❷猪肉丝、虾仁加入调料腌渍15分钟；一半河粉包入猪肉丝和韭菜，另一半包入虾仁和韭菜。❸将包好的河粉装盘，蒸熟；药汁上锅加淀粉水勾芡，淋在河粉上即可。

【功能效用】本品可滋阴养血、补肾藏精。

菠菜羊肝汤

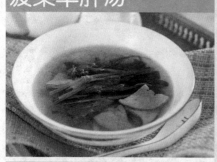

【材料准备】谷精草、夏枯草各15克，菠菜500克，羊肝1块。

【制作方法】❶将菠菜洗净，焯熟；羊肝洗净汆水；谷精草、夏枯草均洗净。❷将菠菜、羊肝、谷精草、夏枯草一起放入锅内，加水煎煮至熟即成。

【功能效用】养肝明目、补充维生素A。适用于辅助治疗夜盲症、老眼昏花、白内障等症。

何首乌盐水猪肝

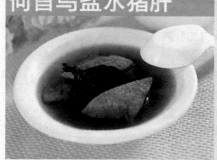

【材料准备】何首乌15克，鲜猪肝300克，花椒、大料、盐各适量。

【制作方法】❶猪肝洗净，切成片。❷将猪肝放入开水中烫3分钟，捞出洗净。❸将何首乌、花椒、大料、盐与猪肝同煮至熟，离火后仍将猪肝在汤里泡2~3小时，即可食用。

【功能效用】本品具有滋阴补虚、益肾藏精、养肝补血等功效。

菠菜黑芝麻牛奶汁

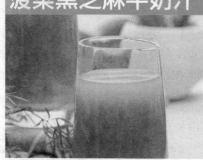

【材料准备】黑芝麻10克，菠菜1棵，牛奶半杯，蜂蜜少许。

【制作方法】❶将菠菜洗净，去根；黑芝麻洗净，去杂质。❷将菠菜、黑芝麻放入榨汁机中榨成汁。❸加入牛奶、蜂蜜即可饮用。

【功能效用】芝麻具有润肠通便、养血、养发、防止各种皮肤炎症等功效，本品具有补肾藏精、滋阴补血、润肠通便等功效。

黑豆芝麻汁

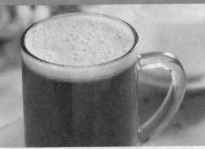

【材料准备】黑芝麻1大匙，黑豆2大匙，香蕉少许，冷开水200毫升。

【制作方法】❶黑豆洗净，入锅煮熟，捞出备用；香蕉去皮，切段。❷将黑豆、香蕉加入冷开水放入搅拌机中搅打成泥。❸加黑芝麻拌匀即可。

【功能效用】本品具有滋阴补肾、润肠通便、乌发并防脱等功效。

韭菜子粥

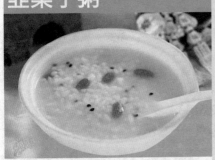

【材料准备】韭菜子、枸杞子各10克，粳米50克，精盐5克。

【制作方法】❶将粳米淘洗干净，放入砂锅中；枸杞子洗净。❷将韭菜子洗净用文火炒熟，和枸杞子一并放入砂锅内。❸加入清水和少量精盐，用文火煮至米开粥稠即可。

【功能效用】本品具有温补肝肾、助阳固精的作用，可用于阳痿、遗精、精冷、夜尿增多、腰膝酸软等症。

何首乌芝麻茶

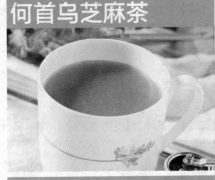

【材料准备】何首乌5克，芝麻粉20克，蜂蜜少许。

【制作方法】❶将何首乌洗净，切成小块，锅置火上，加入750毫升清水，放入何首乌，煮开后小火再煮20分钟。❷滤渣后加入芝麻粉调匀。❸再加入蜂蜜调匀即可饮用。

【功能效用】本品具有补肝肾、益精血的功效，可预防白发、脱发。

蛤蚧麻雀汤

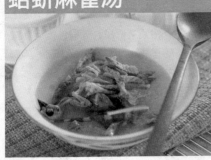

【材料准备】蛤蚧1个，麻雀1只，生姜3片，盐、味精各适量。

【制作方法】❶将蛤蚧洗净，用温水浸软，去皮，切小块。❷将麻雀宰杀，去毛、内脏，洗净；生姜洗净，切片。❸将全部材料放入砂煲内，加适量清水，武火煮沸后，改文火煲90分钟，加盐、味精调味即可。

【功能效用】本品具有补肾壮阳、益精固涩的功效，适合肾虚阳痿、遗精等症。

怀山药鹿茸山楂粥

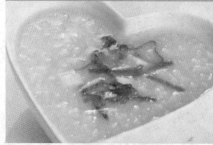

【材料准备】怀山药30克，山楂片、鹿茸各适量，大米100克，盐2克，味精、生菜叶丝少许。

【制作方法】❶怀山药去皮洗净，切块；大米洗净；山楂片洗净，切丝。❷鹿茸入锅，倒入一碗水熬至半碗，去渣装碗待用。原锅注水，放入大米，用大火煮至米粒绽开，放入怀山药、山楂同煮。❸倒入熬好的鹿茸汁，改用小火煮至粥成，放入盐、味精调味，撒上生菜叶丝。

【功能效用】补精髓、助肾阳、强筋健骨。

石斛熟地茶

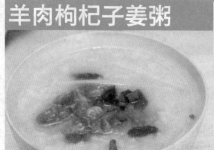

【材料准备】石斛10克，熟地黄20克，开水500毫升。

【制作方法】❶将石斛、熟地黄洗净用纱布包起来。❷再把做好的药包放入装有500毫升开水的茶杯内。❸盖好茶杯，约5分钟后即可饮用。

【功能效用】熟地黄含地黄素、生物碱、脂肪酸、维生素A等多种营养成分，可以聪耳明目。本品具有滋阴养血、补肾藏精、生津止渴等功效。

羊肉枸杞子姜粥

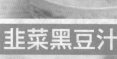

【材料准备】枸杞子、生姜各30克，羊肉100克，大米80克，盐3克，味精1克，葱花少许。

【制作方法】❶大米淘净，泡半小时；羊肉洗净，切片；生姜洗净，去皮，切丝；枸杞子洗净。❷大米入锅，加水旺火煮沸，下入羊肉、枸杞子、姜丝，转中火熬煮至米粒软散。❸慢火熬煮成粥，加入调味料，撒上葱花即可。

【功能效用】本粥具有祛风止痛、温中暖胃、补肾助阳的作用。

韭菜黑豆汁

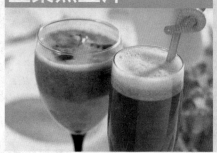

【材料准备】何首乌5克，韭菜70克，黑豆100克，蜂蜜少许。

【制作方法】❶韭菜洗净，切段；黑豆洗净，去杂质。❷将韭菜和黑豆交错放入豆浆机里榨成汁。❸将榨好的汁倒入蜂蜜即可。

【功能效用】本品具有补肾壮阳、乌发防脱、降低血脂的功效。

何首乌续断饮

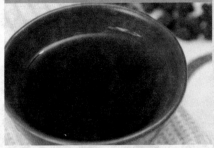

【材料准备】何首乌、续断各5克，蜂蜜少许，纯净水750克。

【制作方法】❶将何首乌、续断洗净备用。❷锅置火上，加入何首乌、续断和纯净水，大火烧开后转小火再煮20分钟。❸滤渣后再加入蜂蜜调匀即可饮用。

【功能效用】本品具有补肾壮阳、强筋壮骨、乌发明目等功效。

香菜猪肝汤

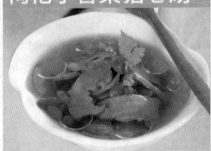

【材料准备】酸枣仁、杏仁各10克，猪肝100克，香菜20克，盐6克，姜丝3克，香油4克。

【制作方法】❶将猪肝洗净切条汆水；香菜择洗干净切段备用；酸枣仁、杏仁洗净。❷净锅上火倒入油，将姜丝炝香。❸下入猪肝略炒，倒入水，加入酸枣仁、杏仁、盐，大火烧开，下入香菜，淋入香油即可。

【功能效用】此汤具有宣肺散寒、养心安神、滋阴养肝的功效。

枸杞子香菜猪心汤

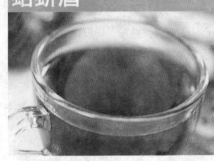

【材料准备】枸杞子50克，川芎15克，猪心200克，香菜叶少许，花生油、淀粉、姜丝、盐各适量。

【制作方法】❶枸杞子、川芎洗净调味，撒上香菜叶。❷猪心切开，洗净后切片，用花生油、淀粉、盐、姜丝调味，腌渍30分钟。❸将清水放入锅内，煮沸后放入花生油、川芎、猪心，煮至猪心熟后再放入枸杞子，加盐即可。

【功能效用】散寒除痹、益气养心、活血止痛。

蛤蚧酒

【材料准备】蛤蚧1对，白酒2000克。

【制作方法】❶将蛤蚧洗净，去头足。❷将准备好的蛤蚧浸入酒中，密封后置于阴凉处，半月后即可饮用。

【功能效用】蛤蚧具有补肺气、益精血、益肾助阳的功效，适合肺结核、行动气促、泌尿系结石、肺气肿、老年体质虚弱等病症患者食用。本品具有补肾壮阳、敛肺定喘的作用，可用于肺肾虚的气喘症、肾虚阳痿等症。

第四章

调养五脏食疗方

——五脏安和百病消

养心安神食疗方

中医理论中，心为神之居、血之主、脉之宗，在五行属火，配合其他所有脏腑功能活动，起着主宰生命的作用。要养护心脏，日常饮食在于"两多、三少"，多吃杂粮、粗粮；多食新鲜蔬菜、大豆制品。少吃高脂肪、高胆固醇食品；少饮酒，少吃盐。此外，多选择对心脏有益的药材和食物，如莲子、苦参、当归、芡实、五味子、龙眼、苦瓜、猪心等。

莲子茯神猪心汤

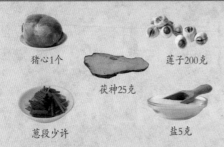

猪心1个　茯神25克　莲子200克
葱段少许　盐5克

【制作过程】❶猪心入开水汆烫去血水，捞出，再放入清水中清洗干净。❷莲子、茯神洗净后入锅，加4碗水熬汤，以大火煮开后转小火煮30分钟。❸猪心切片，放入锅中，煮至熟，加葱段、盐稍煮片刻即可食用。

【功能效用】本品具有补血养心、安神助眠的功效，对改善心悸、失眠多梦等症有很好的疗效。

北沙参保健茶

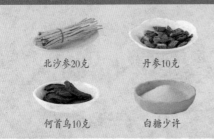

北沙参20克　丹参10克
何首乌10克　白糖少许

【制作过程】❶将北沙参、丹参、何首乌洗净放入砂锅，加水1000毫升。❷煎沸15分钟，取汁倒入茶杯。❸加放白糖，搅匀待温饮用。每日1剂，分2次饮服。

【功能效用】北沙参有清肺养阴、益胃生津的作用，常用于治疗肺热阴虚引起的燥咳。这道茶饮具有益气生津、滋阴凉血、养心安神的功效。

五味子养心安神茶

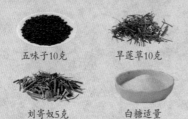

五味子10克　旱莲草10克
刘寄奴5克　白糖适量

【制作过程】❶将五味子、旱莲草、刘寄奴洗净备用。❷将所有药材放入杯中，加入沸水后盖上杯盖。❸焖上15分钟，然后加糖调匀即可饮用。

【功能效用】养心安神，破瘀散结，主要用于心血瘀滞、心神不宁，胸常有隐痛或刺痛者。

莲子菠萝羹

菠萝1个

莲子100克　　白糖25克

【制作过程】❶锅置火上，加清水150克，放入白糖烧开。❷莲子泡发洗净，入糖水锅内煮5分钟，放凉，捞出莲子，糖水入冰箱冰镇。❸菠萝去皮洗净切成小丁，与糖水及莲子一同装入小碗内，浇上冰镇糖水即可食用。

【功能效用】本品具有涩精止遗、养心安神、益气和胃、解渴生津等功效，能治疗滑精早泄、失眠等症。

五味子炖猪肝

猪肝180克　　五味子15克　　红枣2颗

姜适量　　盐1克　　鸡精适量

【制作过程】❶猪肝洗净切片；五味子、红枣洗净；姜去皮，洗净切片。❷锅中注水烧沸，入猪肝汆去血沫。❸炖盅装水，放入猪肝、五味子、红枣、姜片炖3小时，调入盐、鸡精后即可食用。

【功能效用】此汤有养血安神的作用，对改善心血亏虚引起的失眠多梦、头晕目眩等症有很好的效果。

核桃仁当归瘦肉汤

瘦肉500克　　当归30克　　核桃仁15克

姜少许　　葱少许　　盐6克

【制作过程】❶瘦肉洗净，切块；核桃仁洗净；当归洗净，切片；姜洗净去皮切片；葱洗净，切段。❷瘦肉入水汆去血水后捞出。❸瘦肉、核桃仁、当归放入炖盅，加入清水；大火慢炖1小时后，调入盐，转为小火炖熟，即可食用。

【功能效用】此汤养血安神、补血活血、润肠通便，对血虚引起的便秘有效。

莲子芡实炖猪心

莲子50克　　芡实50克　　猪心350克

猪瘦肉100克　　蜜枣20克　　盐适量

【制作过程】❶将莲子、芡实、猪瘦肉、蜜枣洗净。❷猪心切开两边，洗净空腔里的残留瘀血，入锅中汆烫。❸将2000毫升清水放入瓦煲内，煮沸后放入以上用料，武火煲开后，改用文火煲3小时，依据个人的口味再加盐调味即可。

【功能效用】此汤有安神定惊、养心补血的功效，有镇静和强心的作用。

当归鸡汤

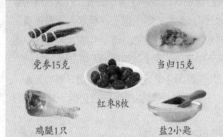

党参15克　　当归15克

红枣8枚

鸡腿1只　　盐2小匙

【制作过程】❶鸡腿剁块，放入沸水中汆烫，捞起冲净。❷鸡肉、党参、当归、红枣一起入锅，加7碗水以大火煮开，转小火续煮30分钟。❸起锅前加盐调味即可。

【功能效用】本品具有补血活血、增加血液细胞，可改善贫血症状。党参、当归配伍可补气养血，促进红细胞生成，增强机体的造血功能，红枣可补益中气、养血补虚。

肉桂茴香炖雀肉

麻雀3只　　肉桂10克　　胡椒10克

小茴香20克　　杏仁15克　　盐少许

【制作过程】❶麻雀去毛、内脏、脚爪，洗净；将肉桂、小茴香、胡椒、杏仁均洗净备用。❷麻雀放入煲中，加适量水，煮开，再加入肉桂、杏仁以小火炖2小时。❸最后加入小茴香、胡椒，焖煮10分钟，依据个人口味加盐调味即可。

【功能效用】本品能补肾壮阳、益精固涩、暖宫散寒，对男女不育不孕均有效。

附子生姜炖狗肉

熟附子10克　生姜100克　狗肉500克　盐适量

料酒适量　　八角适量　　葱花适量　花生油适量

【制作过程】❶将狗肉洗净，切块；生姜切片，备用。❷锅中加水煨炖狗肉，煮沸后加入生姜片、熟附子，再加花生油、料酒、八角、葱段、生姜。❸共炖2小时左右，至狗肉熟烂后加入盐调味即可。

【功能效用】本品能散寒除湿、温经止痛，可用于治风寒湿痹诸症，如肩周炎、风湿性关节炎等病。

灵芝红枣兔肉汤

红枣10颗　　　灵芝6克

兔肉250克　　盐适量

【制作过程】❶将红枣浸软，去核，洗净；灵芝洗净，用清水浸泡2小时，取出切小块。❷将兔肉洗净，汆水，切小块。❸将全部材料放入砂煲内，加适量清水，武火煮沸后，改文火煲2小时，加盐调味即可。

【功能效用】本汤具有滋阴养血、补肝益肾、养心安神等功效，可有效改善心悸失眠、五心烦热、气血亏虚等症状。

苦瓜牛蛙汤

车前草15克

蒲公英15克

苦瓜200克

牛蛙175克

【制作过程】①将苦瓜去籽洗净切厚片，用盐水稍泡；车前草、蒲公英洗净，备用。②牛蛙洗净斩块，氽水备用。③净锅上火倒入清汤，调入精盐、姜片烧开，下入牛蛙、苦瓜、车前草、蒲公英煲至熟即可。

【功能效用】本品能泻火解毒、清热利尿，对心火下移小肠引起的尿路感染、前列腺炎均有疗效。

猪肚五味子白术粥

猪肚500克

粳米150克

五味子30克

白术30克

生姜6克

盐适量

【制作过程】①猪肚1个，处理干净切小块，氽水备用；②粳米洗净，加水煮粥。③五成熟时加入五味子、白术、猪肚、生姜，煮熟后加盐调味即可。

【功能效用】本品能补气、健脾、敛汗，五味子养心安神，粳米益气补虚，二者合用，对气虚所致的自汗盗汗、面色萎黄、食欲不振、腹泻等均有疗效。

桂圆莲芡粥

桂圆肉适量

莲子适量

芡实适量

大米100克

盐2克

葱少许

【制作过程】①大米洗净泡发；芡实、桂圆肉洗净；莲子洗净，挑去莲心；葱洗净，切圈。②锅置火上，注水后，放入大米、芡实、莲子，用大火煮至米粒开花。③再放入桂圆肉，改用小火煮至粥成闻见香味时，放入盐入味，撒上葱花即可。

【功能效用】此粥具有养心安神、补肾健脾、缩尿止遗的功效。

龙眼莲子羹

龙眼100克

枸杞子10克

莲子80克

红枣5克

白糖5克

【制作过程】①将莲子、枸杞子泡发，红枣去核，龙眼去壳。②锅内放入适量的清水，再将所有备好的材料放入锅中一起上火煲。③煲好后加入白糖即可。

【功能效用】本品富含多种氨基酸，维生素P含量丰富，既能补气血，还能养心安神，可治疗神经衰弱，还有保护血管、防止血管硬化等作用。

人参滋补汤

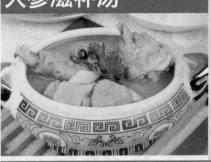

【材料准备】人参9克，山鸡250克，盐5克，姜片2克，枸杞子25克。

【制作过程】❶将山鸡洗净，斩成大小合适的块汆水。❷人参、枸杞子洗净备用。❸汤锅上火，加水适量，下山鸡、人参、枸杞子、姜片，加入盐调味，煲至熟即可。

【功能效用】此汤可养心益肾、温中补脾、益气养血、补肾益精、增强免疫，对体虚欲脱、久病虚羸、心源性休克有食疗作用。

鲜人参乳鸽汤

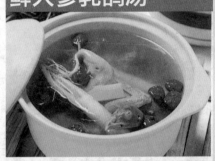

【材料准备】鲜人参9克，乳鸽1只，红枣15克，姜5克，盐3克，味精2克。

【制作过程】❶乳鸽收拾干净，人参洗净，红枣洗净，泡发去核，姜洗净，切片。❷乳鸽入沸水中汆去血水后捞出。❸将乳鸽、人参、红枣、姜片一起放入汤煲中，再加水适量，以大火炖煮35分钟，加盐、味精调味即可。

【功能效用】此汤可补气养血、生血健体、补益心脾，对贫血、冠心病、宫寒不孕有食疗作用。

当归党参红枣鸡汤

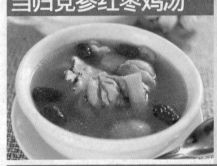

【材料准备】党参15克，当归12克，红枣8枚，鸡腿1只，盐2克。

【制作过程】❶鸡腿洗净剁块，放入沸水中汆烫，捞起冲净；当归、党参、红枣洗净备用。❷鸡腿、党参、当归、红枣一起入锅，加7碗水以大火煮开，转小火续煮30分钟，加盐调味即可。

【功能效用】此汤可补血健脾、益气补虚、调经止痛，对月经不调、血虚头痛、脾肺虚弱、气短心悸、食少便溏、内热消渴等症有食疗作用。

当归龙眼猪腰汤

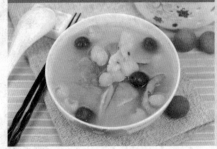

【材料准备】猪腰150克，龙眼肉30克，当归10克，姜片适量，盐1克，红枣4颗。

【制作过程】❶猪腰洗净，切开，除去白色筋膜；当归、龙眼肉、红枣洗净。❷锅中注水烧沸，入猪腰飞水去除血沫，捞出切块。❸将适量清水放入煲内，大火煲滚后加入所有食材，改用小火煲2小时，加盐调味即可。

【功能效用】此汤可养血安神、补血益气，对失眠心悸、肾阴虚、遗精、盗汗等有食疗作用。

葡萄红枣汤

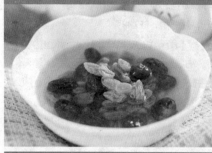

【材料准备】红枣15克，葡萄干30克，白砂糖适量。

【制作过程】❶葡萄干洗净，备用。❷红枣去核，洗净。❸锅中加适量的水，大火煮沸，先放入红枣煮10分钟，再下入葡萄干煮至枣烂，加入白砂糖即可。

【功能效用】此汤可补血养心、安胎定神，对血虚引起的胎动不安、贫血、面色苍白、神疲乏力、少气懒言、舌淡苔白有食疗作用。

红枣枸杞子鸡汤

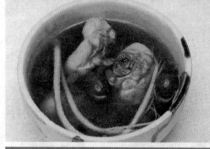

【材料准备】红枣30克，枸杞子20克，党参3根，鸡300克，姜、葱、香油、盐、胡椒粉、料酒各适量。

【制作过程】❶鸡氽去血水，剁成块；红枣、枸杞子、党参洗净；姜切片；葱切段。❷将所有材料入水炖煮，加入姜、葱、料酒煮约10分钟。❸转小火炖熟，撒上盐、胡椒粉，淋上香油即可。

【功能效用】此汤可补血养颜、补虚和胃，对胃虚食少、气血不足、心悸怔忡等症有食疗功效。

花生山药粥

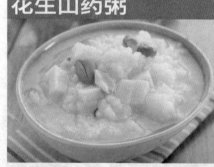

【材料准备】花生60克，山药50克，粳米150克，冰糖适量。

【制作过程】❶将花生洗净，捣碎。山药去皮，洗净，切成小块备用。粳米淘洗干净，浸泡半小时。❷锅中注入适量清水后放置在火上，放入准备好的粳米、花生、山药大火烧开，转小火熬煮成粥，待粥快成时放冰糖调匀即可食用。

【功能效用】本粥具有润肺养血、通乳益气的作用。

龙眼山药红枣汤

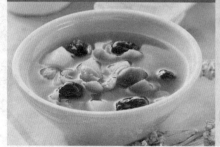

【材料准备】龙眼肉60克，山药150克，红枣15克，冰糖适量。

【制作过程】❶山药削皮洗净，切小块；红枣洗净。❷汤锅内加水3碗，煮开，加入山药块煮沸，再下红枣。❸待山药熟透、红枣松软，将龙眼肉剥散加入；待龙眼肉之香甜味入汤中即可熄火，加冰糖调味即可。

【功能效用】此汤能补虚健体、益气补血、健脾和胃，对脾胃虚弱、肥胖等病有食疗作用。

阿胶枸杞子炖甲鱼

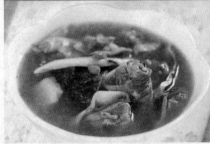

【材料准备】甲鱼1只，怀山药8克，枸杞子6克，阿胶10克，生姜1片，料酒5毫升，清鸡汤700毫升，盐适量，味精3克。

【制作过程】❶甲鱼洗净，切成块；怀山药、枸杞子浸透洗净。❷将甲鱼、清鸡汤、怀山药、枸杞子、生姜、料酒置于炖盅，隔水炖2小时，放入阿胶后用小火炖30分钟，调入盐、味精即可。

【功能效用】此汤可滋阴补血、益气补虚，对月经不调、高血压、冠心病有食疗作用。

阿胶猪皮汤

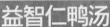

【材料准备】猪皮500克，阿胶10克，葱段15克，姜片5克，花椒水、绍酒各20毫升，味精、酱油各5克，盐、蒜末各3克，香油2毫升。

【制作过程】❶阿胶和绍酒同入碗，上笼蒸化。❷猪皮入锅煮透，用刀将猪皮里外刮洗干净，切条。❸取2000毫升开水与所有材料同入锅，用旺火烧开，转慢火熬30分钟后淋入香油即可。

【功能效用】此汤补血安胎、养心安神，对孕妇心烦、失眠、胎动不安等有食疗作用。

益智仁鸭汤

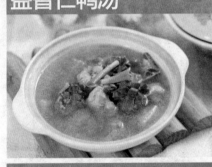

【材料准备】鸭肉250克，鸭肾1个，猪油50克，益智仁5克，白术10克，葱5克，黄酒15毫升，生姜、味精、盐各适量。

【制作过程】❶鸭肉洗净，切块；鸭肾处理干净，切成4块；生姜拍松；葱切段。❷锅上火，加油烧热，入鸭肉、鸭肾、葱、生姜，爆炒5分钟，倒入黄酒，翻炒5分钟，盛入砂锅内。❸加水及益智仁、白术，小火炖3小时，放盐、味精调味即可。

【功能效用】此汤可清肺解热、温脾暖肾。

益智仁猪骨汤

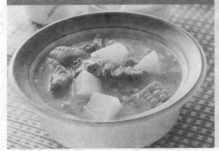

【材料准备】益智仁5克，猪尾骨400克，盐3克，白萝卜、玉米、葱花各适量。

【制作过程】❶益智仁洗净；猪尾骨洗净斩块，以滚水汆烫，捞出。❷锅中加清水煮滚，下入益智仁、猪尾骨同煮约15分钟。❸将白萝卜、玉米洗净，切块，同入锅续煮至熟，加盐，撒上葱花即可。

【功能效用】此汤可补脑醒神、养血健骨，对体质虚弱、吐泻、小便频数等有食疗作用。

保肝护肝食疗方

中医认为，肝主疏泄、藏血。若肝血不足，筋失濡养，会出现水肿、瘀血、女子闭经、两目干涩昏花等。养肝护肝应先从调畅情绪开始，养肝最忌发怒，因此，平时应尽量保持稳定的情绪。其次，饮食保健也是重要的方面，应多食强肝养血、排毒护肝的药材和食材，如枸杞子、猪肝、西红柿、花菜、天麻、柴胡、菊花、车前草等。

枸杞鸡肝汤

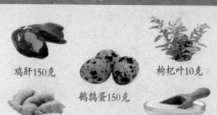

鸡肝150克
鹌鹑蛋150克
枸杞叶10克
生姜5克
盐5克

【制作过程】❶鸡肝洗净，切成片；枸杞叶洗净。❷鹌鹑蛋入锅中煮熟后，取出，剥去蛋壳；生姜洗净切片。❸再将鹌鹑蛋、鸡肝、枸杞叶、生姜一起加水煮5分钟，调入盐煮至入味即可。

【功能效用】本品养肝明目、滋阴养血，对血虚引起的面色微黄或苍白、精神萎靡以及两目干涩者有很好的改善效果。

苦瓜菊花猪瘦肉汤

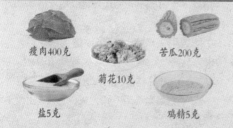

瘦肉400克
苦瓜200克
菊花10克
盐5克
鸡精5克

【制作过程】❶瘦肉洗净，切块；苦瓜洗净，去籽去瓤，切片；菊花洗净，用水浸泡。❷将瘦肉放入沸水中氽一下，捞出洗净。❸锅中注水，烧沸，放入瘦肉、苦瓜、菊花慢炖，5小时后，加入盐和鸡精调味，出锅装入炖盅即可。

【功能效用】本品能疏风明目、清肝泻火，可改善目赤肿痛、口干舌燥等症。

天麻苦瓜酿肉

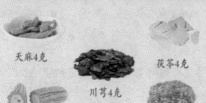

天麻4克
茯苓4克
川芎4克
绿苦瓜300克
猪绞肉150克

【制作过程】❶苦瓜切圆圈状，挖去籽、白膜，装盘。❷猪绞肉加入调味料拌匀，用汤匙填入苦瓜内。❸川芎、茯苓、天麻，水煎取汁，再淋于苦瓜上，入蒸笼蒸15～20分钟即可。

【功能效用】本品可清热、活血、降血压、降血脂，可有效预防心脑血管疾病的发生。

柴胡莲子田鸡汤

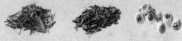

柴胡10克　香附10克　莲子150克

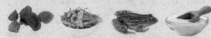

陈皮5克　甘草3克　田鸡3只　盐适量

【制作过程】 ❶将中药材（莲子除外）略冲洗，装入纱布袋，扎紧。❷莲子洗净，与纱布袋一同放入锅中，加水1200毫升，以大火煮开，转小火煮30分钟。❸田鸡宰杀，洗净，剁块，放入汤内煮沸，捞弃纱布袋，加盐调味即可食用。

【功能效用】 本品能疏肝除烦、行气宽胸，用于肝郁气滞引起的胸胁胀满、胁肋疼痛。

车前枸杞叶猪肝汤

车前子150克　猪肝1具　枸杞叶100克

姜少许　盐10克　味精3克　香油适量

【制作过程】 ❶车前子洗净，加水800毫升，煎至400毫升。❷猪肝、枸杞叶洗净，猪肝切片，枸杞叶切段。❸再将猪肝、枸杞叶放入，加入姜片和精盐，继续加热，同煮至熟，下味精，淋香油即可。

【功能效用】 本品能清热利尿、渗湿止泻、明目祛痰，对老年人老眼昏花、两目干涩、目赤肿痛等均有改善效果。

雪蛤枸杞甜汤

枸杞子10克

雪蛤1只　冰糖适量

【制作过程】 ❶将雪蛤洗净，斩块；枸杞子泡发洗净。❷锅中注水烧开，放入雪蛤煮至熟，再加入枸杞子煮熟。❸加冰糖，搅拌待冰糖溶化即可。

【功能效用】 雪蛤主要成分为氨基酸，还含有19种有益成分，如胡萝卜素、胶原蛋白、维生素A等，有补脑益智、抗衰驻颜、延缓衰老的功效。此汤具有滋阴养肝、润肤明目、生津止渴的功效。

四物鸡汤

　　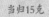

鸡腿约150克　熟地黄25克　当归15克

川芎5克　炒白芍10克　盐3克

【制作过程】 ❶将鸡腿剁块，放入沸水中汆烫，捞出冲净；药材以清水快速冲净。❷将鸡腿和所有药材放入炖锅，加6碗水以大火煮开，转小火续炖40分钟。❸起锅前加盐调味即可。

【功能效用】 本品是中药方剂中的补血代表方，能滋养身体的阴血，有效改善贫血引起的头晕目眩、面色苍白、腰膝酸软等症。

土茯苓鳝鱼汤

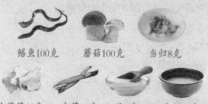

鳝鱼100克　蘑菇100克　当归8克

土茯苓10克　赤芍10克　盐5克　米酒10克

【制作过程】❶将鳝鱼洗净，切小段；蘑菇洗净，撕成小朵；当归、土茯苓、赤芍洗净备用。❷将当归、土茯苓、赤芍先放入锅中，以大火煮沸后转小火续煮20分钟。❸再下入鳝鱼煮5分钟，最后下入蘑菇炖煮3分钟，加盐、米酒调味即可。

【功能效用】本品能祛风除湿、通络除痹、活血化瘀，对风湿性关节炎有效。

核桃枸杞子蒸糕

核桃50克　枸杞子15克

 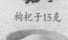

糯米粉3杯　糖适量

【制作过程】❶核桃切成小片，备用；枸杞子洗净泡发。❷糯米粉加糖水拌匀，揉成糯米饼备用。❸锅中加水煮开，将加了糖的糯米饼移入锅中，蒸约10分钟，将核桃、枸杞子撒在糕面上，续蒸10分钟至熟即可。

【功能效用】核桃具有滋补肝肾、强健筋骨、健脑益智、润泽肌肤、延缓衰老、缓解疲劳、抗癌之功效。本品具有养肝健脾、补肾乌发、补脑益智、润肠通便等功效。

山药白芍排骨汤

白芍10克　蒺藜10克　山药300克

排骨250克　红枣10颗　盐2小匙

【制作过程】❶白芍、蒺藜装入纱布袋系紧；红枣用清水泡软；山药去皮，切滚刀块；排骨冲洗后入沸水中氽烫捞起。❷将排骨、红枣、山药和纱布袋放入锅中，加水1800毫升，大火烧开后转小火炖40分钟，加盐调味即可。

【功能效用】本品能补血滋阴、柔肝止痛、益气健脾，对肝脾不和、胸胁胀满、食欲不振的患者有较好的食疗作用。

猪肝笋粥

白芍10克　稠粥2碗　猪肝100克

笋尖80克　盐3克　鸡精1克

【制作过程】❶猪肝洗净，入沸水中氽烫，捞出切成薄片；笋尖洗净，切成斜段；白芍洗净。❷稠粥下入锅中，加适量开水煮沸，下入白芍、笋尖，转中火熬煮10分钟。❸下入猪肝熬成粥，调入盐、鸡精调味即可。如果想使粥的口味香浓也可以适当滴入几滴香油。

【功能效用】本品能补血养肝、通便利肠，对贫血有很好的改善作用。

何首乌炒猪肝

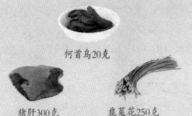

何首乌20克

猪肝300克

韭菜花250克

【制作过程】❶猪肝切片汆水。❷韭菜花切段；何首乌放入清水中煮沸，转小火续煮10分钟后离火，滤取药汁与生粉混合拌匀。❸起油锅，放入沥干的猪肝、韭菜花拌炒片刻（切记时间不宜过长），加入盐和香油拌炒均匀，淋上药汁勾芡即可。

【功能效用】本品可滋补肝肾、养血明目，对肝肾亏虚、血虚者均有补益作用。

枸杞木瓜粥

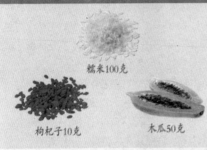

糯米100克

枸杞子10克

木瓜50克

【制作过程】❶糯米洗净，用清水浸泡；枸杞子洗净；木瓜切开取果肉，切成小块。❷锅置火上，放入糯米，加适量清水煮至八成熟。❸放入木瓜、枸杞子煮至米烂，加白糖调匀，撒上葱花即可。

【功能效用】本品能健脾消食、滋补肝肾、益精明目，适用于虚劳精亏、腰膝酸痛、眩晕耳鸣、血虚萎黄等症。

桃仁枸杞甜粥

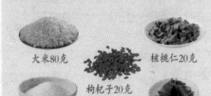

大米80克

核桃仁20克

枸杞子20克

白糖3克

葱8克

【制作过程】❶取大米洗净熬煮。❷加入核桃仁、枸杞子与大米同煮。❸加入白糖、葱煮沸即可。

【功能效用】本品有疏肝理气之功效。核桃仁适宜肾亏腰痛、肺虚久咳、气喘、便秘、健忘怠倦、食欲不振、腰膝酸软、气管炎、便秘、神经系统发育不良、神经衰弱、心脑血管疾病患者。

枸杞鸡肾粥

粳米100克

枸杞子30克

陈皮1片

鲜鸡肾1个　　盐适量　　生姜适量

【制作过程】❶取粳米洗净煮粥。❷枸杞子、生姜分别洗净；生姜切成片；将鸡肾剖开去其筋膜洗净；将以上三种原料放入锅中与粳米同煮至熟。❸加入盐、陈皮煮沸即可。

【功能效用】本品有补肝益肾之功效。枸杞子有滋肾润肺、补肝明目的作用，多用于治疗肝肾阴亏、腰膝酸软、头晕目眩、目昏多泪、虚劳咳嗽、消渴、遗精等症。

参芪枸杞子猪肝汤

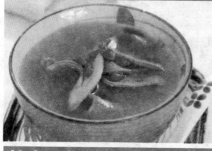

【材料准备】猪肝300克，党参10克，黄芪15克，枸杞子10克，盐2小匙。

【制作过程】❶猪肝洗净，切片。❷党参、黄芪洗净，放入煮锅，加6碗水以大火煮开，转小火熬高汤。❸熬约20分钟，转中火，放入枸杞子煮约3分钟，放入猪肝片，待水沸腾，加盐调味即可。

【功能效用】此汤可补气养血、养肝明目，对肝肾不足之两目昏花及白内障有食疗作用。

枸杞叶鹌鹑鸡肝汤

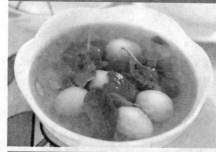

【材料准备】鸡肝150克，枸杞叶10克，鹌鹑蛋150克，盐5克，生姜3片。

【制作过程】❶鸡肝洗净切片；枸杞叶洗净。❷鹌鹑蛋入锅中煮熟后，取出，剥去蛋壳；生姜去皮，切片。❸将鹌鹑蛋、鸡肝、枸杞叶、生姜一起加水煮5分钟，调入盐煮至入味即可。

【功能效用】此汤可滋补肝肾、养血明目，对眼睛干涩疲劳、视力下降、夜盲症、青光眼有食疗作用。

白芍红豆鲫鱼汤

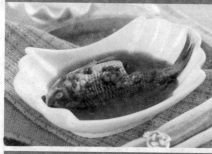

【材料准备】鲫鱼1条（约350克），红豆500克，白芍10克，盐适量。

【制作过程】❶将鲫鱼收拾干净；红豆洗净，放入清水中泡发。❷白芍用清水洗净，放入锅内，加水煎10分钟，取汁备用。❸另起锅，放入鲫鱼、红豆及白芍药汁，加2000～3000毫升水，炖至鱼熟豆烂，加盐调味即可。

【功能效用】此汤可疏肝止痛、利水消肿，对病毒性肝炎、肝硬化、肝腹水有食疗作用。

归芪白芍瘦肉汤

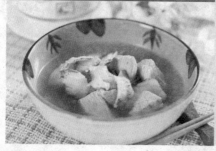

【材料准备】当归、黄芪各20克，白芍10克，猪瘦肉60克，盐适量。

【制作过程】❶将当归、黄芪、白芍洗净，备用；猪瘦肉洗净，切块，备用。❷锅洗净，置于火上，注入适量清水，将当归、黄芪、白芍与猪瘦肉放入锅内，炖熟。❸最后加盐调味即可。

【功能效用】此汤可补气活血、疏肝和胃，对体质虚弱、胁肋疼痛、肝炎、月经不调、产后血虚血瘀有食疗作用。

女贞子首乌鸡汤

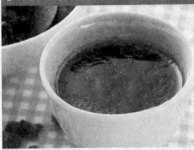

【材料准备】何首乌、女贞子各15克，当归、白芍各9克，茯苓8克，川芎6克，乌鸡1500克，小茴香2克，葱、盐、姜各10克，料酒20毫升。

【制作过程】❶乌鸡处理干净；姜去皮，拍松；葱切段。❷全部药材洗净，装入纱布袋。❸将鸡肉和纱布袋放进炖锅内，加3000毫升水，大火烧沸，改小火炖1小时后加小茴香、葱段、盐、姜、料酒即可。

【功能效用】此汤可补肝益肾、养血祛风。

菊花羊肝汤

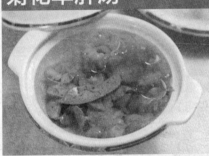

【材料准备】鲜羊肝200克，菊花5克，生姜片、葱花各5克，盐2克，料酒10毫升，胡椒粉、味精各1克，蛋清淀粉15克。

【制作过程】❶羊肝洗净，切片，汆水，用盐、料酒、蛋清、淀粉浆好；菊花洗净。❷锅内加油烧热，下姜煸出香味，注水，加入羊肝、胡椒粉、盐煮至汤沸，下菊花、味精、葱花煲熟即可。

【功能效用】此汤可清热去火、疏风散热、养肝明目，对消除眼睛疲劳、恢复视力有食疗作用。

柴胡解郁猪肝汤

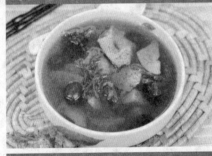

【材料准备】猪肝180克，柴胡5克，蝉花10克，熟地黄12克，红枣6颗，盐6克，姜、淀粉、胡椒粉、香油各适量。

【制作过程】❶柴胡、蝉花、熟地黄、红枣洗净；猪肝洗净，切薄片，加淀粉、胡椒粉、香油腌渍片刻；姜去皮，切片。❷将柴胡、蝉花、熟地黄、红枣、姜片放入瓦煲内，注入清水，大火煲沸改中火煲2小时，放入猪肝滚熟，加调料调味即可。

【功能效用】此汤可滋补肝肾、聪耳明目。

牡丹皮杏仁茶

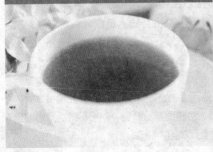

【材料准备】牡丹皮9克，杏仁12克，枇杷叶10克，绿茶12克，红糖20克。

【制作过程】❶将杏仁用清水洗净，晾干，碾碎，装入杯中。❷牡丹皮、绿茶、枇杷叶分别用清水洗净，一起放入锅中，加入适量清水，煎汁，去渣。❸最后入红糖溶化，倒入杯中即可饮服。

【功能效用】本品可活血消瘀、止咳化痰、和胃止呕，对外感咳嗽、喘满、喉痹、肠燥便秘、经闭有食疗作用。

牡丹皮菊花茶

【材料准备】金银花20克，牡丹皮9克，菊花、桑叶各9克，杏仁6克，芦根30克（鲜的加倍），蜂蜜适量。

【制作过程】❶将金银花、牡丹皮、菊花、桑叶、杏仁、芦根用水略冲洗。❷放入锅中用水煮，将汤盛出。❸待凉后再加入蜂蜜即可。

【功能效用】本品清热去火、疏风散热、养肝明目，对口干、火旺、目涩及由风、寒、湿引起的肢体疼痛有食疗作用。

决明子鸡肝苋菜汤

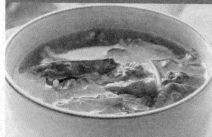

【材料准备】苋菜250克，鸡肝2副，决明子15克，盐2小匙。

【制作过程】❶苋菜剥取嫩叶和嫩梗，洗净，沥干；鸡肝洗净，切片，汆去血水后捞出，冲净。❷决明子装入纱布袋扎紧袋口，放入煮锅中，加水1200毫升熬成高汤，捞出药袋。❸在汤中加入苋菜，煮沸后下肝片，再煮开，加盐调味即可。

【功能效用】此汤可清肝明目、疏风止痛，对肝炎、肝硬化腹水、高血压病有食疗作用。

决明子杜仲鹌鹑汤

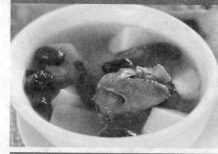

【材料准备】鹌鹑1只，杜仲50克，山药100克，决明子15克，枸杞子25克，红枣6颗，生姜5片，盐8克，味精3克。

【制作过程】❶鹌鹑洗净，剁块。❷杜仲、枸杞子、红枣、山药洗净；决明子装入纱布袋，入锅中，加水1200毫升熬成高汤，捞出药袋。❸汤中加入杜仲、枸杞子、红枣、山药、生姜，大火煮沸后改小火煲3小时，加盐和味精调味即可。

【功能效用】此汤可补益肝肾、疏肝明目。

虎杖解毒蜜

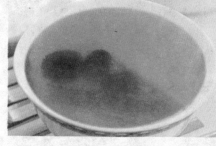

【材料准备】虎杖15克，党参25克，红枣、莪术各10克，怀山药15克，蜂蜜10克。

【制作过程】❶将党参、怀山药、虎杖、红枣、莪术洗净，用水浸泡1小时。❷将党参、怀山药、虎杖、红枣、莪术放入瓦罐，加水，小火煎1小时，滤出头汁500毫升。❸加水再煎，滤出汁300毫升，将药汁与蜂蜜放入锅中，小火煎5分钟即可。

【功能效用】本品可清热解毒、利胆止痛、破血散结，对肝炎、肝癌、肝痛有食疗作用。

虎杖泽泻茶

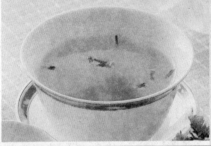

【材料准备】虎杖10克，泽泻10克，大枣15克，蜂蜜20克。

【制作过程】❶大枣洗净，温水泡发30分钟，留浸泡液，去核，备用。❷将泽泻、虎杖洗净，加水适量煎煮2次，每次30分钟，合并滤汁，回入砂锅中。❸在砂锅中加入大枣及其浸泡液，小火煮15分钟，加入蜂蜜拌匀即可。

【功能效用】本品可化痰除湿，清热降脂，对小便不利、水肿胀满、高脂血症有食疗作用。

莲心香附茶

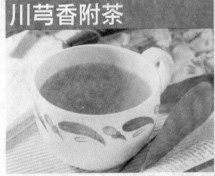

【材料准备】莲心3克，香附9克。

【制作过程】❶将莲心、香附分别放入清水中冲洗干净，倒入洗净的锅中。❷加入350毫升水，先以大火煮，水开后转小火慢煮至约剩250毫升，不必久煮久熬。❸取茶喝饮。

【功能效用】可理气解郁、强心降压、调经止痛，对抑郁症、高血压、月经不调、经闭、痛经有一定的食疗作用。

川芎香附茶

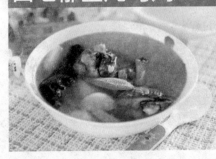

【材料准备】香附（炒）9克，川芎10克，茶叶6克。

【制作过程】❶炒香附、川芎洗净，晾干，研为细末，混匀，装入纱布袋中。❷锅中加入适量清水，加入茶叶，大火煮沸。❸转小火，放入纱布袋，焖煮15分钟，取清汁服用即可。

【功能效用】可理气解郁、散瘀止痛，对因气郁日久以致头痛、疲劳、情绪波动有食疗作用。

田七郁金炖乌鸡

【材料准备】田七6克，郁金9克，乌鸡500克，姜、葱、盐各5克，大蒜10克。

【制作过程】❶田七洗净，切成绿豆大小的粒；郁金洗净，润透，切片；乌鸡肉洗净；大蒜切片；姜切片；葱切段。❷乌鸡放入蒸盆内，加入姜、葱，在鸡身上抹匀盐，把田七、郁金放入鸡腹内，注入300毫升水，隔水蒸50分钟即成。

【功能效用】可行气解郁、理气止痛、凉血破瘀，对胸腹胁肋诸痛、热病神昏有食疗作用。

健康养胃食疗方

脾位于中焦，腹腔上部，在膈之下。中医认为，脾胃为后天之本，气血生化之源，关系到人体的健康，以及生命的存亡。如果脾胃气机受阻，脾胃运化失常，那么五脏六腑无以充养，精气神就会日渐衰弱。所以，中医认为养生要以固护脾胃为主。养脾要和养胃结合起来。健脾益胃药膳常用的药材和食材有：山药、白术、党参、黄芪、黄豆、薏苡仁等。

玉竹沙参鲫鱼汤

玉竹15克　　沙参10克　　麦门冬10克　　鲫鱼1尾

冬瓜100克　　胡椒粉适量　　香油适量　　姜片适量

【制作过程】❶鲫鱼洗净；冬瓜去皮洗净，切片；玉竹、麦门冬、沙参洗净。❷起油锅，将葱、姜炝香，下入冬瓜炒至断生。❸倒入水，下入鲫鱼、玉竹、沙参、麦门冬煮至熟，调入盐、味精、胡椒粉，淋入香油即可。

【功能效用】生津止渴、清热利水、降低血糖，糖尿病、高血压等患者均可食用。

党参麦门冬瘦肉汤

瘦肉300克　　党参15克　　麦门冬10克

山药适量　　盐4克　　鸡精3克　　生姜适量

【制作过程】❶瘦肉洗净切块；党参、麦门冬洗净；山药、生姜洗净，去皮，切片。❷瘦肉氽去血污，洗净后沥干水分。❸锅中注水，烧沸，放入瘦肉、党参、麦门冬、山药、生姜，用大火炖，待山药变软后改小火炖至熟烂，加入盐和鸡精调味即可。

【功能效用】本品益气滋阴、健脾和胃，还能缓解秋燥，是滋补佳品。

黄芪炖生鱼

生鱼1条　　枸杞子5克　　红枣10克

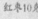

黄芪5克　　盐5克　　味精3克　　胡椒粉2克

【制作过程】❶生鱼宰杀，去内脏，洗净，斩成两段；红枣、枸杞子泡发；黄芪洗净。❷锅中加油烧至七成油温，下入鱼段稍焯后，捞出沥油。❸再将鱼、枸杞子、红枣、黄芪一起装入炖盅中，加适量清水炖30分钟，加入调味料即可。

【功能效用】本品能补气健脾、助血运行，对食欲不振、神疲乏力有效。

怀山药猪肚汤

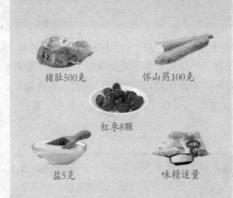

猪肚500克 怀山药100克

红枣8颗

盐5克 味精适量

【制作过程】❶将猪肚翻转，清水冲洗后，用花生油、生粉反复搓擦，直至黏液和异味去除干净，刮去猪肚内黏液物质，洗净切1厘米宽的条。❷怀山药去皮切成滚刀块，泡入冷水备用。❸热锅亮油，下猪肚稍微翻炒一下，然后与红枣一起放入砂煲内，加适量清水，大火煮沸后改用小火煲2小时。熟前20分钟下入怀山药，吃时加入盐和味精调味即可。

【功能效用】山药、猪肚均可健脾益气，对脾虚腹泻、食欲不振、面色萎黄等症者均有疗效。

白术芡实田鸡汤

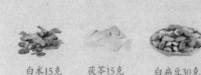

白术15克 茯苓15克 白扁豆30克

芡实20克 田鸡200克 盐5克

【制作过程】❶白术、茯苓均洗净，入锅加水煲30分钟，取汁。❷田鸡处理干净，去皮斩块备用；芡实、白扁豆共入锅炖20分钟，放入田鸡炖煮。❸加入盐与药汁，一同煲至熟烂即可。

【功能效用】白术健脾益气、燥湿利水、止汗安胎，用于脾胃气弱、食少倦怠、少气无力。田鸡大补元气，是治脾虚的营养食品，适合于精力不足、低蛋白血症和各种阴虚症状。本品能健脾益气、燥湿止带，对脾虚湿盛引起的带下绵绵有一定改善作用。

陈皮卤牛肉

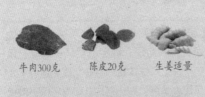

牛肉300克 陈皮20克 生姜适量

 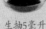

青红辣椒适量 盐3克 生抽5毫升

【制作过程】❶鲜牛肉除去牛油和筋膜，用清水洗净，切成大块。陈皮泡发切成小块。❷再将切好的牛肉放入沸水中汆水。❸锅加油烧热，下入牛肉炒香后，放入水、姜片和料酒一勺，用慢火煮1.5小时左右，至牛肉酥软，然后再加入酱油、糖、陈皮，继续煮半小时左右，使牛肉入味。煮完之后捞起晾凉切薄片即可食用。

【功能效用】牛肉可补气血、暖脾胃、长肌肉，是冬季上等的滋补食物，陈皮可除腹胀、助消化。

薏苡仁瓜皮鲫鱼汤

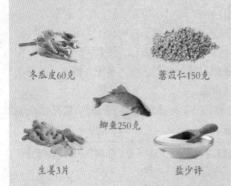

冬瓜皮60克

薏苡仁150克

鲫鱼250克

生姜3片

盐少许

【制作过程】❶将鲫鱼剖洗干净，去内脏，去鳃；冬瓜皮、薏苡仁分别洗净。❷将冬瓜皮、薏苡仁、鲫鱼、生姜片放进汤锅内，加适量清水，盖上锅盖。❸用中火烧开，转小火再煲1小时，加盐调味即可。

【功能效用】鲫鱼可补阴血、通血脉、补体虚，还有益气健脾、利水消肿、清热解毒之功效。冬瓜皮利尿消肿，可治水肿胀满、小便不利、暑热口渴、小便短赤。本品能利水消肿、清热解毒、清热健脾，对各种泌尿系统疾病均有一定的疗效。

虫草花党参猪肉汤

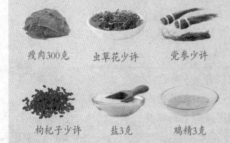

瘦肉300克

虫草花少许

党参少许

枸杞子少许

盐3克

鸡精3克

【制作过程】❶瘦肉洗净，切块，氽水；虫草花、党参、枸杞子洗净，用水浸泡。❷锅（切忌一定不能用铜、铝、铁等金属容器，以免降低此汤的功效）中注水烧沸，放入瘦肉、虫草花、党参、枸杞子慢炖。❸2小时后调入盐和鸡精调味，起锅装入炖盅即可。

【功能效用】虫草花具有补肾益肺、止血化痰的功效，可用于腰膝酸软、阳痿遗精、肺肾两虚之咳嗽喘气、体虚自汗等症。党参补气兼能养血，可用于脾胃气虚之四肢无力、食欲不振、大便稀溏等症。本品能健脾养胃、补肾益气、抗老防衰，很适合肝肾阴虚之人食用。

党参煮土豆

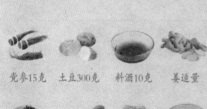

党参15克

土豆300克

料酒10克

姜适量

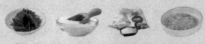

葱适量

盐适量

味精适量

芝麻油适量

【制作过程】❶将党参洗净，润透，切寸段；土豆去皮，切薄片；姜切片，葱切段。❷炖锅内加水，再加几滴醋，以防止土豆的颜色变黑，然后将党参、土豆、姜、葱、料酒同时放入炖锅内，加水，置大火上烧沸。❸再用文火烧煮35分钟，加入盐、味精、芝麻油调味即成。

【功能效用】土豆具有和胃调中、健脾益气等多种功效。本品富含膳食纤维，容易让人有饱腹感，且所含的蛋白质和维生素C很丰富，是减肥女性的一大优选。

黄芪牛肉汤

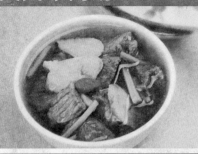

【材料准备】黄芪9克，牛肉450克，盐6克，葱段2克，香芹30克，枸杞子5克。

【制作过程】❶将牛肉洗净，切块，汆水；香芹洗净，切段；黄芪和枸杞子用温水洗净，备用。❷净锅上火倒入水，下入牛肉、黄芪、枸杞子煲至熟。❸然后撒入葱段、香芹、盐调味即可食用。

【功能效用】此汤具有益气固表、敛汗固脱的功效。

黄芪绿豆煲鹌鹑

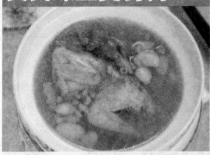

【材料准备】黄芪、红枣、白扁豆各适量，鹌鹑1只，绿豆适量，盐2克。

【制作过程】❶鹌鹑收拾干净，汆水；黄芪洗净泡发；红枣洗净，去核；白扁豆、绿豆均洗净，浸水30分钟。❷将黄芪、红枣、白扁豆、绿豆、鹌鹑放入砂锅，加水后用大火煲沸，改小火煲2小时，加盐调味即可。

【功能效用】此汤具有益气固表、强身健体的显著功效。

山药猪胰汤

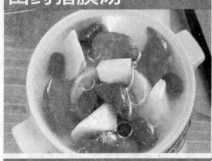

【材料准备】猪胰200克，山药100克，红枣、生姜各10克，葱15克，盐6克，味精3克。

【制作过程】❶猪胰洗净，切块；山药洗净，去皮，切块；红枣洗净，去核；生姜切片；葱切段。❷锅上火，注入水烧开，放入猪胰，稍煮片刻，捞起。❸将猪胰、山药、红枣、姜片、葱段放入瓦煲内，加水煲2小时，调入盐、味精即可。

【功能效用】此汤具有健脾补肺、益胃补肾的功效。

党参生鱼汤

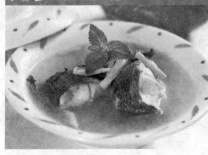

【材料准备】党参20克，生鱼1条，胡萝卜50克，料酒、酱油各10毫升，姜片、葱段各10克，盐5克，高汤200毫升。

【制作过程】❶将党参洗净泡透，切段；胡萝卜洗净，切块。❷生鱼宰杀洗净，切段，放入六成热的油中煎至两面金黄后捞出。❸锅置火上，下入油烧热，下入姜片、葱段爆香，再下入生鱼、料酒、党参、胡萝卜及剩余调味料，烧煮至熟。

【功能效用】此汤有补中益气、利水的功效。

佛手元胡猪肝汤

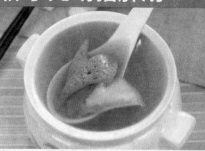

【材料准备】佛手、元胡各9克，制香附、甘草各6克，猪肝100克，盐、姜丝、葱花各适量。

【制作过程】❶将佛手、元胡、制香附、甘草洗净；猪肝洗净，切片。❷将佛手、元胡、制香附、甘草放入锅内，加适量水煮沸，再用小火煮15分钟左右。❸加入猪肝片，放适量盐、姜丝、葱花，熟后即可食用。

【功能效用】此汤具有行气止痛、疏肝和胃的功效。

春砂仁北芪猪肚汤

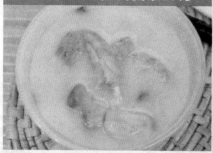

【材料准备】春砂仁6克，北芪20克，猪肚1个，生姜3片，盐适量。

【制作过程】❶春砂仁、北芪、生姜洗净，稍浸泡；猪肚以生粉洗净。❷把药材装入猪肚内，放进大号炖盅内，加入冷开水1500毫升，盖上盅盖，隔水炖3小时，调入适量食盐即可。

【功能效用】春砂仁能补气和胃、醒脾散寒，有和中、补气、止痛、安胎之功。北芪益气升阳、健脾养血、固表止汗。猪肚能健脾胃、补虚损、通血脉。本品能益气健脾、消食开胃，适用于脾胃虚弱之食少便溏、胃脘疼痛，亦为胃下垂及慢性胃炎者食疗汤品。

春砂仁花生猪骨汤

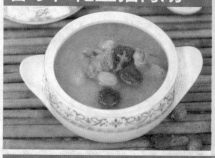

【材料准备】春砂仁8克，猪骨250克，花生30克，盐适量。

【制作过程】❶花生、春砂仁均洗净，入水稍泡；猪骨洗净，斩块。❷锅中注水烧沸，下猪骨，滚尽猪骨上的血水，捞起洗净备用。❸将猪骨、花生、春砂仁放入瓦煲内，注入清水，以大火烧沸，改小火煲2小时，加盐调味即可。

【功能效用】此汤具有健脾益胃、益气养血的功效。

绿豆陈皮排骨汤

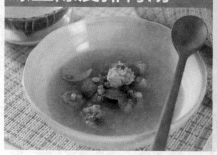

【材料准备】陈皮10克，绿豆60克，排骨250克，盐少许，生抽适量。

【制作过程】❶绿豆除去杂物和坏豆子，清洗干净，备用。❷排骨洗净斩块，汆水；陈皮浸软，刮去瓤，洗净。❸锅中加适量水，放入陈皮先煲开，再将排骨、绿豆放入煮10分钟，改小火再煲3小时，最后加入适量盐、生抽调味即可食用。

【功能效用】此汤具有开胃消食、降压、降脂的功效。

陈皮鸽子汤

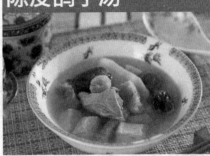

【材料准备】陈皮10克，怀山药30克，干贝15克，鸽子1只，瘦肉150克，蜜枣3枚。

【制作过程】❶陈皮、怀山药、干贝洗净，浸泡；瘦肉、蜜枣洗净。❷鸽子去内脏，洗净，斩块，汆水。❸将清水2000毫升放入瓦煲内，煮沸后加入以上用料，大火煮沸后，改用文火煲3小时，加盐调味即可。

【功能效用】此汤具有补脾健胃、调精益气的功效。

白术猪肚粥

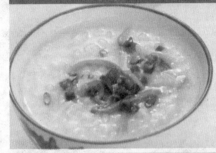

【材料准备】白术12克，升麻10克，猪肚100克，大米80克，盐3克，鸡精2克，葱花5克。

【制作过程】❶大米淘净；猪肚洗净，切成细条；白术、升麻洗净。❷大米入锅，加入适量清水，以旺火烧沸，下入猪肚、白术、升麻，转中火熬煮。❸待米粒开花，改小火熬煮至粥浓稠，加盐、鸡精调味，撒上葱花即可。

【功能效用】此粥具有补脾益气、健胃消食的功效。

话梅高良姜汤

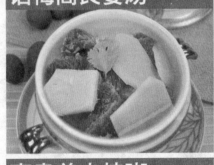

【材料准备】高良姜6克，话梅50克，冰糖8克。

【制作过程】❶将话梅洗净切成两半；高良姜洗净后，去皮切片。❷净锅上火倒入矿泉水，下入话梅、姜片稍煮。❸最后调入冰糖煮25分钟即可（可按个人喜好增减冰糖的分量）。

【功能效用】高良姜有温脾胃、祛风寒、行气止痛的作用；话梅可健胃、敛肺、温脾、止血涌痰、消肿解毒、生津止渴，此汤具有健胃温脾、生津止渴的功效。

高良姜山楂粥

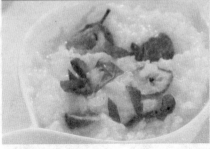

【材料准备】高良姜26克，大米90克，山楂30克，盐2克，鲜枸杞叶、味精、菠菜叶少许。

【制作过程】❶大米泡发洗净；高良姜洗净，切片；山楂洗净，切片；枸杞叶洗净，菠菜叶洗净切碎。❷锅置火上，注水后，放入大米、高良姜、山楂，用大火煮至粥熟。❸放入枸杞叶，改小火稍煮，调入盐、味精，撒上菠菜叶即成。

【功能效用】此粥具有温胃消积、减肥祛瘀的显著功效。

鸡内金核桃燕麦粥

【材料准备】燕麦50g，核桃10个，海金沙15克，鸡内金粉10克，粳米100克，玉米20克，白糖适量。

【制作过程】❶核桃去壳留仁，捣碎；海金沙用布包扎好。❷锅置火上，加水600毫升，大火煮开，加入海金沙小火煮20分钟，拣去海金沙，加入粳米、燕麦和玉米煮至米粒开花，再加入鸡内金粉、核桃煮成稠粥，加入白糖即可。

【功能效用】此粥具有利尿排石、和胃消食的显著功效。

麦芽山楂饮

【材料准备】炒麦芽10克，炒山楂片10克，红糖适量。

【制作过程】❶取炒麦芽、炒山楂片放入锅中，加1碗水煮。❷煮15分钟后加入红糖稍煮片刻。❸滤去渣，取汁饮。

【功能效用】炒麦芽善消食，除积滞；山楂解肉食油腻，行积滞；二药合用，既消食又开胃，且味酸甜美，儿童乐于饮用。

山楂苹果大米粥

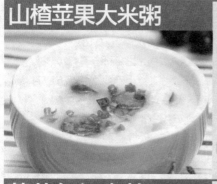

【材料准备】山楂干15克，苹果50克，大米100克，冰糖5克，葱花少许。

【制作过程】❶大米淘洗干净，用清水浸泡；苹果洗净切小块；山楂干用温水稍泡后洗净，备用。❷锅置火上，放入大米，加适量清水煮至八成熟。❸再放入苹果、山楂干煮至米烂，放入冰糖熬溶化后调匀，撒上葱花即可。

【功能效用】此粥具有益气和胃、消食化积的显著功效。

薏苡仁红枣茶

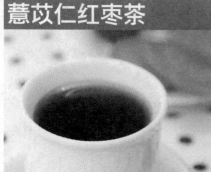

【材料准备】薏苡仁50克，红枣25克，绿茶2克。

【制作过程】❶将绿茶用沸水冲泡；红枣洗净，去核备用。❷把薏苡仁与红枣混合，放入锅中，注入适量清水一起煮至软烂。❸放入绿茶汁，再一起煮3分钟，待稍凉即可饮用。

【功能效用】此茶具有清热利湿、益气生津的功效。常饮可以保持人体皮肤光泽细腻，消除粉刺、雀斑、老年斑、妊娠斑、蝴蝶斑，对脱屑、痤疮、皲裂、皮肤粗糙等都有良好疗效。

滋阴润肺食疗方

中医认为，肺为"相傅之官"，即肺主气，主肃降，主皮毛，肺通过气来调节治理全身。养肺有多种方法，中医提出"笑能清肺"，笑能使胸廓扩张，肺活量增大，胸肌伸展，能宣发肺气、调节人体气机的升降、消除疲劳、驱除抑郁、解除胸闷。饮食上应多吃老鸭、杏仁、玉米、黄豆、黑豆、冬瓜、番茄、藕、甘薯、猪皮、贝类、梨等养肺食物。

虫草炖乳鸽

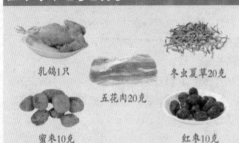

乳鸽1只　　冬虫夏草20克
五花肉20克
蜜枣10克　　红枣10克

【制作过程】❶五花肉洗净，切成条；乳鸽洗净；蜜枣、红枣泡发；生姜去皮，切片；冬虫夏草洗净。❷将所有原材料装入炖盅内。❸加入适量清水，以中火炖1小时，最后调入调味料即可。

【功能效用】此汤具有补肾益肺、强身抗衰之功效，适合肺气虚弱、容易咳嗽的老年人食用。

沙参百合甜枣汤

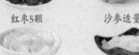

红枣5颗　　沙参适量
新鲜百合30克　　冰糖适量

【制作过程】❶百合剥瓣，洗净；沙参、红枣分别洗净，红枣泡发1小时。❷沙参、红枣盛入煮锅，加3碗水，煮约20分钟，至汤汁变稠，加入剥瓣的百合续煮5分钟，汤味醇香时，加冰糖煮至溶化即可。

【功能效用】本品具有滋阴润肺、生津止渴的功效，对阴虚肺燥引起的咳嗽、咯血、咽喉干燥等症均有疗效。

鱼腥草银花瘦肉汤

鱼腥草30克　　金银花15克

连翘12克　　猪瘦肉100克

【制作过程】❶鱼腥草、金银花、连翘用清水洗净。❷所有材料放锅内加水煎汁，用文火煮30分钟，去渣留汁。❸瘦肉洗净切片，放入药汤里，用文火煮熟，调味即成。

【功能效用】本品具有清热、解毒、排脓的功效，对肺炎、肺脓肿等咳吐黄痰、脓痰者有较好的食疗作用。

鱼腥草红枣茶

清水适量

鱼腥草50克

红枣5粒

【制作过程】❶先将鱼腥草洗净，红枣切开去核。❷二者加水3000毫升，煮沸后转小火再煮20分钟。❸最后滤渣即可。

【功能效用】鱼腥草具有清热解毒、化痰止咳、镇痛、杀菌、抗病毒、增强人体免疫力、抗癌、乌发、滋补强身之作用。本品具有清热解毒、止泻止痢的功效，用于治疗痢疾、急性肠炎等湿热疾病，还可治疗各种热毒化脓性疾病。

川贝母炖豆腐

豆腐300克

川贝母25克

蒲公英20克

冰糖适量

【制作过程】❶川贝母打碎或研成粗米状；冰糖亦打成粉碎；蒲公英洗净，煎取药汁去渣备用。❷豆腐放炖盅内，上放川贝母、冰糖，盖好，隔滚水文火炖约1小时，吃豆腐及川贝。

【功能效用】本品能清热化痰、软坚散结、清热解毒、消痈排脓，对肺脓肿、乳腺炎均有食疗效果。但脾胃虚寒、慢性胃肠炎、腹泻者慎用，而且咳嗽白痰多者忌单味药大量服用。

冬瓜薏仁鸭

薏苡仁10克

冬瓜适量

枸杞子10克

鸭肉500克

【制作过程】❶鸭肉、冬瓜分别洗净切块；薏苡仁、枸杞子分别洗净泡发。❷在砂锅中倒油烧热，将蒜、盐和鸭肉一起翻炒，再放入米酒和高汤。待煮开后，放入薏苡仁、枸杞子，用旺火煮1小时，再放入冬瓜，煮开后转入文火续煮至熟后食用。

【功能效用】本品能清热滋阴、利尿通淋，对各种热性疾病均有食疗作用。

柴胡秋梨饮

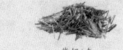

柴胡6克

秋梨1个

红糖适量

【制作过程】❶分别将柴胡、秋梨洗净，把秋梨切成块，备用。❷把柴胡、秋梨放入锅内，加入1200毫升水，先用大火煮沸，再改小火煎15分钟。❸滤去渣，以红糖调味即可。

【功能效用】本品具有生津润燥、清热止咳、疏肝解郁等功效，对风热引起的咳嗽、咽喉肿痛均有疗效。

椰子汁杏仁鸭汤

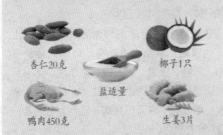

杏仁20克
椰子1只
盐适量
生姜3片
鸭肉450克

【制作过程】❶将椰子汁倒出；杏仁洗净；鸭洗净斩块备用。❷净锅上火倒入水，下入鸭块汆水洗净。❸净锅上火倒入椰子汁，下入鸭块、杏仁、生姜烧沸煲至熟，调入盐即可。

【功能效用】鸭肉可以清虚热、利水消肿、治疗咽喉干燥。椰子汁具有清热、解暑、生津、止渴之功效。本品具有宣肺止咳、利尿通淋、补中益气等功效。

枸杞桂圆银耳汤

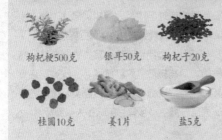

枸杞梗500克
银耳50克
枸杞子20克
桂圆10克
姜1片
盐5克

【制作过程】❶枸杞梗、桂圆、枸杞子洗净。❷银耳泡发，洗净，煮5分钟，捞起沥干水。❸下油爆香姜，银耳略炒后盛起。另加适量水煲滚，放入枸杞梗、桂圆、枸杞子、银耳、姜煲滚，文火煲1小时，下盐调味即成。

【功能效用】本品养肝明目、补血养心、滋阴润肺，对面色萎黄、两目干涩、口干咽燥者均有很好的改善作用。

太子参红枣茶

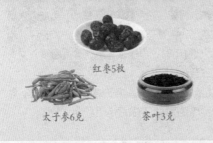

红枣5枚
太子参6克
茶叶3克

【制作过程】❶将太子参、红枣、茶叶洗干净备用。❷先将太子参、红枣放入锅中，加适量清水，将锅放在火上，开大火煮15分钟。❸再放入茶叶稍煮片刻，茶叶完全开时即可。❹滤去残渣即可饮用。

【功能效用】太子参有补气益血、生津、补脾胃的作用。本品具有益气补血、敛汗固表的功效，适用于气虚型自汗、盗汗者。

白果莲子乌鸡汤

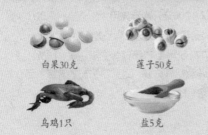

白果30克
莲子50克
乌鸡1只
盐5克

【制作过程】❶乌鸡洗净，剁块，汆烫后捞出冲净；白果、莲子洗净。❷将乌鸡放入锅中，加水至没过材料，以大火煮开，转小火煮20分钟。❸加入白果、莲子，续煮15分钟，最后加盐调味即成。

【功能效用】本品具有滋阴补肾，缩尿固精、健脾养胃的功效，可用于小儿遗尿、妇女带下过多、成人遗精滑泄等症。

荠菜四鲜宝

杏仁30克

白芍15克

荠菜50克

虾仁100克

【制作过程】❶将杏仁、白芍、荠菜、虾仁均洗净，切丁。❷将虾仁用盐、鸡精、淀粉上浆后，入四成热油中滑炒备用。❸锅中加入清水，将杏仁、白芍、荠菜、虾仁放入锅中煮熟后，再调味即可。

【功能效用】杏仁具有润肺止咳、通便、美容的功效。本品具有宣肺止咳、敛阴止痛、疏肝健脾的功效。

松子炒丝瓜

丝瓜300克

胡萝卜50克

松子50克

植物油10克

盐适量

鸡精适量

【制作过程】❶将丝瓜去皮洗净，切块；胡萝卜洗净，切片；松子洗净备用。❷锅中下入植物油烧热，入松子炒香后，放入丝瓜、胡萝卜一起翻炒。❸最后加盐、鸡精调味，炒熟装盘即可。

【功能效用】本品能降低血糖、清热解毒、润肠通便，糖尿病患者可经常食用，还能有效预防便秘，缓解口渴多饮。

莲子百合黑豆汤

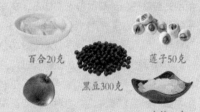

百合20克

黑豆300克

莲子50克

鲜椰汁适量

冰糖30克

【制作过程】❶莲子用滚水浸半小时，再煲煮15分钟，倒出冲洗；百合泡浸，洗净；黑豆洗净，用滚水泡浸1小时以上。❷水烧滚，下黑豆，用大火煲半小时，下莲子、百合，中火煲45分钟，改慢火煲1小时。❸下冰糖，待溶，入椰汁即成。

【功能效用】本品具有滋阴润肺、养心安神、美白养颜的功效。

山药杏仁糊

山药粉2大匙

杏仁适量

鲜奶200毫升

细砂糖少许

【制作过程】❶杏仁研成粉；鲜奶倒入锅中以小火煮，倒入山药粉与杏仁粉，并加糖调味，边煮边搅拌，以免烧焦。❷煮至汤汁成糊状，即成。

【功能效用】山药可以补肺益肾，杏仁能够润肺止咳，将二者同食，可以起到润肺止咳、益肾的功效，适用于肺虚久咳、脾虚体弱等症。

补肾养肾食疗方

肾是人体调节中心，人体的生命之源，主管着生长发育、衰老死亡的全过程。《黄帝内经》说："肾者，作强之官。"肾主藏精，主水液代谢，主纳气。根据中医里"五色归五脏"的说法，黑色食物或药物对肾脏具有滋补作用，如黑芝麻、黑豆、黑米等。此外，海参、核桃、羊肉、板栗、韭菜、西葫芦、马蹄也是良好的养肾食物。

熟地当归鸡

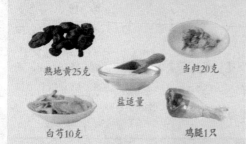

熟地黄25克　　当归20克

盐适量

白芍10克　　鸡腿1只

【制作过程】①鸡腿洗净剁块，放入沸水汆烫、捞起冲净；药材用清水快速冲净。②将鸡腿和所有药材放入炖锅中，加水6碗以大火煮开，转小火续炖30分钟。③起锅后，加盐调味即成。

【功能效用】本品能养血补虚，适合各种原因引起的贫血患者食用。此外，老年人也可经常食用，既可补血又能滋肾。

姜片海参炖鸡汤

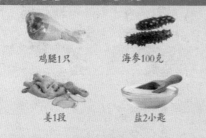

鸡腿1只　　海参100克

姜1段　　盐2小匙

【制作过程】①鸡腿切块，汆烫，捞起，备用；姜切片。②海参自腹部切开，洗净腔肠，切大块，汆烫，捞起。③煮锅加6碗水煮开，加入鸡块煮沸，转小火炖约20分钟，加入海参续炖5分钟，加盐调味即成。

【功能效用】本品能补肾益精、养血润燥、益气补虚，常食还能防治心脑血管疾病，如高血压、冠心病、动脉硬化等。

葱烧海参

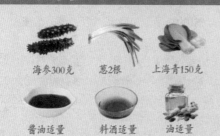

海参300克　　葱2根　　上海青150克

酱油适量　　料酒适量　　油适量

【制作过程】①海参洗净切条；上海青洗净，葱切段。②起锅，加入油加热，放入海参翻炒片刻，加盐、酱油、料酒调味，加适量清水烧一会儿，待汤汁变浓，放入葱段，用水淀粉勾芡，装盘。③锅入水烧开，放入上海青焯熟，摆盘即可。

【功能效用】本品能益气补虚、养血益精、滋阴润燥，还能防止动脉硬化。

螺肉煲西葫芦

螺肉200克

香附10克

西葫芦250克

丹参10克

【制作过程】❶将螺肉用盐反复搓洗干净；西葫芦洗净切方块备用；香附、丹参洗净，煎取药汁，去渣备用。❷净锅上火倒入高汤，下入西葫芦、螺肉，大火煮开，转小火煲至熟，最后倒入药汁，煮沸后可以依据个人的口味调入盐即可。

【功能效用】此汤可清热解毒、利尿消肿、凉血活血、行气疏肝、滋阴补肾。

猪肠核桃仁汤

猪大肠200克

核桃仁60克

熟地黄30克

大枣10枚

姜丝适量

葱末适量

料酒适量

盐适量

【制作过程】❶将猪大肠反复漂洗干净，入沸水中焯2～3分钟，捞出切块；核桃仁捣碎。❷大枣洗净，备用；熟地黄用干净纱布包好。❸锅内加水适量，放入猪大肠、核桃仁、药袋、大枣、姜丝、葱末、料酒，大火烧沸，改用文火煮40～50分钟，拣出药袋，调入盐即成。

【功能效用】滋补肝肾，强健筋骨。

五灵脂红花炖鱿鱼

五灵脂9克

鱿鱼200克

红花6克

姜丝适量

葱末适量

【制作过程】❶把五灵脂、红花洗净；鱿鱼洗净，切块；姜洗净切片；葱洗净切段。❷把鱿鱼放在蒸盆内，加入盐、绍酒、姜、葱、五灵脂和红花，注入清水150克。❸把蒸盆置蒸笼内，用武火蒸35分钟即成。

【功能效用】本品具有活血化瘀、消肿止痛的功效，可用于血瘀型心绞痛、痛经、月经不调等症。

田七郁金炖乌鸡

田七6克

郁金9克

乌鸡500克

绍酒10克

蒜片10克

姜片5克

葱段5克

盐5克

【制作过程】❶田七洗净，打碎；郁金洗净润透，切片；乌鸡肉洗净，切块。❷乌鸡块放入蒸盆内，加入姜片、葱段、蒜片、绍酒、盐、田七和郁金，再加入300克清水。❸把蒸盆置于蒸笼内，用武火蒸50分钟即可，如果想让鸡肉软烂可以适当延长10分钟。

【功能效用】本品具有补气血、祛瘀血、消腹水等功效。

杜仲羊肉萝卜汤

羊肉200克　　杜仲15克　　白萝卜50克

胡椒粉适量　　料酒适量　　姜片适量

【制作过程】❶羊肉洗净切块，汆去血水；白萝卜洗净，切块。❷将杜仲同羊肉、羊骨汤、白萝卜、料酒、胡椒粉、姜片一起下锅，加水烧沸后小火炖1小时，加调料调味即可。

【功能效用】杜仲有益肝肾、壮筋骨的功效。本品能补肝肾、强筋骨，对肾虚腰痛、畏寒怕冷、筋骨无力、阳痿、精冷不固、小便频数等症均有食疗作用。

杜仲艾叶鸡蛋汤

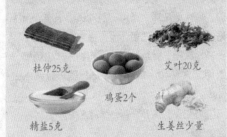

杜仲25克　　　　　　　艾叶20克

鸡蛋2个

精盐5克　　　　　　　生姜丝少量

【制作过程】❶杜仲、艾叶分别用清水洗净。❷鸡蛋打入碗中，搅成蛋浆，再加入洗净的姜丝，放入油锅内煎成蛋饼，切成块。❸再将以上材料放入煲内，用适量水，猛火煲至滚，然后改用中火续煲2小时，出锅之前精盐调味，即可。

【功能效用】本品能补肝肾、理气安胎，可用于妊娠漏血、胎漏欲堕、胎动不安。

莲子百合排骨汤

莲子50克　　百合50克　　枸杞子15克

排骨500克　　米酒适量　　盐适量

【制作过程】❶将排骨洗净，斩块，放入沸水中汆去血水，捞出备用。❷将莲子和百合一起洗净，莲子去心，百合掰成瓣，备用。❸将所有材料一同放入锅中炖煮至排骨完全熟烂，起锅前放入枸杞及调味料即可。

【功能效用】桂圆有补血安神、健脑益智、补养心脾、滋补强身的功效。本品具有健脾益气、安神定志、滋润肌肤等功效，常食可改善皮肤干燥、粗糙等症。

栗子羊肉汤

枸杞子20克　　羊肉150克　　栗子30克

吴茱萸10克　　桂枝10克　　盐5克

【制作过程】❶将羊肉洗净，切块。栗子去壳，洗净切块；枸杞子洗净，备用。❷吴茱萸、桂枝洗净，煎取药汁备用。❸锅内加适量水，放入羊肉块、栗子块、枸杞子，大火烧沸，改用文火煮20分钟，再倒入药汁，续煮10分钟，调入盐即成。

【功能效用】本品能暖胃散寒、温经通络，对肝肾不足、畏寒怕冷者有疗效。

菟丝子大米粥

菟丝子8克

大米100克

白糖4克

葱花5克

【制作过程】 ❶大米淘洗干净，置于冷水中浸泡半小时后捞出沥干水分，备用；菟丝子洗净；葱洗净，切成葱花。❷锅置火上，倒入清水，放入大米，以大火煮至米粒开。❸再加入菟丝子煮至浓稠状，撒上葱花，调入白糖拌匀即可。

【功能效用】 此粥有补肝肾、益精髓、养肌、强阴、坚筋骨、益气力之功效。

板栗桂圆粥

桂圆肉20克

玉竹20克

大米90克

板栗20克

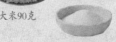

白糖适量

【制作过程】 ❶板栗去壳、去皮洗净，切碎；桂圆肉、玉竹洗净；大米泡发洗净。❷锅置火上，注入清水，放入大米，用旺火煮至米粒开花。❸放入板栗、桂圆肉、玉竹，用中火煮至熟后，放入白糖调味即可。

【功能效用】 桂圆有补血安神、健脑益智、补养心脾、滋补强身的功效。此粥能补肾强腰、补益心脾、养血安神、润肤美容。

韭菜牛肉粥

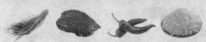

韭菜35克　牛肉80克　红椒20克　大米100克

盐3克　味精2克　胡椒粉3克

姜末适量

【制作过程】 ❶韭菜洗净，切段；大米淘净，泡好；牛肉洗净，切片；红椒洗净，切圈。❷大米放入锅中，加适量清水，大火烧开，下入牛肉和姜末，转中火熬煮至粥将成。❸放入韭菜、红椒，待粥熬至浓稠，加盐、味精、胡椒粉调味即可。

【功能效用】 本粥能补肾温阳、益肝健胃、提高免疫力，适合体质虚弱者食用。

山药鹿茸山楂粥

怀山药30克

鹿茸适量

山楂片少许

大米100克

盐2克

味精少许

【制作过程】 ❶山药去皮洗净切块；大米洗净；山楂片洗净切丝。❷鹿茸入锅，加水熬取汁。锅内加水，放入大米，用大火煮至米粒绽开，放入怀山药、山楂同煮。❸倒入熬好的鹿茸汁，改用小火煮至粥成闻见香味时，放入盐、味精调味即成。

【功能效用】 此粥补精髓、助肾阳、强筋健骨，可治疗肾虚阳痿、滑精早泄。

虫草炖甲鱼

【材料准备】 甲鱼1只，冬虫夏草5克，紫苏各10克，料酒、盐、葱、姜各适量。

【制作过程】 ❶甲鱼收拾干净切块；姜洗净，切片；葱切段；冬虫夏草、紫苏分别洗净，备用。❷将甲鱼放入砂锅中，上放冬虫夏草、紫苏，加料酒、盐、葱段、姜片炖2小时即成。

【功能效用】 本品具有益气补虚、养肺补心的功效。

虫草炖雄鸭

【材料准备】 冬虫夏草5克，雄鸭1只，姜片、葱花、陈皮末、枸杞子、胡椒粉、盐、味精各适量。

【制作过程】 ❶将冬虫夏草、枸杞子用温水洗净。❷鸭收拾干净，斩块，汆去血水，然后捞出。❸将鸭块与虫草、枸杞子用大火煮开，再用小火炖软后加入姜片、葱花、陈皮末、胡椒粉、盐、味精，调味后即可。

【功能效用】 本品具有益气补虚、补肾强身的作用。

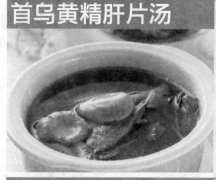

首乌黄精肝片汤

【材料准备】 何首乌10克，黄精5克，猪肝200克，胡萝卜1根，鲍鱼菇6片，葱1根，姜1小块，豆苗少许，盐适量。

【制作过程】 ❶将以上药材和食材洗净；胡萝卜切块，猪肝切片，豆苗、葱切段；将何首乌、黄精煎水去渣留用。❷猪肝片汆去血水。❸将药汁煮开，将所有食材放入锅中，加盐煮熟即成。

【功能效用】 此汤可补肾养肝、乌发防脱、补益精血。

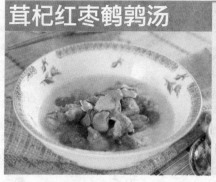

茸杞红枣鹌鹑汤

【材料准备】 鹿茸3克，枸杞子30克，红枣5枚，鹌鹑2只，盐适量。

【制作过程】 ❶将鹿茸、枸杞子洗净；将红枣浸软，洗净，去核。❷将鹌鹑宰杀，去毛及内脏，洗净斩大块，汆水。❸将全部材料放入炖盅内，加适量清水，隔水以小火炖2小时，加盐调味即可食用。

【功能效用】 此汤具有补肾养巢、延年益寿的功效。

第五章

美容养颜食疗方
——美丽也能吃出来

乌发明目食疗方

每个人都渴望能拥有一头乌黑亮丽的头发和一双明亮动人的眼睛，但现实往往让人失望。中医认为，"肝肾同源""肝开窍于目""肾主骨，其华在发"。因此，乌发明目的药膳主要是滋阴凉血、补肾养肝为主，伴以养血安神、疏风清热。常用药材有枸杞子、菊花、决明子、桂圆、首乌、泽泻等，常用食材有动物肝肾、红枣、木耳、山药、海带、芹菜、黄花菜等。

芝麻润发汤

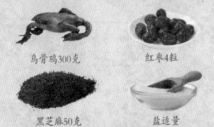

乌骨鸡300克

红枣4粒

黑芝麻50克

盐适量

【制作过程】❶乌骨鸡洗净，切块，汆烫后捞起备用；红枣洗净。❷将乌骨鸡、红枣加黑芝麻和水，以小火煲约2小时，再加盐调味即可。

【功能效用】本品具有补肝益肾、乌发明目等作用。乌鸡含有10种氨基酸，还可提高生理机能、延缓衰老、强筋健骨，对防治妇女缺铁性贫血症、须发早白等有明显效果。

黑豆蛋酒汤

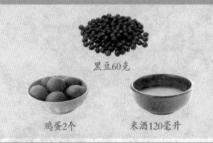

黑豆60克

鸡蛋2个

米酒120毫升

【制作过程】❶黑豆洗净泡发。❷锅加水烧沸，打入鸡蛋煎成荷包蛋。❸再加入黑豆一起煮至豆烂时，加入米酒稍煮片刻即可饮用。

【功能效用】黑豆性平、味甘，具有消肿下气、润肺燥热、活血利水、祛风除痹、补血安神、明目健脾、补肾益阴、解毒的作用，常食能乌发黑发以及延年益寿。

胡萝卜红枣猪肝汤

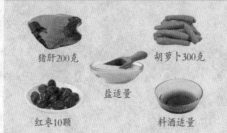

猪肝200克

胡萝卜300克

盐适量

红枣10颗

料酒适量

【制作过程】❶胡萝卜洗净，去皮切块，放油略炒后盛出；红枣洗净。❷猪肝洗净切片，用盐、料酒腌渍，放油略炒后盛出。❸把胡萝卜、红枣放入锅内，加足量清水，大火煮沸后以小火煲至胡萝卜熟软，放猪肝再煲沸，加盐调味。

【功能效用】此汤能防治血管硬化、降低胆固醇、清肝明目、增强记忆。

白芍竹荪山药排骨汤

白芍10克

山药250克

香菇3朵

竹荪15克

排骨1000克

盐2小匙

【制作过程】❶排骨剁块，汆水；山药切块；香菇去蒂，冲净，切片。❷竹荪泡发，去伞帽、杂质，切段；排骨盛入锅中，放入白芍，加水适量，炖煮20分钟。❸加入山药、香菇、竹荪续煮10分钟，起锅前加青菜煮熟，再加盐调味即成。

【功能效用】此汤能养肝补血，还能调经理带，改善血虚、脸色青黄或苍白。

谷精草菠菜羊肝汤

谷精草15克

夏枯草15克

菠菜500克

羊肝1块

【制作过程】❶将菠菜洗净，焯熟；羊肝洗净汆水；谷精草、夏枯草均洗净，放在事先准备好的纱布包中。❷将菠菜、羊肝、谷精草、夏枯草一起放入锅内，加水煎煮至熟，取出纱布包即可食用。

【功能效用】此汤中的夏枯草有清肝火、平肝阳的功效。本品能养肝明目、补充维生素A，适用于辅助治疗夜盲症、老眼昏花、白内障等症。

枸杞叶猪肝汤

猪肝200克

枸杞叶10克

黄芪5克

沙参3克

姜片适量

盐适量

【制作过程】❶猪肝洗净，切成薄片；枸杞叶洗净；沙参、黄芪润透，切段。❷将沙参、黄芪加水熬成药液。❸下入猪肝片、枸杞叶和姜片，煮5分钟，一定要控制好时间，以免肝的口感变老，最后调入盐即可。

【功能效用】此汤具有补肝明目的功效，常用于治疗风热目赤、双目流泪、视力减退、夜盲、营养不良等病症。

柴胡枸杞羊肉汤

柴胡15克

枸杞子10克

羊肉片200克

油菜200克

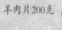
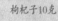
盐3克

【制作过程】❶柴胡冲净，放进煮锅中加4碗水熬高汤，熬到约剩3碗，去渣留汁。❷油菜洗净切段。❸枸杞子放入高汤中煮软，羊肉片入锅，并加入油菜；待肉片熟，加盐调味即可食用。

【功能效用】柴胡疏肝解郁，枸杞子养肝明目，羊肉对手脚冰冷、痛经的女性有很好的改善作用。

木瓜墨鱼汤

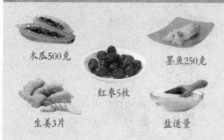

木瓜500克　墨鱼250克
红枣5枚
生姜3片　盐适量

【制作过程】❶将木瓜去皮、籽，洗净，切块；将墨鱼洗净，取出墨鱼骨（清洗墨鱼时，应将其头浸入水中，以免墨鱼中的黑汁四处飞溅）。❷将红枣浸软，去核，洗净。❸将全部材料放入砂煲内，加适量清水，武火煮沸后，改文火煲2小时，加盐调味即可。

【功能效用】本品能养血滋阴、温经通络、调经利水、美肤乌发。

枸菊肝片汤

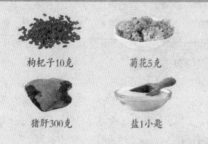

枸杞子10克　菊花5克
猪肝300克　盐1小匙

【制作过程】❶猪肝冲净，切片；煮锅加4碗水，放入枸杞子以大火煮开，转小火续煮3分钟；❷待水一沸，放入肝片和菊花，待水一开，加盐调味即可熄火起锅。

【功能效用】富含维生素B$_2$的猪肝，搭配含β-胡萝卜素的枸杞子，能防止眼睛晶状体老化令眼睛干涩或致白内障，对视力恢复的作用很大。

红花绿茶饮

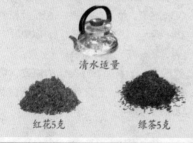

清水适量
红花5克　绿茶5克

【制作过程】❶用清水将红花、绿茶稍稍冲洗一下，去掉杂质。❷将红花、绿茶放入有盖的杯中，用沸水冲泡，加盖。❸泡好后过滤即可饮用。

【功能效用】红花有活血通经，祛瘀止痛的功效。绿茶具有清热解毒、利尿排毒、提神醒脑、抗衰老的功效，本茶具有活血化瘀、养肝明目、降低血脂的功效。

桑麻糖水

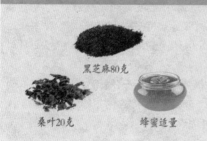

黑芝麻80克
桑叶20克　蜂蜜适量

【制作过程】❶桑叶洗净，烘干，研成细末。❷黑芝麻捣碎，与桑叶末一起加水煎40分钟。❸稍凉后加入蜂蜜调味即可饮用。

【功能效用】桑叶有解表热、疏散风热、平肝明目、养阴生津的作用。而黑芝麻是肾气不足者最适宜食用的食物，有温补固涩的作用。养肝补肾、滋阴降火，适用于辅助治疗夜盲症、便秘、结膜炎等症。

滋阴润肤食疗方

中医认为，人体是一个普遍联系的整体，要从根本上唤起好气色，延缓衰老，使青春常驻，还要从内部调理开始，通过补血理气、调整营养平衡来让你的皮肤水嫩透亮！补水先要健脾，只有健脾益气，才能化生津液，通达阳气，滋润皮肤。滋阴润肤药膳，主要是润肺补脾，常用的药材食材有百合、茯苓、莲子、玉竹、腰果、银耳、猪蹄、马蹄、雪梨、苹果等。

益气润肤汤

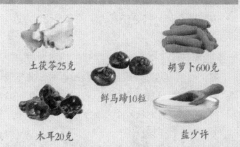

土茯苓25克　　胡萝卜600克

鲜马蹄10粒

木耳20克　　盐少许

【制作过程】❶将所有材料洗净，胡萝卜、鲜马蹄去皮切块；木耳去蒂洗净，切小块。❷将备好的材料和2000克水放入砂锅中，以大火煮开后转小火煮约2小时。❸再加盐调味即可。

【功能效用】本品富含维生素，可使皮肤细嫩光滑，对皮肤干燥、粗糙者有很好食疗作用，还能补气益血、润泽肌肤、延缓衰老。

蜜橘银耳汤

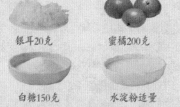

银耳20克　　蜜橘200克

白糖150克　　水淀粉适量

【制作过程】❶将银耳水发后放入碗内，上笼蒸1小时取出。❷蜜橘剥皮去筋，成净蜜橘肉；将汤锅置旺火上，加入适量清水，将蒸好的银耳放入汤锅内，再放蜜橘肉、白糖煮沸。❸沸后用水淀粉勾芡。待汤见开时，盛入汤碗内即成。

【功能效用】本品富含维生素C，能润肤美白、滋阴祛斑、美容养颜、补虚损。

荞麦红枣羹

红枣30克

桂圆肉50克

荞麦100克

白糖30克

【制作过程】❶荞麦洗净泡发；桂圆肉、红枣均洗净。❷砂锅中加水，烧开，下入荞麦、桂圆肉、红枣，先用武火烧开，再转文火煲40分钟。❸起锅前，调入白糖，搅拌均匀即可食用。

【功能效用】荞麦有"净肠草"之称，是很好的大肠清道夫，能抑制黑色素的生成，有预防老年斑和雀斑发生的作用，本品具有补气健脾、养血补心、开胃消食等功效。

天冬茶

天冬30克

甘草5片

冰糖适量

【制作过程】❶用清水将天冬、甘草冲洗干净，去除杂质，放入杯中备用。❷倒入热水冲泡，加入冰糖。❸焖泡10分钟，完全泡开即可饮用。

【功能效用】天冬有养阴生津，润肺清心的功效。用于肺燥干咳、虚劳咳嗽、伤津口渴、心烦失眠、肠燥便秘、清咽化痰、滋阴润燥。本品具有滋阴养心、生津润燥、改善便秘的功效。

橘皮红枣汁

红枣8枚

新鲜橘皮1个

红糖少许

【制作过程】❶红枣洗净去核。❷橘皮洗净切丝。❸红枣盛入锅中，加350毫升水煮开，转小火续煮15分钟，加入橘皮续煮2分钟，放入红糖即可。

【功能效用】橘皮有理气调中、行气消食的功效，可有效调理脾胃，减少食欲不振、食后腹胀现象；红枣能补中益气、养血生津。此汁具有开胃健脾、补气养血的功效。

黄精牛筋煲莲子

黄精10克

莲子15克

蹄筋500克

生姜适量

盐适量

味精适量

【制作过程】❶莲子泡发，黄精、生姜洗净。❷蹄筋切块，入沸水汆烫。❸煲中加入清水烧沸，放入蹄筋、莲子、黄精、生姜片煲2小时，调味即可。

【功能效用】本品中黄精补气养阴；牛筋富含胶原蛋白，能增强细胞生理代谢，使皮肤更富有弹性和韧性，延缓皮肤的衰老。几者合用，能滋润肌肤、增加皮肤弹性。

清补养颜汤

莲子10克

百合15克

北沙参15克

玉竹15克

桂圆肉10克

枸杞子15克

【制作过程】❶将药材洗净；莲子洗净去心备用。❷将所有材料放入煲中加适量水，以小火煲约40分钟，再加冰糖调味即可。

【功能效用】本品中莲子养心明目；百合鲜品富含黏液质及维生素，对皮肤细胞新陈代谢有益；北沙参、玉竹滋阴润肤；桂圆可补血养颜、抗衰老；枸杞可滋阴润肤，清除自由基、抗氧化、抗衰老。

玉竹瘦肉汤

玉竹30克　　猪瘦肉150克

盐适量　　　味精适量

【制作过程】 ❶玉竹洗净用纱布包好，猪肉洗净切块。❷玉竹、瘦肉同放入锅内，加适量水煎煮，煮的过程中要去掉浮沫，熟后取出玉竹，加盐、味精调味即可。

【功能效用】 玉竹味甜，质柔而润，是一味养阴生津的良药，玉竹中所含的维生素A能改善干裂、粗糙的皮肤状况，使之滋润嫩滑，起到美容护肤的作用。

枸杞马蹄鹌鹑蛋

鹌鹑蛋100克　　马蹄150克

枸杞子50克　　糖20克

【制作过程】 ❶马蹄去皮，洗净；鹌鹑蛋入锅中煮熟，剥去蛋壳，入油锅炸至金黄，捞出控油。❷锅中放水，下入马蹄、鹌鹑蛋、枸杞子，煮20分钟。❸调入白糖即可食用。

【功能效用】 鹌鹑蛋对有贫血、月经不调的女性，具有很好的调补、养颜美肤功效。与枸杞子、马蹄一起煮，滋润肌肤、美容养颜的效果更为显著。

阳桃紫苏甜汤

阳桃1颗　　　麦门冬15克

紫苏适量

天冬10克　　冰糖1大匙

【制作过程】 ❶将麦门冬、天冬放入纱布袋；紫苏洗净，用1000毫升水煎取汁液；阳桃表皮以少量的盐搓洗，切除头尾，再切成片状。❷药材与全部材料放入锅中，以小火煮沸，加入冰糖搅拌溶化。❸取出药材，加入紫苏汁拌匀，待降温后即可食用。

【功能效用】 此汤健脾开胃、助消化，对人体有很好的滋养作用。

葛根粉粥

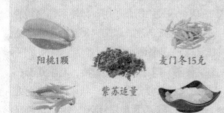

葛根30克

大米100克　　花粉1勺

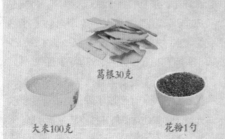

【制作过程】 ❶将大米洗净，泡发。❷将葛根洗净，沥干，研成粉末。❸大米与葛根粉、花粉同入砂锅内，加600毫升水，用小火煮至粥稠即可。

【功能效用】 野葛根中含有大量的异黄酮，可丰胸美体，不但使乳房变大，还变得更加坚挺，还具有滋润皮肤、恢复皮肤弹性的作用。本品具有祛风散邪、清热生津的功效，适合风热型痤疮患者食用。

去皱祛斑食疗方

　　色斑和皱纹是女性健康美丽的一大杀手，其最根本的原因，除了年龄因素外，就是内分泌失调。最有效的祛斑去皱的途径就是通过食用具有活血化瘀、改善身体循环的药膳，调理脏腑机能，加强皮肤保养。常用的药材食材有桃仁、红花、川芎、赤芍、柴胡、郁金、白芍、附子、杏仁、百合、鸡骨草、红枣、西红柿、田螺、苦瓜等。

鸡骨草煲生鱼

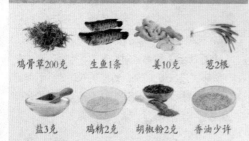

鸡骨草200克　　生鱼1条　　姜10克　　葱2根

盐3克　　鸡精2克　　胡椒粉2克　　香油少许

【制作过程】❶生鱼1条，处理干净，入油烧煎至两面呈金黄色；鸡骨草泡发；姜去皮切片。❷砂锅内加水，放姜片、鸡骨草煮沸煲40分钟，放鱼块煮熟，放盐、鸡精、胡椒粉，撒入葱段，淋上香油即可。

【功能效用】鸡骨草清热利湿，散瘀止痛；鱼富含蛋白质、脂肪和碳水化合物，常食此品能起到润肤去皱的功效。

清热除斑汤

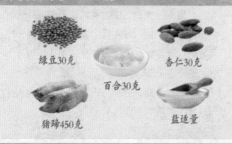

绿豆30克　　杏仁30克

百合30克

猪蹄450克　　盐适量

【制作过程】❶将所有食材洗净；猪蹄砍成块，汆烫后捞起备用。❷将所有材料放入煲中，注入水，以文火煲至豆类和猪蹄软烂。❸加盐调味即可。

【功能效用】绿豆清热解毒、利尿通淋；百合富含水分，可滋阴润肤；杏仁富含维生素B，可抑制皮脂腺分泌。合用对改善痤疮、粉刺均有疗效。

木耳海藻猪蹄汤

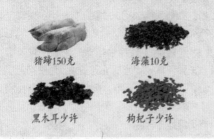

猪蹄150克　　海藻10克

黑木耳少许　　枸杞子少许

【制作过程】❶猪蹄洗净，斩块汆水；海藻洗净，浸水；黑木耳泡发撕片；枸杞子洗净。❷将猪蹄、枸杞子放入砂煲，倒上适量清水，大火烧开，下入海藻、黑木耳，改小火炖煮2小时，加盐、鸡精调味即可。

【功能效用】海藻中含有丰富的蛋氨酸、胱氨酸，能防止皮肤干燥，常食可使皮肤光滑润泽，还可改善油性皮肤油脂分泌。

灵芝玉竹麦门冬茶

灵芝5克

麦门冬6克

玉竹3克

蜂蜜适量

【制作过程】❶灵芝、麦门冬、玉竹共入锅，加水600毫升，煎煮15分钟。❷将煮好的灵芝玉竹麦门冬茶滤去渣，倒入杯中，待茶稍凉后加入蜂蜜，搅拌均匀，即可饮用。

【功能效用】灵芝能美白养颜、有效抗皱、抗衰老。麦门冬能滋阴润肤、抗皱抗衰老。因此常喝此茶不仅能紧肤抗皱，还能增强体质，提高身体免疫力。

熟地丝瓜汤

熟地黄30克

丝瓜250克

盐8克

味精5克

香油适量

姜适量

葱适量

蒜适量

【制作过程】❶丝瓜洗净去皮，切片；姜切丝，葱切末，蒜切片。❷熟地黄用水煎取汁液。❸锅内加水，下丝瓜片、姜丝、葱末、蒜片，大火烧沸，改用文火煮3～5分钟，兑入熟地黄汁，再煮沸，调入盐、味精、香油即成。

【功能效用】丝瓜富含B族维生素，能防止皮肤老化、消除斑块；熟地黄可滋阴养血、滋补肝肾，对肝肾亏虚引起的色斑有效。

玫瑰枸杞养颜羹

玫瑰花20克

枸杞子10克

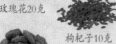

杏脯10克

醪糟1碗

葡萄干10克

【制作过程】❶玫瑰花洗净切丝备用。❷锅中加水烧开，放入玫瑰露酒、白糖、醋、醪糟、枸杞、杏脯、葡萄干煮开。❸用生粉勾芡，撒上玫瑰花丝即成。

【功能效用】玫瑰花能理气和血、疏肝解郁、降脂减肥、润肤养颜，尤其对妇女经痛、月经不调、面生色斑有较好的功效，常饮能使面色红润。

女贞子蜂蜜饮

女贞子8克

蜂蜜10克

橙汁10毫升

鸡蛋1个

雪糕1根

【制作过程】❶取适量冰块放入碗中，再打入鸡蛋；女贞子洗净煎水备用。❷再加入雪糕、蜂蜜、橙汁、女贞子汁。❸一起搅打成泥即可饮用。

【功能效用】蜂蜜富含抗氧化剂，能清除体内的垃圾，有抗癌、防衰老的作用。另外，蜂蜜能润肠通便，对便秘引起的痘痘、色斑有很好的治疗功效。

甜酒煮阿胶

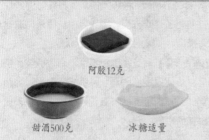

阿胶12克

甜酒500克　　　　冰糖适量

【制作过程】❶阿胶洗净，泡发。❷将锅洗净，加入适量清水，将甜酒倒入，加热至沸腾。❸放入泡好的阿胶后搅匀，将武火改为文火，待开，再加入冰糖，继续加热，至阿胶、冰糖完全溶化即可。

【功能效用】阿胶同大枣一样，也含有丰富的氨基酸和微量元素，还能促进钙的吸收，本品有滋阴补血、活血化瘀、养心安神的功效。

罗汉三宝茶

贡菊10朵

枸杞子8粒

罗汉果1个

蜜枣3颗

红茶包1包

冰糖适量

【制作过程】❶将贡菊、枸杞子洗净；罗汉果洗净，掰成小块。❷将贡菊、枸杞子、罗汉果、蜜枣、红茶包、冰糖一起放入锅中，加水后煲20分钟。❸将煮好的茶倒入茶杯即可饮用。

【功能效用】罗汉果具有解暑、清肺止咳、润喉、降低血压、抗衰老、益肤美容之功效。本品具有清热润肺、止咳利咽、清肝明目等功效。

天冬桂圆参鲍汤

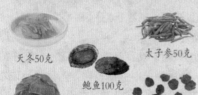

天冬50克

太子参50克

鲍鱼100克

猪瘦肉250克

桂圆肉25克

【制作过程】❶鲍鱼用开水烫4分钟，洗净；猪瘦肉洗净，切块。❷天冬、太子参、桂圆肉洗净。❸把天冬、太子参、桂圆肉、鲍鱼、猪瘦肉放入炖盅内，加开水适量，盖好，隔水文火炖3小时，放入盐、味精调味即可。

【功能效用】鲍鱼具有清热润燥、利肠通便、滋阴养血、固肾益精、平肝明目等功效，本品具有补气养阴、生津止渴、补血养心等功效。

金银花饮

金银花20克

山楂10克

蜂蜜250克

【制作过程】❶将金银花、山楂放入锅内，加适量水。❷置急火上烧沸，5分钟后取药液一次，再加水煎熬一次，取汁。❸将两次药液合并，稍冷却，然后放入蜂蜜，搅拌均匀即可饮用。

【功能效用】金银花茶性寒，味甘，具有清热解毒、疏散风热的作用，对内火旺盛、面生痘痘者有很好的疗效。

祛痘降火食疗方

青春痘又名痤疮、暗疮或粉刺，分为湿热壅盛型、脾虚湿盛型和肝郁气滞型三种，治疗青春痘的药膳，主要也是以清热凉血、利水解毒、通腑泄浊、理气活血、化瘀散结为主，常用的药材和食材有夏枯草、玉竹、丹参、银杏、金银花、菊花、藏红花、丹皮、赤芍、陈皮、白芷、蘑菇、银耳、芹菜、苦瓜、山楂、梨、黄瓜、绿豆等。

夏枯草黄豆脊骨汤

夏枯草20克　黄豆50克　猪脊骨700克

蜜枣5颗　姜5克　盐5克

【制作过程】❶夏枯草洗净，浸泡30分钟；黄豆洗净浸泡。❷猪脊骨斩块，洗净，汆水；蜜枣洗净；姜切片。❸瓦煲内加水煮沸，加入所有原材料，武火煲滚后，改用文火煲2小时，加盐调味即可。

【功能效用】夏枯草能清热泻火、清肝明目、解疮毒、散结消肿；黄豆能消炎止痛、解毒排脓、美容养颜、排毒通便。此汤有清热解燥、明目养肝的功效。

薏仁焕彩茶

清水适量

绿茶5克　薏苡仁粉4克

【制作过程】❶将薏苡仁粉炒熟。❷将绿茶倒入杯中，冲入开水后，加入炒熟的薏苡仁粉即可。

【功能效用】常食薏苡仁可以保持人体皮肤光泽细腻，消除粉刺、痘痘以及色斑，对脱屑、痤疮、皲裂、皮肤粗糙等都有良好疗效。薏苡仁和绿茶搭配食用有美白肌肤、排毒养颜的功效。

山楂玫瑰奶

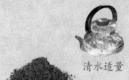

山楂8克　玫瑰花5克

薄荷5克　苹果350克

【制作过程】❶玫瑰花、山楂、薄荷共入锅，加清水煮沸后立即滤汁。❷苹果去皮去籽，洗净切丁，入锅加糖煮15分钟，盛入小模型杯中。❸药汁、低脂鲜奶、鲜奶油和40克白糖入锅混合加热，将沸腾时关火；倒入模型杯中待凉后，放入冰箱，冷藏至凝固即可食用。

【功能效用】本品能行气解郁、安抚情绪。

奶香杏仁露

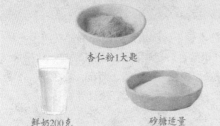

杏仁粉1大匙

鲜奶200克　　砂糖适量

【制作过程】❶将鲜奶用微波炉加热1分钟，备用。❷杏仁粉加入鲜奶中，加糖搅拌均匀。❸待温度适中后即可饮用。

【功能效用】杏仁味甜，具有发散风寒、下气除喘、止咳润肺、美容养颜之功用，非常适合癌症、伤风感冒、肺虚咳嗽、干咳无痰、便秘等病症患者食用，本品具有敛肺止咳、滋阴润燥、安神助眠的功效。

麦门冬白米羹

西洋参5克　　麦门冬10克　　石斛20克

枸杞子5克　　大米70克　　冰糖50克

【制作过程】❶西洋参磨粉；麦门冬、石斛洗净装入纱布袋；枸杞子洗净。❷大米洗净，加水与枸杞子、药材包共入锅，大火煮沸转小火续煮直到黏稠。❸捞起药材包，加入冰糖调味即可。

【功能效用】此羹具有养阴生津、润肺清心的功效，对夏季燥热口干、心烦失眠等症有食疗作用。

荸荠鲜藕茅根汤

鲜白茅根50克　　荸荠200克

鲜藕200克　　盐少许

【制作过程】❶将荸荠、鲜藕洗净，去皮，切块；白茅根洗净，切碎备用。❷锅内加适量水，放入荸荠块、藕块、白茅根，大火烧沸。❸改用小火煮20分钟调入盐即可。

【功能效用】莲藕是碱性食物，能够补血养血、消食止泻、健脾开胃，本品具有凉血止血、清热利尿、解暑止渴等功效。

红豆枸杞羹

红豆25克　　百合10克

枸杞子10克　　冰糖25克

【制作过程】❶红豆洗净泡发，百合洗净，枸杞子泡发。❷锅中加水烧开，下入红豆煲烂。❸红豆熟时，再下入百合、枸杞子、冰糖煲10分钟即可。

【功能效用】红豆能利水消肿、解毒排脓、补血美容，对消除痘痘有一定的功效。百合富含黏液质及维生素，能促进皮肤细胞新陈代谢，也可帮助消除痘痘。

美白养颜食疗方

所谓"一白遮三丑""一白遮九丑"，美白可以说是女人毕生的事业。中医认为，除了天生皮肤黑者外，女性皮肤不白大多与其机体气血失调、脏腑功能紊乱有关。美白药膳关键就是要补气养血，调节脏腑经络功能，使其恢复正常，常用的药材食材有红枣、枸杞子、玉竹、白芷、白及、银耳、茯苓、燕窝、人参、西红柿、豆腐、猪皮等。

青豆党参排骨汤

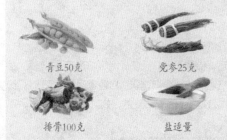

青豆50克

党参25克

排骨100克

盐适量

【制作过程】❶青豆洗净，党参润透切段。❷排骨洗净砍块，氽烫后捞起备用。❸将上述材料放入煲内，加水以小火煮约45分钟，再加盐调味即可。

【功能效用】青豆、党参、猪骨三者合用，具有改善皮肤粗糙、暗黄的作用，还可增强体质、提神醒脑，改善神疲乏力、精神萎靡症状。

番茄莲子咸肉汤

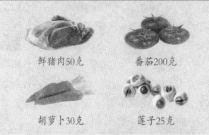

鲜猪肉50克

番茄200克

胡萝卜30克

莲子25克

【制作过程】❶瘦肉洗净沥干，用盐搓匀腌24小时，第二天切小块。❷番茄洗净切块；胡萝卜去皮洗净，切厚块；莲子洗净。❸所有材料共入锅，加水煮滚煲20分钟，加盐调味即可。

【功能效用】番茄中的番茄红素能降低眼睛黄斑的退化、减少色斑沉着，还能防御紫外线，抑制黑色素的形成。

银耳樱桃羹

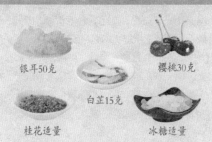

银耳50克

樱桃30克

白芷15克

桂花适量

冰糖适量

【制作过程】❶将银耳洗净，泡软后撕成小朵；樱桃洗净，去蒂；白芷、桂花均洗净备用。❷先将冰糖溶化，加入银耳煮20分钟左右，再加入樱桃、白芷、桂花煮沸后即可。

【功能效用】银耳含丰富胶原蛋白，能增强皮肤的弹性；银耳还能清除自由基，促进细胞新陈代谢，改善人体微循环，从而起到抗衰老的作用。

健体润肤汤

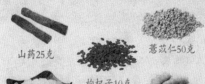

山药25克　　　薏苡仁50克

枸杞子10克

冰糖适量　　　生姜3片

【**制作过程**】❶山药去皮，洗净切块；薏苡仁洗净；枸杞子泡发。❷所有材料加水，加生姜，以小火煲约5小时。❸再加入冰糖调味即可。

【**功能效用**】薏苡仁能利水消肿、健脾祛湿、清热排脓，常食可使皮肤光滑白皙、消除粉刺色斑；山药含有的营养成分和黏液质、淀粉酶等，能助消化、补虚劳、益气力、抗衰老，也有润肤美容的效果。

通络美颜汤

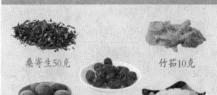

桑寄生50克　　　竹茹10克

红枣8颗

鸡蛋2枚　　　冰糖适量

【**制作过程**】❶桑寄生、竹茹洗净；红枣洗净去核备用。❷将鸡蛋用水煮熟，去壳备用。❸药材、红枣加水以小火煲约90分钟，加入鸡蛋，再加入冰糖煮沸即可。

【**功能效用**】桑寄生对肝肾不足引起的面色暗沉、皮肤干燥、腰膝酸痛等均有效果。竹茹可滋阴清热、美容润肤，对色素沉积、皮肤暗沉以及痘瘢痕均有一定的疗效。

灵芝麦门冬茶

灵芝适量　　　玉竹适量

麦门冬适量　　　蜂蜜少许

【**制作过程**】❶将灵芝、玉竹、麦门冬用清水稍稍冲洗，去除杂质，加600毫升水，煎煮。❷待沸腾后小火再煮10分钟。❸加入蜂蜜调匀即可饮用。

【**功能效用**】灵芝能补肝气、益心气、养肺气、固肾气、填精气。长期食用灵芝，能提高机体的免疫功能，强壮体质，促进造血，有抗衰老的作用。因此，老年人经常食用，最为适宜。本品具有平衡阴阳、滋阴润肺、补气健脾、美白护肤等功效。

洋葱草莓汁

山楂5颗　　　洋葱70克

草莓50克　　　柠檬半个

【**制作过程**】❶将洋葱洗净，切成细丝；草莓去蒂，洗净备用。❷柠檬洗净，切片；山楂洗净，切开，去核，备用。❸将洋葱、山楂、柠檬、草莓倒入搅拌机内搅打成汁即可。

【**功能效用**】洋葱、草莓、柠檬富含多种维生素、钙、铁、磷以及植物纤维等营养成分，能解毒化痰、清热利尿，本品具有发汗泻火、健脾消食、美白养颜等功效。

排毒瘦身食疗方

中医认为，肥胖的原因主要是先天禀赋、嗜食肥甘厚腻、久卧不动、脏腑失调。中医主张从饮食、运动、健脾化痰、调肝补虚等方面入手，以调整人体脏腑阴阳气血平衡为手段，将人体多余脂肪代谢掉，以达到减肥瘦身的目的。常用的药材食材有薏苡仁、山药、白术、鸡内金、泽泻、茯苓、海带、冬瓜、绿豆、红豆、菠萝、木瓜、梨等。

玉竹沙参炖鹌鹑

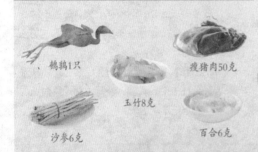

鹌鹑1只
瘦猪肉50克
玉竹8克
沙参6克
百合6克

【制作过程】❶玉竹、百合、沙参用温水浸透，洗净。❷鹌鹑处理干净，斩块；瘦猪肉洗净，切块。❸所有材料共入锅，加水炖30分钟后转小火炖1小时，用油、盐、味精调味即可。

【功能效用】玉竹补阴润燥、生津止渴；鹌鹑有益中补气、强筋骨、耐寒暑、消结热、利水消肿的作用。

养肤瘦脸茶

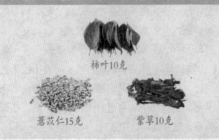

柿叶10克
薏苡仁15克
紫草10克

【制作过程】❶将所有材料洗净，放入陶瓷器皿中，先放入薏苡仁，加水煎煮20分钟，再下入柿叶、紫草续煮5分钟即可关火。❷滤去渣，加入少许白糖，即可饮服。

【功能效用】柿叶能利尿通便、消肿、减肥和安神美容；薏苡仁健脾利水、减肥消肿，还能排脓祛痘，对瘦脸美容有较好的效果；紫草可清热解毒、瘦脸减肥。

茯苓清菊茶

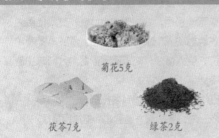

菊花5克
茯苓7克
绿茶2克

【制作过程】❶将茯苓磨粉备用，菊花、绿茶洗净。❷将茯苓粉、菊花、绿茶放入杯中，用300毫升左右的开水冲泡即可。

【功能效用】茯苓能利水渗湿、益脾和胃、宁心安神，对脾胃气虚引起的虚胖、面部水肿者有效；菊花散风清热、清肝明目、解毒消炎；绿茶可瘦身排毒。三者合用对消除脸部水肿现象有明显的效果。

茯苓白萝卜排骨汤

排骨180克　　白萝卜50克　　茯苓30克

鸡精0.5克　　味精0.5克　　盐1克

【制作过程】❶将排骨斩成块，洗净焯水；萝卜切块，茯苓洗净。❷将所有原材料放入盅内，用中火蒸2小时。❸最后放入调味料搅匀即可。

【功能效用】萝卜、排骨能补肾养血，滋阴润燥，营养价值丰富；茯苓能利水渗湿，健脾，安神。此汤有滋阴补血、利水瘦身、消热解毒之功效。

冬瓜瑶柱汤

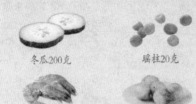

冬瓜200克　　　　瑶柱20克

虾30克　　　　草菇10克

【制作过程】❶冬瓜去皮，切成片；瑶柱泡发；草菇洗净，对切。❷虾剥去壳，挑去泥肠洗净；姜去皮，切片。❸锅上火，爆香姜片，下入高汤、冬瓜、瑶柱、虾、草菇煮熟，加入调味料即可。

【功能效用】冬瓜利水消痰、除烦止渴、祛湿解暑；瑶柱滋阴、养血、补肾。此汤具有滋阴补血、利水祛湿之功效。

薏苡仁煮土豆

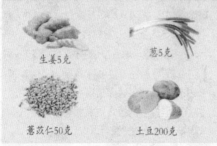

生姜5克　　　　　　葱5克

薏苡仁50克　　　　土豆200克

【制作过程】❶将薏苡仁洗净，去杂质；土豆去皮，洗净，切成3厘米见方的块；姜拍松，葱切段。❷将薏苡仁、土豆、姜、葱、料酒同放炖锅内，加水，置大火上烧沸。❸转文火炖煮35分钟，加入盐、味精、芝麻油即成。

【功能效用】土豆含膳食纤维，多食不仅不会长胖，还是减肥者充饥的佳品。薏米具有利水渗湿、健脾止泻、益肾解热、清洁肌肤、祛斑美容、滋补强身之功效。

紫菜西红柿鸡蛋汤

西红柿200克

紫菜15克　　　　鸡蛋2个

【制作过程】❶西红柿洗净，去蒂，切成片状；紫菜浸泡15分钟，洗净。❷鸡蛋去壳，搅成蛋液备用。❸将清水800毫升放入瓦煲内，煮沸后加入花生油、西红柿、紫菜，煲滚10分钟，倒入蛋液，略搅拌，依据个人口味加盐调味即成。

【功能效用】此汤有清热解毒、凉血平肝的功效，为减肥瘦身、美容润肺的常用食疗汤膳。

第六章

不同人群食疗方

——吃出身体好状态

提高记忆力的食疗方

陈皮核桃粥

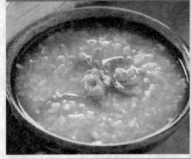

【材料准备】粳米150克，陈皮6克，核桃仁20克，冰糖10克，色拉油5克，冷水1500毫升。

【制作过程】❶粳米淘洗干净，用冷水浸泡半小时，沥干水分备用。❷陈皮用冷水润透，切丝。❸核桃仁用色拉油炸香，捞起放入碗中备用。❹将粳米放入锅内，加入1500毫升冷水，置旺火上烧沸，再用小火熬煮至八成熟时，加入陈皮丝、核桃仁、冰糖搅匀，继续煮至粳米软烂，即可盛起食用。

【功能效用】本方能提高记忆力，安神益智。

红豆花生红枣粥

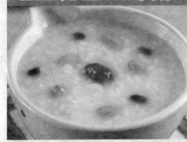

【材料准备】粳米100克，红豆50克，花生仁50克，红枣5颗，白糖10克，冷水1500毫升。

【制作过程】❶红豆、花生仁洗净，用冷水浸泡回软。❷红枣洗净，剔去枣核。❸粳米淘洗干净，用冷水浸泡半小时，捞出，沥干水分。❹锅中加入1500毫升冷水，放入红豆、花生仁、粳米，旺火煮沸后，放入红枣，再改用小火慢熬至粥成，以白糖调味即可。

【功能效用】补钙补血，健脑益智，提高记忆力。

鸡蛋木耳粥

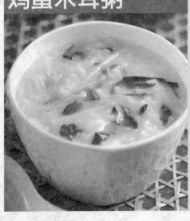

【材料准备】粳米100克，鸡蛋2只，黑木耳30克，菠菜20克，银芽15克，海米10克，姜末5克，盐、味精各1克，高汤500毫升，冷水适量。

【制作过程】❶粳米洗净泡好，放入锅中，加入适量冷水，先用旺火烧沸后，再改用小火慢煮成稀粥，盛起备用。❷鸡蛋摊成蛋皮，切丝；海米洗净，涨发回软备用。❸木耳用冷水泡发回软，择洗干净；银芽、菠菜分别洗净。❹锅中加入高汤，上火烧沸，下入盐、味精和姜末，再下入稀粥、蛋皮丝、黑木耳、银芽、海米、菠菜等食材，煮沸离火，即可盛起食用。

【功能效用】补脑益智，提高记忆力。

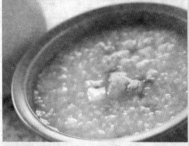

虾仁蜜桃粥

【材料准备】粳米100克，虾仁30克，水蜜桃半个，苹果半个，小黄瓜1根，奶油球2个，盐1克，白糖3克，冷水1000毫升。

【制作过程】❶将水蜜桃、苹果去核，切成丁；小黄瓜洗净，切丁。❷虾仁洗净，去肠泥。❸粳米洗净、用冷水泡好，放入锅中，加入1000毫升冷水，用旺火烧沸，改小火煮成粥。❹将虾仁、水果丁放入粥中，煮至虾仁熟透，加入奶油球、盐、白糖调味即可。

【功能效用】促进大脑微循环，增强脑记忆功能。

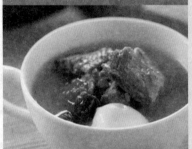

桂圆肉益智鸽蛋汤

【材料准备】桂圆肉50克，益智仁10克，枸杞子50克，陈皮1块，鸽蛋4只，乳鸽1只，盐少许，冷水适量。

【制作过程】❶将乳鸽洗净，去毛、内脏；桂圆肉、益智仁、枸杞子和陈皮分别浸洗干净；鸽蛋隔水蒸熟，去壳。❷瓦煲内加入适量清水，先用文火煲至水开，然后放入以上全部用料，待水再滚起，改用中火继续煲3小时左右，以少许盐调味，即可以佐膳食用。

【功能效用】补脾强心，益气养血，消除健忘。

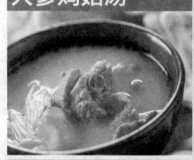

人参鸡菇汤

【材料准备】母鸡1只，人参15克，金针菇25克，料酒、盐少许，冷水适量。

【制作过程】❶将鸡去毛及内脏后洗净；人参洗净装鸡腹内；金针菇清洗干净。❷一同放入大砂锅内，加水、料酒及盐，用武火煮沸，改文火煨至鸡肉酥烂即可。

【功能效用】增强反应能力，提高记忆力，提高注意力。

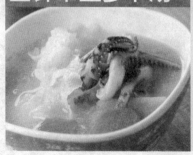

金针章鱼萝卜汤

【材料准备】金针菇19克，银耳19克，章鱼干75克，猪瘦肉300克，青萝卜250克，胡萝卜300克，姜2片，盐适量，冷水适量。

【制作过程】❶金针菇和银耳用水浸片刻，清洗干净；章鱼干用水浸软后，洗净。❷猪瘦肉汆烫后洗净。❸青萝卜和胡萝卜去皮，洗净，切厚块。❹煲滚适量水，放入所有材料，水滚后改文火煲约2小时，下盐调味即成。

【功能效用】补脑健脑，调节血液酸碱度。

冰糖绿豆苋菜粥

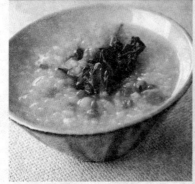

【材料准备】粳米100克，绿豆、苋菜各50克，冰糖10克，冷水1500毫升。

【制作过程】❶绿豆、粳米淘洗干净，绿豆在冷水中浸泡3小时，粳米浸泡半小时，捞起，沥干水分。❷苋菜洗净，切5厘米长的段。❸锅中加入1500毫升冷水，将绿豆、粳米依次放入，置旺火上烧沸，改用小火熬煮40分钟，加入苋菜段、冰糖，再继续煮10分钟，即可盛起食用。

【功能效用】本品具有清暑解热、除烦止渴、缓解紧张情绪的功效。

杨梅绿豆粥

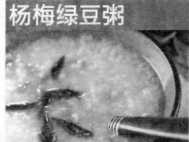

【材料准备】糯米150克，绿豆50克，杨梅10颗，白糖15克，冷水2000毫升。

【制作过程】❶糯米、绿豆淘洗干净，用冷水浸泡3小时，捞出，沥干水分。❷杨梅漂洗干净。❸锅中加入2000毫升冷水，将糯米和绿豆一同放入，先用旺火烧沸，再用小火煮至米粒开花、豆烂，加杨梅、白糖搅拌均匀，盛入碗中即可。

【功能效用】杨梅具有生津止渴、抑菌消炎、止泻、除湿利尿的功效。此粥能清热解毒，生津止渴，降低血压，缓解紧张情绪。

八宝莲子粥

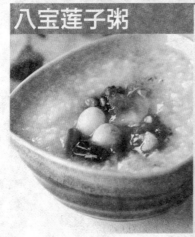

【材料准备】糯米150克，莲子100克，青梅、桃仁各30克，小枣40克，瓜子仁20克，海棠脯50克，瓜条片30克，金糕50克，白葡萄干20克，白糖150克，糖桂花30克，冷水2000毫升。

【制作过程】❶糯米洗净，放入锅中，加入2000毫升冷水，煮成粥。❷小枣用温水浸泡1小时，洗净；莲子去皮，去心，与小枣一同入笼蒸半小时。❸桃仁用开水发开，剥去黄皮，切成小块；青梅切成丝；瓜子仁、白葡萄干洗净；海棠脯切成薄片；金糕切成丁。❹白糖加冷水和糖桂花调成汁。❺将制成的所有辅料摆在粥面上，入冰箱冷却，食用时淋上糖桂花汁即可。

【功能效用】补充营养，清热除烦，缓解紧张情绪。

佛手柑粥

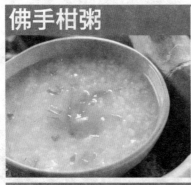

【材料准备】粳米100克，佛手柑30克，白糖5克，冷水1000毫升。

【制作过程】❶将佛手柑洗净。❷粳米淘洗干净，用冷水浸泡半小时，捞出，沥干水分。❸取锅加入1000毫升冷水，加入佛手柑，煮沸约5分钟，滤去佛手柑，将粳米放入汁中，用旺火煮开，再改用小火熬煮成粥，以白糖调好味，再稍焖片刻，即可盛起食用。

【功能效用】杀菌抗病，缓和沮丧、紧张情绪。

南瓜牛肉汤

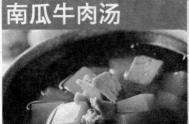

【材料准备】南瓜250克，牛肉125克，盐适量，冷水1000毫升。

【制作过程】❶将南瓜削皮，洗净，切成3厘米左右的方块，放在锅内。❷将牛肉剔去筋膜，洗净，切成2厘米见方的块，先在沸水锅内焯一下捞出，放入另一锅内，加入清水约1000毫升，置武火上煮沸后，加入南瓜，以文火同煮约2小时，待牛肉烂熟后加少许盐调味即成。

【功能效用】补充营养，清热除烦，缓解紧张情绪。

人参当归猪心汤

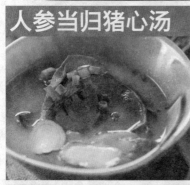

【材料准备】人参3克，当归5克，猪心1个，葱花2克，盐少许。

【制作过程】❶人参、当归分别研成粗末，填入剖开洗净的猪心内。❷放在砂锅中加适量水，用文火炖熟，入盐调味即可。

【功能效用】猪心具有营养血液、养心安神的作用，对心虚多汗、惊悸恍惚等症有一定的疗效，本品能镇静、催眠，缓解紧张情绪。

当归天麻羊脑汤

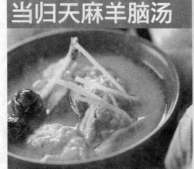

【材料准备】当归20克，天麻30克，桂圆肉20克，羊脑2副，生姜3片，盐5克，热水500毫升。

【制作过程】❶将当归、天麻、桂圆肉洗净，浸泡。❷将羊脑轻轻放入清水中漂洗，去除表面黏液，撕去表面黏膜，用牙签或镊子挑去血丝、筋膜，洗净，用漏勺装着放入沸水中稍烫即捞起。❸将以上原料置于炖盅内，注入沸水500毫升，加盖，隔水炖3小时，加盐调味。虚寒者可加少许酒调服。

【功能效用】清热解毒，生津止渴，降低血压。

桂圆枸杞粥

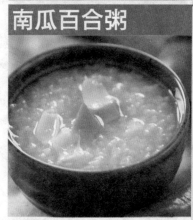

【材料准备】粳米100克，桂圆肉15克，枸杞子10克，红枣4颗，冰糖10克，冷水1000毫升。

【制作过程】❶粳米淘洗干净，用冷水浸泡半小时，捞出，沥干水分。❷枸杞用温水泡至回软，洗净捞出，沥干水分；红枣洗净，去核；桂圆肉洗净。❸锅中加入1000毫升冷水，将粳米放入，烧沸10分钟后下入桂圆肉、枸杞、红枣，然后转小火熬煮。❹见粥变稠时下入冰糖拌匀，再稍焖片刻，即可盛起食用。

【功能效用】滋阴润燥、清肝明目，能够治疗眼结膜炎。

南瓜百合粥

【材料准备】粳米100克，南瓜150克，百合75克，盐1克，味精1克，冷水适量。

【制作过程】❶粳米淘洗干净，用冷水浸泡半小时，捞出，沥干水分。❷南瓜去皮、瓤，洗净切块。❸百合去皮，洗净切瓣，焯水烫透，捞出，沥干水分。❹锅中加入适量冷水，将粳米放入，用旺火烧沸，再下入南瓜块，转小火煮约半小时，下入百合及盐、味精，煮至粥稠，即可盛起食用。

【功能效用】南瓜为补脾胃、益气血的佳品，本粥能清肝明目，防治夜盲症。

猪肝绿豆粥

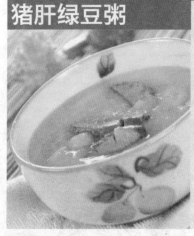

【材料准备】粳米100克，猪肝尖150克，绿豆50克，葱末3克，料酒5克，盐2克，味精1克，香油4克，冷水1500毫升。

【制作过程】❶将猪肝尖洗净，切成薄片，放入碗内，加入料酒、葱末、盐拌腌。❷绿豆淘洗干净，用冷水浸泡3小时，粳米淘洗干净，用冷水浸泡半小时，各自捞出，沥干水分。❸锅中加入1500毫升冷水，加入绿豆，用旺火煮沸后，加入粳米，搅拌几下，再改用小火熬煮，粥将成时加入猪肝尖片，用旺火煮两三沸，以盐、味精调味，淋上香油，即可盛起食用。

【功能效用】清热消暑，养血益气，补肾健脾，滋肝明目。

鲮鱼黄豆粥

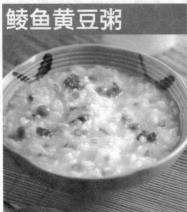

【材料准备】 粳米150克，鲮鱼（罐头）100克，黄豆50克，豌豆粒20克，葱末3克，姜末2克，盐1.5克，味精、胡椒粉各1克，冷水2000毫升。

【制作过程】 ❶黄豆洗净，浸泡3小时，捞出，用沸水焯烫，除去豆腥味。❷粳米洗净，用冷水浸泡半小时，捞出，沥干水分。❸豌豆粒洗净，焯水烫透备用。❹锅中放入粳米、黄豆和2000毫升冷水，上旺火煮沸，转小火慢煮1小时，待粥黏稠时，下入鲮鱼、豌豆粒及盐、味精、胡椒粉，搅拌均匀，撒上葱、姜末，出锅装碗即可。

【功能效用】 补钙益智，促进骨骼发育。

花生猪骨粥

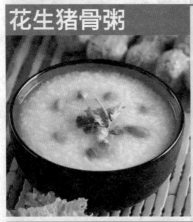

【材料准备】 粳米100克，花生仁100克，猪骨300克，香菜50克，猪油20克，胡椒粉2克，香油5克，盐3克，水适量。

【制作过程】 ❶粳米淘洗干净。❷猪骨洗净，敲断成小块。❸花生仁用开水浸泡20分钟，剥去外皮；香菜择洗干净，切成段。❹把锅置火上，放入猪骨、猪油和适量水，用旺火烧沸后，继续煮1小时，至汤色变白时，捞出猪骨，下粳米和花生仁，用旺火烧沸，改小火煮45分钟。❺煮至米粒开花、花生仁酥软时，放盐搅拌均匀，淋入香油，撒上胡椒粉、香菜段即可。

【功能效用】 补钙壮骨，促进骨骼发育。

鸡肉白薯粥

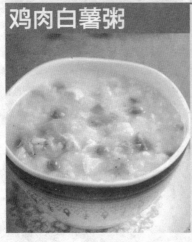

【材料准备】 粳米100克，白薯200克，鸡肉75克，青豆30克，胡萝卜30克，海米20克，荸荠3个，蒜头2个，盐2克，胡椒粉1.5克，味精1克，冷水1500毫升。

【制作过程】 ❶鸡肉洗净，切成粒；荸荠洗净去皮，切成粒；白薯、胡萝卜洗净切粒。❷海米洗净，涨发回软；蒜头捣碎备用。❸坐锅点火，下入蒜头和海米爆香。❹锅内加入1500毫升冷水，放入粳米，用旺火煮沸，下入海米、鸡肉粒、白薯粒和胡萝卜粒，用小火熬煮约半小时。❺粥内加入青豆和荸荠粒，再烧沸一会儿，用盐、胡椒粉、味精调好味，即可盛起食用。

【功能效用】 补血补钙，强筋壮骨，促进儿童生长发育。

竹荪玉笋粥

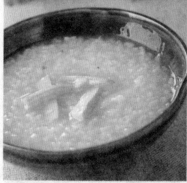

【材料准备】粳米100克，竹荪50克，玉米笋（罐装）75克，盐1克，味精1.5克，冷水1000毫升。

【制作过程】❶粳米淘洗干净，用冷水浸泡半小时，捞出，沥干水分。❷竹荪用温水泡至回软，洗涤整理干净，改刀切段。❸玉米笋洗净，改刀切小段备用。❹锅中加入1000毫升冷水，将粳米放入，先用旺火烧沸，然后转小火慢煮。❺粥再次烧沸以后，加入竹荪和玉米笋，用盐和味精调好味，搅拌均匀，再煮约20分钟，即可盛起食用。

【功能效用】减肥降脂，解暑清热，健脾止泻，提高免疫力。

山药羊肉粥

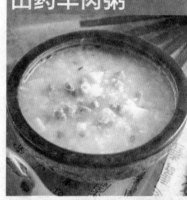

【材料准备】粳米100克，山药150克，净羊肉50克，葱末3克，姜末2克，盐1.5克，胡椒粉1克，冷水适量。

【制作过程】❶粳米淘洗干净，用冷水浸泡半小时，捞出，沥干水分。❷山药冲洗干净，刮去外皮，切成丁块。❸净羊肉漂洗干净，放入开水锅内煮至五成熟时捞出，切成丁块。❹取锅放入冷水、粳米，先用旺火煮开，然后改用小火熬煮，至粥将成时，加入羊肉块、山药丁、葱末、姜末、盐，待数滚后，撒上胡椒粉，即可盛起食用。

【功能效用】润肠通便，抑制脂肪吸收，防止肥胖。

银耳绿豆粥

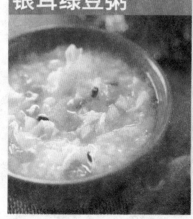

【材料准备】绿豆100克，银耳15克，粳米150克，西瓜半个，蜜桃1个，冰糖30克，冷水适量。

【制作过程】❶绿豆淘洗干净，用冷水浸泡3小时；银耳用冷水浸泡回软，洗净。❷西瓜去皮、籽，切块；蜜桃去核，切瓣备用。❸取锅加入适量冷水和泡好的绿豆、粳米，上旺火烧沸，转小火慢煮40分钟，再下入银耳及冰糖，搅匀煮约20分钟，下入西瓜块和蜜桃瓣，煮3分钟离火。❹粥自然冷却后，装入碗中，用保鲜膜密封，放入冰箱，冷冻20分钟即可食用。

【功能效用】促进胃肠蠕动，减少脂肪吸收，防止肥胖。

陈皮牛肉蓉粥

【材料准备】粳米150克，牛肉蓉200克，干米粉50克，陈皮1片，大头菜2片，香菜5克，葱末3克，盐2克，白糖5克，酱油15克，淀粉10克，色拉油3克，冷水适量。

【制作过程】①粳米洗净，浸泡半小时后，加入沸水锅内和陈皮同煮。②牛肉蓉用淀粉、盐、白糖、色拉油、酱油拌匀。③干米粉用烧沸的油炸香，捞起备用。④粥煮25分钟后，牛肉蓉下锅，待再煮沸时加入香菜、葱末、大头菜和炸香的米粉，即可盛起食用。

【功能效用】益气止渴、强筋壮骨、滋养脾胃，提高免疫力。

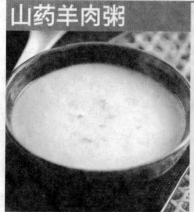

山药羊肉粥

【材料准备】糯米粉100克，山药150克，鸡蛋3只，白糖15克，温水适量，冷水1000毫升。

【制作过程】①糯米粉用温水搅拌成浆。②山药去皮，洗净，剁细。③鸡蛋打入碗内，捞出蛋黄，用冷水调匀。④锅中加入1000毫升冷水，放入山药末，煮沸两三次后将鸡蛋黄均匀加入，等待再次煮沸，加入糯米粉浆调匀煮熟，然后加入白糖，搅拌均匀，即可盛起食用。

【功能效用】具有较高的抗菌免疫活性，能增强机体防病抗病能力。

蜜饯胡萝卜粥

【材料准备】粳米100克，蜜饯50克，胡萝卜2根，冰糖15克，冷水1000毫升。

【制作过程】①粳米淘洗干净，用冷水浸泡半小时，捞出，沥干水分。②胡萝卜洗净，加冷水用榨汁机打碎，制成蓉汁备用。③锅中加水1000毫升，将粳米放入，先用旺火烧沸，转小火熬煮成粥。④粥中加胡萝卜蓉汁，用旺火烧沸，再加入蜜饯及冰糖，转小火慢煮20分钟至粥黏稠，即可盛起食用。

【功能效用】本品具有增强机体的特异性及非特异性免疫功能的效用。

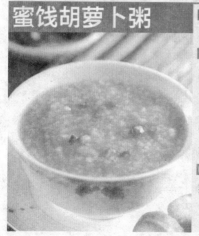

防治贫血食疗方

猪血鱼片粥

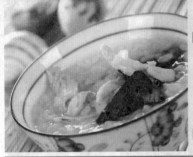

【材料准备】粳米100克，熟猪血300克，鲩鱼肉100克，瑶柱15克，腐竹20克，酱油10克，姜丝2克，盐1.5克，冷水适量。

【制作过程】❶粳米洗净，与腐竹、瑶柱一起放入沸水锅中，用小火同煮。❷熟猪血洗净，切成小方块。❸鲩鱼肉切成薄片，用酱油、姜丝拌匀。❹粥约煮40分钟后，将猪血、姜丝放入，用盐调味，烧沸时放入鲩鱼片，待再烧沸时盛起即可。

【功能效用】补血、明目、润燥，防治贫血症。

黑芝麻甜奶粥

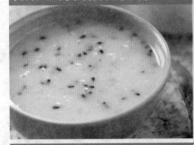

【材料准备】粳米100克，鲜牛奶250毫升，熟黑芝麻30克，白糖10克，冷水1000毫升。

【制作过程】❶粳米洗净，用冷水浸泡半小时，捞出放入锅中，加入1000毫升冷水，先用旺火烧沸后，再改用小火慢慢熬煮。❷粥将成时加入鲜牛奶，改中火烧沸，再加入白糖，最后撒上黑芝麻，出锅装碗即可。

【功能效用】补血补钙，润肺益胃，安神益智，生津润肠。

黑芝麻红枣粥

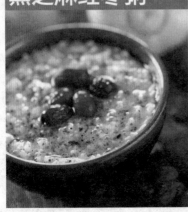

【材料准备】粳米150克，黑芝麻粉20克，红枣8颗，白糖30克，冷水1500毫升。

【制作过程】❶黑芝麻下入锅中，用小火炒香，研成粉末，备用。❷粳米淘洗干净，用冷水浸泡半小时，捞出，沥干水分；红枣洗净去核。❸锅中加入1500毫升冷水，放入粳米和红枣，先用旺火烧沸，然后改用小火熬煮，待米粥烂熟时，调入黑芝麻粉及白糖，再稍煮片刻，即可盛起食用。

【功能效用】养肤、乌发、补血、明目、补肝肾、祛风、润肠、生津、通乳。

大蓟粥

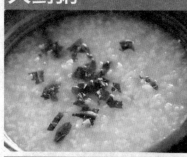

【材料准备】粳米、大蓟各100克，葱末3克，盐2克，味精1克，香油2克，冷水适量。

【制作过程】❶将大蓟择洗干净，入沸水焯一下，再用冷水浸去苦味，捞出切细。❷粳米淘洗干净，用冷水浸泡半小时。❸取砂锅加入冷水、粳米，先用旺火煮沸，再改用小火煮，至粥将成时加入大蓟，待滚，用盐、味精调味，撒上葱末，淋上香油，即可食用。

【功能效用】清热解毒，活血散瘀，止血治带，适用于血热出血，如吐血、呕血、尿血及贫血症等。

石榴花粥

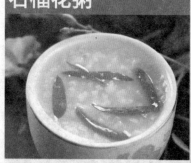

【材料准备】粳米100克，石榴花5朵，白糖60克，冷水适量。

【制作过程】❶粳米淘洗干净，用冷水浸泡半小时，捞出。❷将石榴花掐下花瓣，择洗干净。❸取锅放入冷水、粳米，先用旺火煮开，然后改用小火熬煮，至粥将成时加入石榴花、白糖，再略煮片刻，即可盛起食用。

【功能效用】生血乌发，可防治贫血、便血、脱肛、带下、崩漏、滑精、肠炎、细菌性痢疾。

红枣归圆猪皮汤

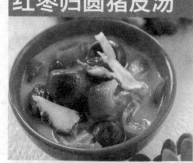

【材料准备】红枣15颗，猪皮500克，当归20克，桂圆肉30克，盐少许，冷水2000毫升。

【制作过程】❶红枣去核，洗净；当归、桂圆肉洗净。❷尽量剔除黏附在猪皮上的脂肪，切块，洗净，焯水。❸瓦煲内注入冷水2000毫升，煮沸后加入以上用料，煲滚后改用文火煲3小时，加盐调味即可。

【功能效用】本品具有润肤、补血、明目、润燥的功效，可防治贫血症。

白果冬瓜汤

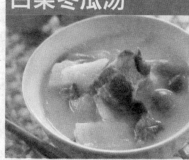

【材料准备】白果50克，冬瓜500克，猪棒骨500克，料酒10克，姜5克，葱10克，盐3克，味精2克，胡椒粉2克，冷水2500毫升。

【制作过程】❶将白果去壳、去心，洗净；猪棒骨洗净，敲破；冬瓜洗净，连皮切长形块；姜切片，葱切段。❷将白果仁、猪棒骨、冬瓜、料酒、姜、葱同放炖锅内，加水2500毫升，武火烧沸，再用文火炖煮35分钟，加入盐、味精、胡椒粉即成。

【功能效用】补血养心，补中养神。

黑米党参山楂粥

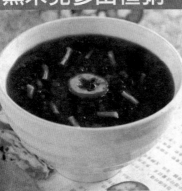

【材料准备】黑米100克，党参15克，山楂10克，冰糖10克，冷水1200毫升。

【制作过程】❶黑米淘洗干净，用冷水浸泡3小时，捞起，沥干水分。❷党参洗净、切片；山楂洗净，去核切片。❸锅内加入1200毫升冷水，将黑米、山楂片、党参片放入，先用旺火烧沸，然后转小火煮45分钟，待米粥熟烂，调入冰糖（也可以用红糖，口味会更香甜），即可盛起食用。

【功能效用】增食欲，消食积，散瘀血，驱绦虫，止痢疾。

乌梅粥

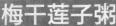

【材料准备】粳米100克，乌梅30克，冰糖15克，冷水适量。

【制作过程】❶乌梅洗净，去核。❷粳米淘洗干净，用冷水浸泡半小时，捞出，沥干水分。❸锅中加入适量冷水，放入乌梅，煮沸约15分钟。❹将粳米放入乌梅汤中，先用旺火烧沸，再改用小火熬煮成粥，加入冰糖拌匀，即可盛起食用。

【功能效用】乌梅适宜虚热口渴、胃酸缺乏、消化不良、妊娠呕吐等病症患者食用，本方具有增加食欲、促进消化、消除炎症、杀菌止痢的功效。

梅干莲子粥

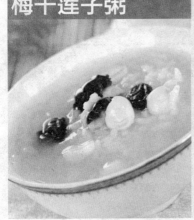

【材料准备】米饭100克，莲子50克，杨梅干12颗，鸡蛋1只，冰糖15克，朗姆酒5毫升，冷水适量。

【制作过程】❶莲子洗净，用冷水浸泡回软；杨梅干洗净。❷鸡蛋打入碗中，用筷子搅匀。❸将米饭放入锅中，加入适量冷水，煮约20分钟成粥状，再放入莲子、杨梅干，改用小火煮至莲子变软。❹鸡蛋液按顺时针方向淋入锅中，约10秒后用汤勺拌动，随即加入朗姆酒及冰糖，搅拌均匀，即可盛起食用。也可以煮好后冰在冰箱里当冰品吃，口感也很好。

【功能效用】促进食欲，润肠通便，降低血脂。

紫米红枣粥

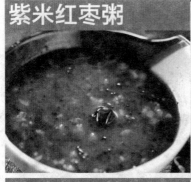

【材料准备】粳米30克，紫米50克，红枣8颗，冰糖50克，鲜奶油40克，冷水适量。

【制作过程】❶紫米、粳米淘洗干净，紫米用冷水浸泡2小时，粳米浸泡半小时。❷红枣洗净去核，浸泡20分钟备用。❸将紫米、粳米、红枣放入锅中，加适量冷水，以旺火煮沸，再转小火慢熬45分钟，加入冰糖，继续煮2分钟至冰糖溶化，最后加入鲜奶油，即可盛起食用。

【功能效用】发汗解表，温中止呕，增加食欲。

荷叶冬瓜薏仁汤

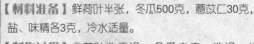

【材料准备】鲜荷叶半张，冬瓜500克，薏苡仁30克，盐、味精各3克，冷水适量。

【制作过程】❶荷叶洗干净；冬瓜去皮，洗净，切4厘米长、2厘米宽的块；薏苡仁去泥沙，淘洗干净。❷薏苡仁、荷叶、冬瓜同放炖锅内，加水适量，置武火上烧沸，再用文火炖35分钟，除去荷叶，加入盐、味精即成。

【功能效用】增食欲，消食积，益气健脾。

笋鸡银芽汤

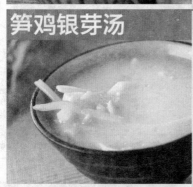

【材料准备】鸡胸骨架1副，竹笋50克，绿豆芽125克，老姜、葱花、盐、香油少许，冷水适量。

【制作过程】❶将鸡胸骨架、绿豆芽洗净；竹笋切丝。❷锅里加水煮沸后将姜片和鸡胸骨架投入，煮20分钟左右，捞起骨架将上面的肉撕成丝。❸把鸡胸骨架放回汤里，以文火续煮30分钟，加入切好的笋丝和绿豆芽炖煮约10分钟。❹加少许盐调味，把鸡丝肉加入汤里，再撒上葱花，淋些许香油即可。

【功能效用】本方能增加食欲，促进消化。

香菇鱼头汤

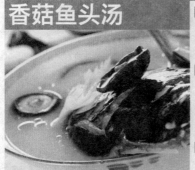

【材料准备】香菇30克，鱼头1个（500克），料酒10克，盐3克，味精2克，姜5克，葱10克，香油15克，冷水1800毫升。

【制作过程】❶将香菇洗净，一切两半；鱼头洗净，去鳃，剁成4块；姜切片，葱切段。❷将香菇、鱼头、料酒、姜、葱同放炖锅内，加水1800毫升，置武火上烧沸，再用文火煮30分钟，加入盐、味精、香油即成。

【功能效用】发汗解表，温中止呕，增加食欲。

玉竹冰糖粥

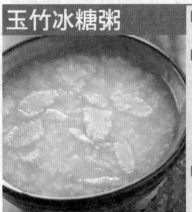

【材料准备】粳米100克，鲜玉竹60克，冰糖50克，玉米笋50克，冷水适量。

【制作过程】❶鲜玉竹洗净，去掉根须后切碎，加水煎煮，取浓汁去渣。❷粳米淘洗干净，用冷水浸泡半小时，捞出，沥干水分。❸玉米笋洗净，切成薄片。❹将粳米、玉竹汁、玉米笋一同入锅，先用旺火烧沸，搅拌几下，再改用小火熬煮成粥，然后放入冰糖，再稍煮片刻，即可盛起食用。

【功能效用】滋阴润肺，生津止渴，养心安神，可改善睡眠。

红豆莲子粥

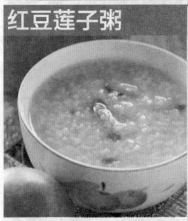

【材料准备】糯米50克，红豆40克，莲子20克，果糖15克，冷水适量。

【制作过程】❶糯米、红豆分别淘洗干净，用冷水浸泡2~3小时，捞出，沥干水分。❷莲子洗净，用冷水浸泡回软。❸锅中加入约1500毫升冷水煮沸，将红豆、糯米、莲子依次放入，再次煮滚后转小火慢熬约2小时。❹见粥稠以后，加入果糖拌匀，即可盛起食用。

【功能效用】健脾和胃、养心安神，对于睡眠障碍、痔疮、脱肛、恶疮有治疗功效。

芡实茯苓粥

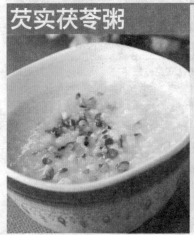

【材料准备】粳米100克，芡实粉、茯苓粉各50克，桂圆肉20克，盐1.5克，温水、冷水各适量。

【制作过程】❶将芡实粉、茯苓粉一同放碗内，用温水调成糊。❷粳米淘洗干净，用冷水浸泡半小时，捞起，沥干水分。❸锅中加入约1200毫升冷水，将粳米、桂圆肉放入，用旺火烧沸，缓缓倒入芡实茯苓糊，搅拌均匀，改用小火熬煮。❹见米烂粥成时，下入盐调好味，稍焖片刻，即可盛起食用。

【功能效用】此粥具有消毒解热、利尿通乳、消渴、安神助眠之功效。

糯米花生麦粥

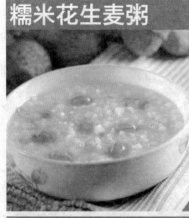

【材料准备】糯米100克，花生仁50克，小麦米50克，冰糖75克，冷水1000毫升。

【制作过程】❶糯米、小麦米洗净，用冷水浸泡2～3小时，捞起，沥干水分。❷花生仁洗净，用冷水浸泡回软。❸锅中注入约1000毫升冷水，将小麦米、花生仁放入，用旺火烧沸，然后加入糯米，改用小火熬煮至熟。❹冰糖下入粥中，搅拌均匀，稍焖片刻，即可盛起食用。

【功能效用】小麦有养心神、生津止汗、养心益肾、镇静益气的作用，能够减轻疲劳，预防心脏疾病。

角鱼干贝粥

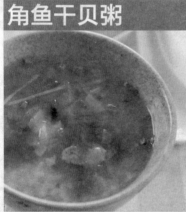

【材料准备】粳米200克，角鱼1条，干贝20克，盐2克，植物油8克，酱油6克，姜丝2克，葱末3克，冷水2000毫升。

【制作过程】❶将粳米洗净，沥干水分，放入少许盐、酱油拌腌。❷干贝浸开，撕成细条；角鱼洗净，鱼肉切片，加入酱油、植物油拌匀。❸锅中加入约2000毫升冷水，将粳米、干贝放入，先用旺火烧沸，搅拌几下，再改用小火熬煮成粥。❹在煮好的白粥里放入角鱼片拌匀，再稍煮片刻，撒上姜丝、葱末，即可盛起食用。

【功能效用】可延年益寿、消除疲劳。

荔枝鸭粥

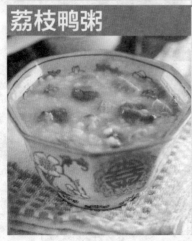

【材料准备】粳米100克，光鸭1只，荔枝肉50克，鲜荷叶1张，盐1.5克，酱油、料酒各5克，植物油20克，冷水适量。

【制作过程】❶粳米淘洗干净，用冷水浸泡半小时，捞出，沥干水分。❷光鸭洗净，下沸水锅煮至半熟，捞出晾干，去骨，鸭肉切成薄片，加料酒、酱油拌匀。❸炒锅放入植物油烧热，下鸭肉片、荔枝肉，加入煮鸭原汤和盐，用中火煮半小时，放入粳米，用荷叶盖在上面，一同煮熟即可。

【功能效用】本方有补肾、改善肝功能、加速毒素排除、促进细胞生成、抵抗疲劳的功效。

鹌鹑山药粥

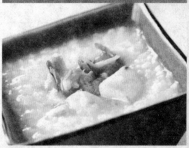

【材料准备】粳米100克，鹌鹑1只，山药50克，姜丝3克，葱末5克，盐2克，冷水适量。

【制作过程】❶山药洗净，去皮，切成丁。❷粳米淘洗干净，用冷水浸泡半小时，捞出，沥干水分。❸将鹌鹑去毛及内脏，洗净去骨，鹌鹑肉切成小碎块。❹将粳米、山药、鹌鹑肉同放锅内，加入冷水，先用旺火烧沸，然后改用小火慢煮，至米烂肉熟时加入姜丝、葱末、盐调味，即可食用。

【功能效用】养血益气，补肾壮阳，缓解疲劳。

茯苓鹌鹑蛋汤

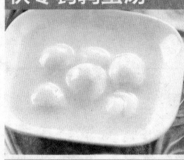

【材料准备】茯苓20克，鹌鹑蛋5克，白糖15克，冷水500毫升。

【制作过程】❶将茯苓研成细粉；鹌鹑蛋打入碗内，搅散。❷炖锅内加入冷水500毫升，用中火烧沸，将茯苓粉和鹌鹑蛋边搅边倒入沸水中，同时加入白糖，熟透后即可。

【功能效用】本方对治疗体虚疲劳、肾虚水肿有很好的功效。

芝麻红枣甲鱼汤

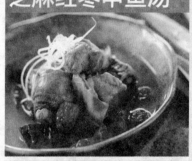

【材料准备】黑芝麻50克，红枣10颗，黑豆100克，甲鱼1只，生姜1片，盐少许，冷水适量。

【制作过程】❶甲鱼洗净，去内脏；黑芝麻、黑豆放入锅中，不加油炒至豆衣裂开、黑芝麻炒香；红枣、生姜洗净，红枣去核，生姜去皮，切片。❷瓦煲加入冷水，用文火煲至水滚，放入全部材料，改用中火继续煲3小时，加少许盐调味，即可食用。

【功能效用】本方有补肾、加速毒素排除、促进细胞生成、抵抗疲劳的功效。

党参牛排汤

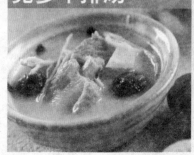

【材料准备】牛排100克，党参、桂圆肉各20克，姜1片，盐少许，蜜枣4颗，冷水适量。

【制作过程】❶将牛排洗净，切块。❷将党参、桂圆肉、生姜分别洗净。❸将上述材料一齐放入锅内，加适量水，武火煮沸后，文火煲3小时，调味即可。

【功能效用】温补肾阳，壮腰益精，缓解疲劳，用于治疗肾虚腰酸、阳痿遗精等症。

猪肺薏仁粥

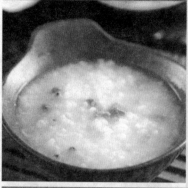

【材料准备】粳米100克，薏苡仁100克，猪肺100克，盐2克，冷水2000毫升。

【制作过程】❶将猪肺反复冲洗干净，切成小块，用开水略烫后捞出；薏苡仁、粳米淘洗干净，薏苡仁用冷水浸泡5小时，粳米浸泡半小时，分别捞出，沥干水分。❷锅中加入约2000毫升冷水，将薏苡仁、粳米放入，用旺火烧沸后放入猪肺块，然后改用小火慢慢熬煮。❸粥将成时下入盐，搅拌均匀，即可盛起食用。

【功能效用】降低血中胆固醇以及三酰甘油，缓解压力，并可预防高脂血症、高血压、中风、心血管疾病。

荸荠海蜇粥

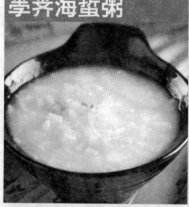

【材料准备】粳米100克，海蜇100克，荸荠4个，白糖15克，冷水1000毫升。

【制作过程】❶粳米淘洗干净，用冷水浸泡半小时，捞出，沥干水分。❷海蜇反复漂洗干净，切成细丝。❸荸荠洗净，去皮切丁。❹锅中加入约1000毫升冷水，将粳米放入，先用旺火烧沸，加入海蜇丝、荸荠丁，再改用小火慢慢熬煮。❺待粳米熟烂时下入白糖调好味，再稍焖片刻，即可盛起食用。

【功能效用】软坚化痰，润肺清热，消积润肠，降血压，防止头痛，缓解精神压力。

枇杷银耳粥

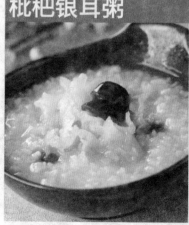

【材料准备】粳米100克，枇杷5颗，银耳30克，冰糖10克，蜜枣2颗，冷水适量。

【制作过程】❶粳米淘洗干净，用冷水浸泡发好，捞起，沥干水分。❷枇杷冲洗干净，撕去外皮，切成两半，剔去果核。❸银耳用温水浸泡涨发，择洗干净，大者撕碎。❹取锅加入冷水、银耳、粳米、蜜枣，用旺火煮沸后，改用小火熬煮，至粥将成时加入枇杷、冰糖，再煮两三沸即成。

【功能效用】滋阴润肺，养胃生津，安神明目，保湿除皱，可用于缓解压力。

翠衣甜粥

【材料准备】粳米100克，西瓜皮200克，冰糖30克，冷水1000毫升。

【制作过程】❶西瓜皮洗净，切细丝，用纱布绞出汁液。❷粳米淘洗干净，用冷水浸泡半小时，捞出，沥干水分。❸将粳米放入锅内，加入约1000毫升冷水，置旺火上烧沸，改用小火煮45分钟后，放入西瓜汁液及冰糖拌匀，再稍焖片刻，即可盛起食用。

【功能效用】滋阴润肺，理气安神，缓解压力。

哈密瓜银耳瘦肉汤

【材料准备】哈密瓜500克，银耳20克，猪瘦肉500克，蜜枣3颗，盐5克，冷水1500毫升。

【制作过程】❶将哈密瓜去皮、瓤，洗净，切成块状；银耳浸泡，去除根蒂部硬结，撕成小朵，洗净；蜜枣洗净；猪瘦肉洗净，焯水。❷将冷水1500毫升放入瓦煲内，煮沸后加以上用料，武火煲滚后改用文火煲2小时，加盐调味即可。

【功能效用】润肺清热，软坚化痰，消积润肠，降血压，防止头痛，缓解精神压力。

薏仁荷叶瘦肉汤

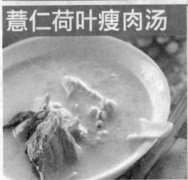

【材料准备】薏苡仁50克，鲜荷叶半张，猪瘦肉250克，料酒5克，盐、味精各3克，冷水适量。

【制作过程】❶薏苡仁、荷叶洗净；猪瘦肉洗干净，切薄片。❷薏苡仁、荷叶同放锅内，加入冷水适量，置武火上烧沸，再用文火煮30分钟，除去荷叶，加入猪瘦肉、盐、味精煮熟即成。

【功能效用】益气补虚，温中暖下，抗压力。治虚劳羸瘦、腰膝疲软、产后虚冷、心内烦躁。

玉竹莲子老鸭汤

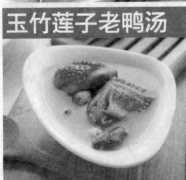

【材料准备】老鸭（收拾干净）1只，猪瘦肉188克，莲子38克，玉竹38克，薏苡仁19克，桂圆38克，姜2片，盐适量，冷水适量。

【制作过程】❶洗干净玉竹、薏苡仁和桂圆肉，装入纱布袋中；莲子洗净；洗干净老鸭和猪瘦肉，氽烫后再冲洗干净。❷煲滚适量水，放入纱布袋、莲子、老鸭、猪瘦肉和姜片，水滚后改文火煲约150分钟，下盐调味即成。

【功能效用】温补肾阳，壮腰益精，缓解压力。

最适合老年人的食疗方

防治骨质疏松食疗方

玉米山药粥

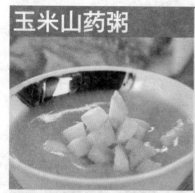

【材料准备】玉米粉100克，山药50克，冰糖10克，开水适量，冷水1000毫升。

【制作过程】❶山药洗净，上笼蒸熟后，剥去外皮，切成小丁。❷玉米粉用开水调成稠糊。❸锅内加入约1000毫升冷水，以旺火烧沸，用竹筷缓缓拨入玉米糊，再改用小火熬煮10分钟。❹山药丁入锅，与玉米糊同煮成粥，加入冰糖调味，即可盛起食用。

【功能效用】补肝肾，益精血，抗骨折，适用于老年人虚羸、消渴、骨折、骨质疏松等症。

红绿豆花生猪手汤

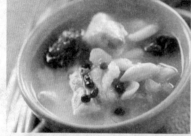

【材料准备】赤小豆30克，绿豆50克，花生50克，猪手500克，蜜枣3颗，盐3克，姜2片，冷水2000毫升。

【制作过程】❶将赤小豆、绿豆、花生浸泡1小时；蜜枣洗净。❷将猪手刮净，斩块，洗净，焯水。热锅放姜片，爆炒猪手5分钟。❸将冷水2000毫升放入瓦煲内，煮沸后加入以上用料，武火煲滚后改文火煲3小时，加盐即可。

【功能效用】补血补钙，益智健身。

荔枝山药粥

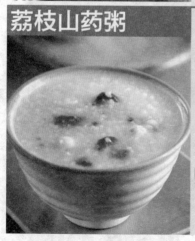

【材料准备】粳米150克，干荔枝肉50克，山药、莲子各10克，白糖15克，冷水1500毫升。

【制作过程】❶粳米淘洗干净，用冷水浸泡半小时，捞出。❷山药洗净，去皮，捣成泥。❸莲子洗净，用冷水浸泡回软，除去莲心。❹锅中加入约1500毫升冷水，将干荔枝肉和粳米放入，用旺火煮沸，下入山药泥和莲子，改用小火熬煮成粥，下入白糖调好味，再稍焖片刻，即可盛起食用。

【功能效用】舒经活络，强筋健骨，适用于风湿疼痛、虚损、消渴、脾弱不运、痞积、水肿、腰膝酸软等症。

鲜奶银耳乌鸡汤

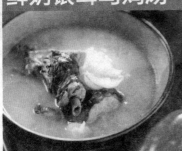

【材料准备】乌鸡1只，猪瘦肉250克，银耳20克，百合40克，鲜奶1杯，姜片、盐各4克，冷水2000毫升。

【制作过程】❶银耳用水浸泡20分钟，清洗干净；百合洗净；乌鸡宰杀后去毛、内脏，汆烫后再冲洗干净；猪瘦肉洗净。❷烧滚适量水，下乌鸡、猪瘦肉、银耳、百合和姜片，水滚后改文火煲约2小时，倒入鲜奶拌匀，续煮5分钟，下盐调味即成。

【功能效用】补血填精，强壮筋骨，防治骨质疏松。

枸杞鱼头汤

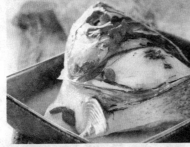

【材料准备】鱼头1只（500克），白芷10克，枸杞子15克，料酒10克，姜5克，葱10克，盐3克，味精2克，胡椒粉2克，香油20克，冷水2800毫升。

【制作过程】❶将鱼头去鳃，洗净，剁成4块；白芷润透，切薄片；枸杞子去果柄、杂质，洗净；姜切片，葱切段。❷将鱼头、白芷、枸杞子、姜、葱、料酒同放炖锅内，加水2800毫升，武火烧沸，再用文火炖煮30分钟，加入盐、味精、胡椒粉、香油即成。

【功能效用】补肝肾，益精血，强筋健骨。

红枣乌鸡雪蛤汤

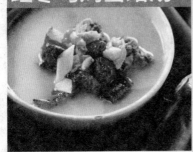

【材料准备】红枣10颗，乌鸡半只，雪蛤10克，生姜3片，鲜奶、盐少许，沸水600毫升。

【制作过程】❶雪蛤挑去杂质浸泡5小时，待充分膨胀后再剔除深褐色丝筋，洗净。❷红枣去核，洗净；乌鸡去毛、内脏洗净，斩块，焯水。❸将以上原料置于炖盅内，注入沸水600毫升，加盖，隔水炖4小时，倒入鲜奶，加盐调味即可。

【功能效用】补肝肾，益精血，强筋健骨。适用于虚羸，消渴，久疟，妇女血虚、经闭，恶疮等症。

双丝银鱼羹

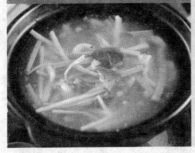

【材料准备】鲜银鱼250克，火腿丝、竹笋丝各50克，姜丝10克，蛋清2个，香菜末20克，鸡汤600毫升，盐、味精、色拉油、湿淀粉、香油、料酒各适量。

【制作过程】❶将鲜银鱼用清水漂清。❷炒锅上火，放入色拉油烧热，投入姜丝煸炒，加鸡汤、竹笋丝、火腿丝，待汤烧开后加入银鱼，下盐、味精、料酒调好味。❸用湿淀粉勾芡，待芡熟后将蛋清徐徐倒入锅中。❹羹上淋入少许香油，撒上香菜末即成。

【功能效用】补肝肾，强筋健骨。

花生杏仁粥

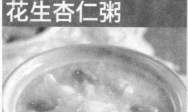

【材料准备】粳米200克，花生仁50克，杏仁25克，白糖20克，冷水2500毫升。

【制作过程】❶花生仁洗净，用冷水浸泡回软；杏仁焯水烫透，备用。❷粳米淘洗干净，浸泡半小时，沥干水分，放入锅中，加入约2500毫升冷水，用旺火煮沸。转小火，下入花生仁，煮约45分钟，再下入杏仁及白糖，搅拌均匀，煮15分钟，出锅装碗，待温热时即可食用。

【功能效用】清热解毒，消胀满，化积滞，可治疗食积不化、腹胀、肠炎。

粳米姜粥

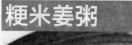
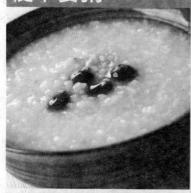

【材料准备】粳米200克，鲜生姜15克，红枣2颗，红糖15克，冷水1500毫升。

【制作过程】❶粳米淘洗干净，用冷水浸泡半小时，捞起，沥干水分。❷鲜生姜去皮，剁成细末；红枣洗净，去核。❸锅中注入约1500毫升冷水，将粳米放入，用旺火烧沸，放入姜末、红枣，转小火熬煮成粥，再下入红糖拌匀，稍焖片刻，即可盛起食用。

【功能效用】补脾益胃，扶助正气，散寒通阳。本品能有效地治疗吃寒凉食物过多而引起的腹胀、腹痛、腹泻、呕吐等症。

锅巴粥

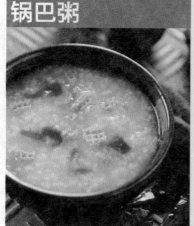

【材料准备】粳米100克，锅巴200克，干山楂片50克，白糖10克，冷水适量。

【制作过程】❶将锅巴掰碎；干山楂片洗净。❷粳米淘洗干净，用冷水浸泡半小时，捞出，沥干水分。❸取锅放入适量冷水、山楂片、粳米，先用旺火煮开，然后改用小火熬煮，至粥将成时加入锅巴，再略煮片刻，以白糖调味，即可盛起食用。

【功能效用】锅巴有补气、健脾、开胃、消食、止泻的作用，尤其适合老年人脾虚便溏、慢性腹泻、食欲不振者服食。本品能够温中健胃，促进肠胃蠕动，帮助消化。

五谷糙米粥

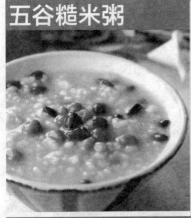

【材料准备】糙米50克，碗豆、红豆、黄豆、绿豆、青豆各30克，白糖10克，冷水2000毫升。

【制作过程】❶前6种食材均淘洗干净，分别用冷水浸泡2～3小时，捞出，沥干水分。❷锅中加入约2000毫升冷水，将所有食材下入，先用旺火烧沸，然后转小火煮45分钟，边煮边搅拌。❸待所有食材软烂后熄火，加白糖调味，继续焖煮5分钟，即可盛起食用。

【功能效用】此粥既能补充多种营养素，又能清理肠胃、通便、降血压。如果将白糖换成蜂蜜其润肠通便的效果会更好。

燕麦粳米粥

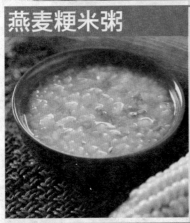

【材料准备】粳米100克，燕麦粉30克，白糖10克，冷水1000毫升，冷开水适量。

【制作过程】❶粳米淘洗干净，用冷水浸泡半小时，捞起，沥干水分。❷将粳米放入锅内，加入约1000毫升冷水，先用旺火烧沸，然后改用小火熬煮。❸粥熬至半熟时将燕麦粉用冷开水调匀，放入锅内，搅拌均匀，待粳米烂熟以后加白糖调味，即可盛起食用。

【功能效用】燕麦可使氨基酸的品种和数量更充足，提高氨基酸的利用率，使营养更均衡，非常适合脾胃不佳、病后体虚者食用。本品具有清理肠胃、通便、益智健脑、强筋壮骨的功效。

香茗粥

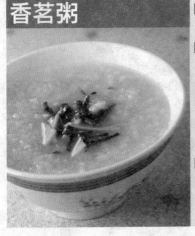

【材料准备】粳米100克，茶叶15克，姜2片，冷水1000毫升。

【制作过程】❶将茶叶用温水浸泡，然后滤去水。❷粳米淘洗干净，用冷水浸泡半小时，沥干水分备用。❸取锅加入少量冷水，将茶叶倒入煎煮，取浓汁备用。❹锅中加入约1000毫升冷水，将粳米、姜放入，先用旺火烧沸，再改用小火熬煮，待粥将成时加入浓茶汁，略煮即成。

【功能效用】适用于肠胃燥热、便秘或肠风致大便出血等症。

枸杞叶羊肾粥

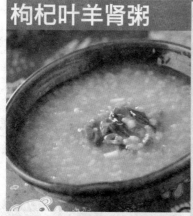

【材料准备】粳米150克，枸杞叶200克，羊肾1副，羊肉100克，葱白5克，冷水2000毫升。

【制作过程】❶粳米淘洗干净，用冷水浸泡半小时，捞出，沥干水分。❷枸杞叶洗净，用纱布装好，扎紧；葱白洗净，切成细节。❸将羊肾洗净，去臊腺脂膜，切成细丁；羊肉洗净，焯水备用。❹锅中加入约2000毫升冷水，将粳米、羊肉、羊肾丁、枸杞叶一同放入，先用旺火烧沸，然后改用小火熬煮，待米烂肉熟时取出药袋，加入葱白节，再稍焖片刻，即可盛起食用。

【功能效用】滋阴，润燥，补肝肾，美容驻颜，适用于阴虚火旺、口干、肝肾虚损、视物不清、面色无华等症。

鳗鱼粥

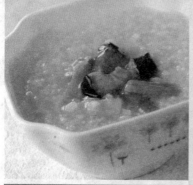

【材料准备】粳米150克，活鳗鱼1条（约500克），葱段10克，姜1片，料酒8克，盐2克，味精1.5克，冷水适量。

【制作过程】❶将鳗鱼处理干净，用热水略烫后，冲洗干净。❷粳米淘洗干净，用冷水浸泡半小时。❸取锅加入冷水、鳗鱼、葱段、姜片、料酒，煮至鳗鱼熟烂后捞出鳗鱼，拆肉去骨，放入碗内。鱼汤拣去葱段、姜片待用。❹另取一锅加入适量冷水，烧沸后加入粳米、鱼汤，煮至粥将成时加入鱼肉，用盐、味精调味即可。

【功能效用】补中益气，养血平肝，明目，对急、慢性肝炎有很好的疗效。

桂圆栗子粥

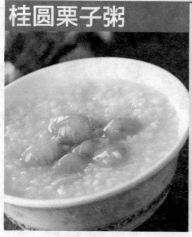

【材料准备】粳米100克，栗子10个，桂圆肉15克，白糖10克，冷水1000毫升。

【制作过程】❶粳米淘洗干净，用冷水浸泡半小时，捞出，沥干水分。❷栗子剥壳后用温水浸泡3小时，去皮备用。❸锅中加入约1000毫升冷水，将粳米和栗子放入，先用旺火烧沸，然后转小火熬煮45分钟。❹桂圆肉和白糖入锅拌匀，续煮约10分钟至粥稠，即可盛起食用。

【功能效用】滋阴润燥，明目安神，养血壮阳，益脾开胃，润肤美容。

海带瘦肉粥

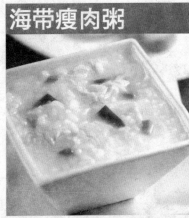

【材料准备】粳米200克，海带30克，猪瘦肉50克，胡萝卜1根，盐3克，胡椒粉1.5克，淀粉5克，料酒3克，味精2克，冷水2000毫升。

【制作过程】❶海带泡发洗净，切成块。❷粳米洗净，用水浸泡半小时。❸胡萝卜洗净去皮，切丁。❹猪瘦肉洗净，切片，加入淀粉、料酒、味精腌渍15分钟。❺锅中加入约2000毫升冷水，放入粳米，先用旺火烧沸，下肉片、海带块、胡萝卜丁，再改用小火煮至粳米熟烂，加入盐和胡椒粉拌匀，即可盛起食用。

【功能效用】理气开胃，降血压。

绿豆麦片粥

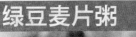

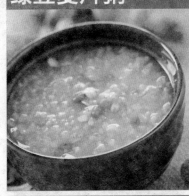

【材料准备】麦片60克，小米50克，糯米40克，绿豆100克，冰糖15克，冷水适量。

【制作过程】❶绿豆洗净，先用冷水浸泡2小时，再连水蒸2小时，取出备用。❷小米、糯米、麦片分别洗净，用冷水浸泡20分钟，再置于旺火上烧沸，然后改用小火熬煮约45分钟。❸加入蒸好的绿豆汤和冰糖，将所有材料拌匀煮滚，即可盛起食用。

【功能效用】燕麦片是很好的降脂谷物，常吃对改善血液的黏稠度很有效。本品具有滋阴补肾、清肝降火、降压之功效。

白果冬瓜粥

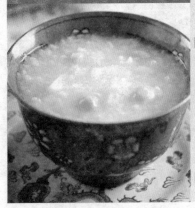

【材料准备】粳米100克，白果仁25克，冬瓜100克，姜末5克，盐3克，胡椒粉1克，高汤200毫升，冷水适量。

【制作过程】❶粳米淘洗干净，用冷水浸泡半小时，沥干水分，放入锅中，加入冷水煮沸，再改用小火熬煮成稀粥，装碗备用。❷白果仁洗净，浸泡回软，焯水烫透，捞出，去心，沥干水分；冬瓜去皮、瓤，切厚片备用。❸锅中加入高汤、姜末，用旺火煮沸，下入稀粥、白果及盐、胡椒粉，再沸后下入冬瓜片，搅拌均匀，煮5分钟，即可盛起食用。

【功能效用】降血压，降胆固醇。

陈皮蚌肉粥

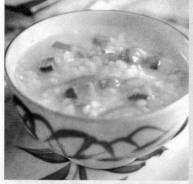

【材料准备】粳米100克，蚌肉50克，皮蛋1个，陈皮6克，姜末、葱末各3克，盐2克，冷水1000毫升。

【制作过程】❶把陈皮烘干，研成细粉。❷蚌肉洗净，剁成颗粒；皮蛋去壳，也剁成颗粒。❸粳米淘洗干净，用冷水浸泡半小时，捞起。❹锅中加入约1000毫升冷水，将粳米放入，用旺火烧沸加入皮蛋粒、蚌肉粒，再用小火慢慢熬煮。❺待粳米软烂时，加入姜末、葱末、盐调好味，再稍焖片刻，即可盛起食用。

【功能效用】补中益肾，祛湿消渴，平肝清热，利尿祛湿，对糖尿病有较好的治疗功效。

豌豆绿豆粥

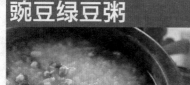

【材料准备】粳米100克，豌豆粒、绿豆各50克，白糖20克，冷水1500毫升。

【制作过程】❶绿豆、粳米淘洗干净，分别用冷水浸泡发胀，捞出，沥干水分。❷豌豆粒洗净，焯水烫透备用。❸锅中加入约1500毫升冷水，先将绿豆放入，用旺火煮沸后，加入豌豆和粳米，改用小火慢煮。❹待粥将成时下入白糖，搅拌均匀，再稍焖片刻，即可盛起食用。

【功能效用】清肝明目，降低血压，可治疗高血压、高脂血症等。

桃花粥

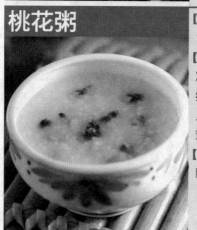

【材料准备】粳米100克，桃花5朵，蜂蜜20克，冷水1000毫升。

【制作过程】❶桃花择洗干净，晾干研末。❷粳米洗净，用冷水浸泡半小时，捞出，沥干水分。❸锅中加入约1000毫升冷水，将粳米放入，先用旺火烧沸，搅拌几下，改用小火熬煮成粥，然后加入桃花末、蜂蜜，略煮片刻，即可盛起食用。

【功能效用】此粥能够健胃，助消化，降血糖，预防胆结石。

兔肉粥

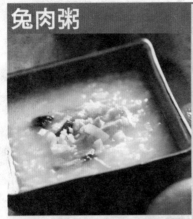

【材料准备】粳米、兔肉、荸荠各100克，水发香菇50克，盐2克，味精、胡椒粉各1克，猪油10克，葱末3克，姜末2克，冷水1000毫升。

【制作过程】❶粳米淘洗干净，用冷水浸泡半小时，捞出，沥干水分。❷兔肉清洗干净，切丁；荸荠去皮后切成小丁；香菇洗净，也切成小丁。❸锅中加入约1000毫升冷水，将粳米放入，用旺火烧沸后搅拌几下，加入兔肉、荸荠丁、香菇丁、盐、猪油、葱末、姜末，改用小火慢慢熬煮，待粥浓稠时调入味精、胡椒粉，即可食用。

【功能效用】本方可活络血气，滋暖五脏，提升免疫力，延年益寿。

银耳鸽蛋粥

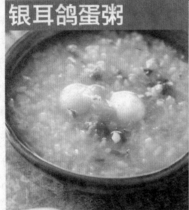

【材料准备】荸荠粉100克，水发银耳75克，核桃仁20克，鸽蛋5个，白糖20克，冷水1000毫升。

【制作过程】❶将水发银耳择去根蒂，冲洗干净，撕成小朵，放入碗内，加入少许冷水，上笼蒸透取出。❷鸽蛋打入碗内，放入温水锅中煮成溏心蛋捞出。❸核桃仁用温水浸泡，撕去外衣。❹荸荠粉放入碗内，用冷开水调成糊。❺取锅加入约1000毫升水，加入银耳、核桃仁，倒入荸荠糊，调入白糖，用手勺搅匀，煮沸呈糊状时，再加入鸽蛋即成。

【功能效用】补肺、益肾，适用于虚劳羸瘦、老年体衰者，是常用的补益强身粥品。

鸽肉粥

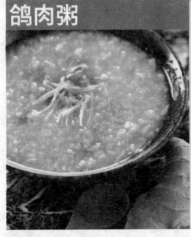

【材料准备】粳米150克，乳鸽1只，葱末3克，姜丝2克，盐2克，味精1克，料酒10毫升，胡椒粉1克，色拉油10毫升，冷水1500毫升。

【制作过程】❶将乳鸽宰杀，用开水烫透，煺去毛，剖腹去内脏，冲洗干净，放入沸水锅内煮一下捞出，切成小块，放入碗内，加入少许盐、料酒拌腌。❷粳米淘洗干净，用冷水浸泡半小时，捞出，沥干水分。❸坐锅点火，放入色拉油烧热，下鸽肉、葱末、姜丝煸炒，烹入料酒，起锅装入碗内。❹另取一锅，加入约1500毫升冷水，放入粳米，先用旺火煮沸后加入鸽肉，再改用小火熬煮成粥，最后加入盐、味精、胡椒粉搅匀即成。

【功能效用】补肝肾，益气填精，延年益寿。

最适合孕产妇的食疗方

治疗妊娠呕吐食疗方

玉兰肝尖汤

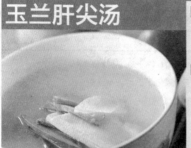

【材料准备】猪肝200克，玉兰片、青笋、火腿各25克，猪骨头汤150毫升，葱末、盐、味精、料酒各适量。

【制作过程】❶将猪肝洗净切成柳叶片，焯水；玉兰片切片；火腿和青笋切长片。❷锅中倒入猪骨汤，烧开后放入肝尖、火腿片、青笋片、玉兰片、盐和料酒，待汤开后，撇去浮沫，加入味精，撒上葱末即可。

【功能效用】本方用于治疗妊娠呕吐。

蛋花南瓜粥

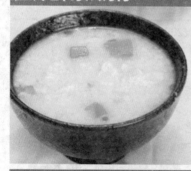

【材料准备】大米100克，鸡蛋1个，南瓜20克，盐3克，香油、葱花各适量。

【制作过程】❶大米淘净，用清水浸泡。南瓜去皮切小块。❷锅置火上，注入清水，放入大米煮至七成熟。❸放入南瓜煮至米粒开花，入鸡蛋打散后稍煮，加盐、香油调匀，撒上葱花即可。

【功能效用】鸡蛋能健脑益智、延缓衰老、保护肝脏。南瓜有解毒、保护胃黏膜、助消化、防治糖尿病的功效。

生姜橘皮茶

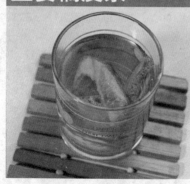

【材料准备】生姜、橘皮各10克，红糖依个人口味，冷水适量。

【制作过程】❶将橘皮洗净切成细丝，生姜洗净切成碎末。❷锅置火上，加入橘皮丝、生姜末以及适量清水，水开后稍煎片刻，放入白糖调匀即可。❸每次1剂，每日3次。

【功能效用】本方用于治疗脾胃虚寒引起的妊娠呕吐，效果显著，而且对缓解消化不良导致的腹部胀气很有好处。

橙蜜饮

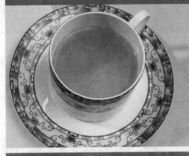

【材料准备】蜂蜜100克，橙子200克，冷水适量。

【制作过程】将橙子用清水泡去酸味，连皮切成4瓣，加适量水煮20分钟，去渣取汁，晾温，放入蜂蜜搅匀即可。随意服食。

【功能效用】蜂蜜具有补虚润燥、止咳润肺、和胃调中、解毒等功效，二者均富含维生素C，一同食用可以很好地促进人体对维生素C的吸收，还能够增强人体免疫力，有效缓解妊娠呕吐，同时还有美容抗衰老的作用。

蛋奶菇粥

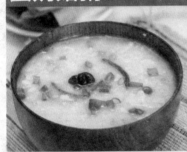

【材料准备】鸡蛋1个，牛奶100克，茶树菇10克，大米80克，白糖5克，葱适量。

【制作过程】❶大米洗净，用清水浸泡。茶树菇泡发择净。❷锅置火上，注入清水，入大米煮至七成熟。❸入茶树菇煮至米粒开花，入鸡蛋打散后稍煮，再入牛奶、白糖调匀，撒上葱花即可。

【功能效用】鸡蛋能健脑益智、延缓衰老、保护肝脏。牛奶可防止消化道溃疡。香菇有提高免疫力、延缓衰老的功效。三者合用对妊娠呕吐有疗效。

甘蔗姜汁

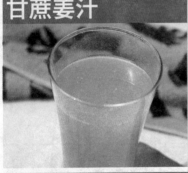

【材料准备】甘蔗20克，生姜4克，橙子半个。

【制作过程】❶甘蔗去掉硬皮，切成小块。❷生姜去皮，洗净，切块。❸橙子去皮，切块。❹将甘蔗、橙子、生姜分别打成汁。❺甘蔗汁、生姜汁、橙汁兑在一起，频频缓饮。

【功能效用】甘蔗具有清热生津、润燥止渴、下气、滋阴养血、缓解酒精中毒、美容的作用。姜具有发表散寒、解毒杀菌、抗氧化、抗衰老等作用。将甘蔗与姜一同食用，可以下气生津，解毒杀菌。

白菜鸡蛋大米粥

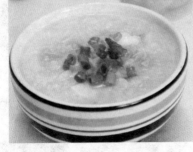

【材料准备】大米100克，白菜30克，鸡蛋1个，盐3克，香油、葱花适量。

【制作过程】❶大米淘净，入清水浸泡。白菜切丝，鸡蛋煮熟去壳切碎。❷锅置火上，注入清水，放入大米煮至粥将成。❸放入白菜、鸡蛋煮至粥黏稠时，加盐、香油调匀，撒上葱花即可。

【功能效用】白菜能润肠，促进排毒，刺激肠胃蠕动，促进大便排泄，帮助消化，对预防肠癌有良好作用。此粥也可用于治疗妊娠呕吐。

白皮鲈鱼汤

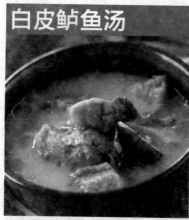

【材料准备】鲈鱼500克，白术60克，陈皮10克，胡椒粉3克，盐、冷水适量。

【制作过程】❶鲈鱼去鳞，剖开去肠杂，洗净，切块；白术、陈皮洗净。❷以上用料一齐放入锅内，加冷水适量，煮沸，改文火煲2小时，依据个人的口味加胡椒粉、盐调味即可食用。每日或隔日1次，5～7天为一疗程。

【功能效用】鲈鱼性平，味甘，具有健脾益肾、补气安胎、补肝养血、化痰止咳、利水消肿等功效，本方用于治疗妊娠水肿、产后腿肿不消、小便不利。

莲藕三红羊骨汤

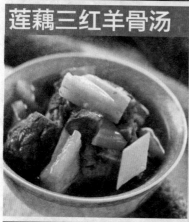

【材料准备】羊脊骨或羊胫骨1000克，莲藕750克，胡萝卜150克，赤小豆50克，红枣12颗，生姜1片，香油、盐适量，冷水3000毫升。

【制作过程】❶将羊脊骨洗净，斩成大块（将羊胫骨敲裂）。❷将莲藕洗净，去节，切成大块；胡萝卜刮皮洗净，斜切成大块三角状；赤小豆和红枣分别淘洗干净，红枣去核。❸煲内倒入3000毫升冷水烧至水开，放入所有用料。煲内水再开后，用小火煲3小时即可。❹煲好后，加入适量油、盐后便可服用。

【功能效用】本方用于治疗妊娠水肿、产后腿肿不消。

玉米须大米粥

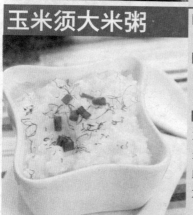

【材料准备】玉米须适量，大米100克，盐1克，葱5克，清水适量。

【制作过程】❶大米泡发半小时沥干。玉米须稍浸泡沥干。葱切圈。❷锅置火上，加大米和水煮至米粒开花。❸加玉米须煮至浓稠，加盐拌匀，撒葱即可。

【功能效用】玉米须有利尿、平肝、利胆的功效。大米有补中益气、健脾养胃、益精强志、和五脏、通血脉、聪耳明目、止烦、止渴、止泻的功效，因此，因肺阴亏虚所致的咳嗽、便秘患者可早、晚用大米煮粥服用。

核桃虾仁粥

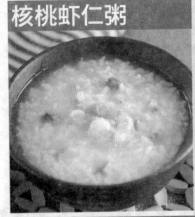

【材料准备】粳米200克，核桃仁、虾仁各30克，盐1.5克，冷水2000毫升。

【制作过程】❶粳米淘洗干净，用冷水浸泡半小时，捞出，沥干水分；核桃仁、虾仁均洗净备用。❷锅中加入约2000毫升冷水，将粳米放入，用旺火烧沸，将核桃仁、虾仁放入锅内，再改用小火熬煮成粥。❸粥内下入盐拌匀（如果是孕妇食用，可以不加盐），再稍焖片刻，即可盛起食用。

【功能效用】本方能够补虚、滋阴、补钙，用于防治孕产妇贫血。

天麻鱼头粥

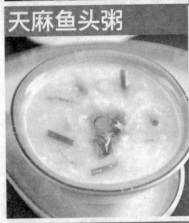

【材料准备】粳米150克，天麻15克，鲢鱼头1个，葱段10克，姜2片，料酒6克，盐2克，味精、胡椒粉各1克，猪油5克，冷水适量。

【制作过程】❶天麻浸透洗净；粳米淘洗干净，用冷水浸泡半小时，捞出，沥干水分。❷鱼头去鳞、去鳃，冲洗干净，整个鱼头一劈两半。❸锅内加冷水、天麻，烧沸后加鱼头、葱、姜、料酒，待鱼头煮至八成熟时，捞出鱼头，滤去残渣，加粳米，用旺火煮开后改小火，续煮至粥成。❹把鱼头骨头拆去，鱼肉撕碎，放入粥内，加入猪油、盐、味精略煮，撒上胡椒粉，即可食用。

【功能效用】本方能够健脾补虚、滋阴益肾。

羊腩苦瓜粥

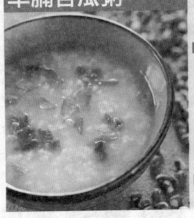

【材料准备】粳米200克，羊腩150克，苦瓜100克，燕麦20克，姜1片，盐1.5克，味精1克，料酒3克，胡椒粉1克，冷水2000毫升。

【制作过程】❶羊腩收拾干净，切块，焯水烫透，除去血污。❷苦瓜洗净，去瓤，切片，焯水烫透，捞出备用。❸粳米淘洗干净，浸泡半小时；燕麦淘洗干净，浸泡2小时。❹捞出粳米和燕麦，沥干水分，放入锅中，加入约2000毫升冷水，用旺火烧沸，下入羊腩块、姜片、盐、味精、料酒、胡椒粉，转小火熬煮45分钟左右，再下入苦瓜片，煮10分钟离火，即可盛起食用。

【功能效用】本方能够健脾补虚、滋阴益肾、补血止血，可用于治疗孕产妇贫血、体弱多病。

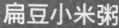

扁豆小米粥

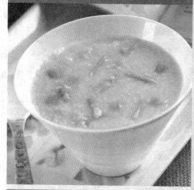

【材料准备】扁豆30克，党参10克，小米100克，冰糖15克，冷水适量。

【制作过程】❶党参洗净，切成片。❷扁豆洗净，与党参片一同放入锅中，加入适量冷水煎煮约半小时，取出汁液，再加入冷水煎煮10分钟，取出汁液，两次的汁液放在一起，放入锅中烧沸。❸小米洗净后略微浸泡，放入烧沸的汁液中，用小火慢煮成粥。❹粥内加入冰糖煮溶，再稍焖片刻，即可食用。

【功能效用】具有通乳的功效，最适宜于乳汁稀薄的产妇。

枸杞猪肾粥

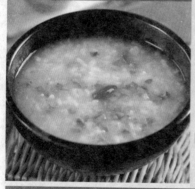

【材料准备】粳米100克，猪肾半副，枸杞子10克，盐2克，温水适量，冷水1000毫升。

【制作过程】❶粳米淘洗干净，用冷水浸泡半小时，捞出沥干。❷枸杞子用温水泡至回软，洗净捞出，沥干水分。❸猪肾洗净，一切两半，剁小颗粒。❹锅中加入约1000毫升冷水，将粳米、猪肾粒放入，用旺火烧沸，搅拌几下，然后放入枸杞子，改用小火熬煮成粥。❺粥内下入盐拌匀，再稍焖片刻，即可盛起食用。

【功能效用】本方具有通乳的功效，用于治疗产妇乳汁稀薄、量少或没有乳汁。

鸡丝鹌鹑蛋汤

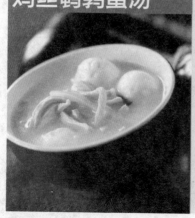

【材料准备】鹌鹑蛋20个，熟鸡丝100克，黄瓜50克，鸡汤500毫升，盐、味精各适量。

【制作过程】❶将鹌鹑蛋煮熟，剥去蛋壳，放入大汤碗中备用；黄瓜切丝备用。❷炒锅置旺火上，放入鸡汤，锅开后放入盐，待锅再开时，加入味精，倒入装有鹌鹑蛋的汤碗中，撒上熟鸡丝和黄瓜丝即可。

【功能效用】鹌鹑蛋具有强身健脑、补中益气、丰泽肌肤、除风湿、抗过敏的功效，适合病后虚弱、营养不良性水肿、健忘、头晕目眩、贫血、月经不调等病症患者食用。本方具有通乳的功效，用于治疗产妇乳汁稀薄、量少或没有乳汁。

红薯粥

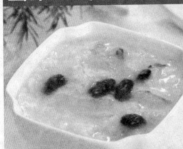

【材料准备】新鲜红薯50克，粳米100克，豌豆20克，白糖适量。

【制作过程】❶洗净红薯，将其连皮切成小块；豌豆、粳米洗净。❷加水将三者共煮成稀粥。❸粥将成时，加白糖即可。

【功能效用】红薯俗名山芋，能健脾胃，补虚乏，益气力，通乳汁。其与粳米共煮为粥，可以正气，养胃，化食，去积，清热。产妇经常服用此粥，还有通乳的作用。

雪梨红枣糯米粥

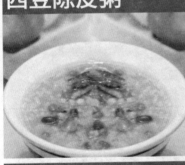

【材料准备】糯米80克，雪梨50克，红枣、葡萄干各10克，白糖5克。

【制作过程】❶糯米洗净，用清水浸泡。雪梨洗净后去皮、去核，切小块。红枣、葡萄干洗净备用。❷锅置火上，注入清水，放入糯米、红枣、葡萄煮至七成熟。❸放入雪梨煮熟，加白糖调匀便可。

【功能效用】梨能帮助器官排毒、软化血管、促进血液循环和钙质输送、维持机体健康。产妇常喝此粥，能增加乳汁分泌。

四豆陈皮粥

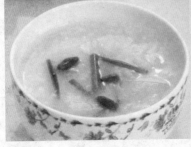

【材料准备】绿豆、红豆、眉豆、毛豆各20克，陈皮适量，大米50克，红糖5克。

【制作过程】❶大米、绿豆、红豆、眉豆均泡发，陈皮切丝，毛豆沥水。❷锅置火上，倒入清水，放入大米、绿豆、红豆、眉豆、毛豆，以大火煮至开花。❸加陈皮同煮粥至稠，加红糖拌匀。

【功能效用】绿豆能抗菌抑菌、增强食欲、保肝护肾。红豆有补血等功效。此粥具有通乳功效。

西葫芦韭菜粥

【材料准备】西葫芦、韭菜各15克，枸杞子适量，大米100克，盐2克，味精1克。

【制作过程】❶韭菜切段，西葫芦去皮切薄片，大米泡发半小时。❷锅置火上，注水后，放入大米、枸杞，用大火煮至米粒绽开。❸放韭菜、西葫芦，改小火煮至粥成，加盐、味精调味即可。

【功能效用】西葫芦有润肺止咳、消肿散结、提高免疫力的功效。韭菜、西葫芦合熬煮粥，能起到补血通乳、疏利血脉的良好功效。

第七章

常见病对症食疗方

——吃饭治病两不误

高血压

高血压是最常见的心脑血管疾病，也是心脑血管疾病中最主要的危险因素，脑卒中、心肌梗死、心力衰竭及慢性肾脏病是其主要并发症。高血压是指在静息状态下动脉收缩压和舒张压的增高，常伴有心、脑、肾、视网膜等器官功能性或器质性改变以及脂肪和糖代谢紊乱等现象。高血压患者常会有头晕、头痛、烦躁、心悸、失眠等症状，宜吃豆腐、黄豆、南瓜、黄精、山楂等。

绿豆薏苡仁汤

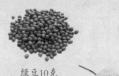

绿豆10克

薏苡仁10克　　　　　低脂奶粉25克

【制作过程】❶先将绿豆与薏苡仁洗净泡水。❷将绿豆与薏苡仁加入水中煮，水开后转小火，将绿豆煮至熟透。❸取出煮绿豆、薏苡仁的水，加入低脂奶粉搅拌均匀后，再倒入绿豆薏苡仁中即可。

【功能效用】可降血压、维持血压稳定，保护心脏，对心脑血管疾病有很好的食疗功效。此汤高血压患者可常食。

枸杞炒玉米

玉米粒300克　　枸杞子100克　　盐适量

植物油适量　　味精适量　　水淀粉适量

【制作过程】❶将甜玉米粒、枸杞子分别放入清水中洗干净；锅置于火上，加入适量清水，以大火烧沸，将甜玉米粒和枸杞子分别放进沸水中焯一下。❷炒锅洗净，置于火上，加入油烧热，倒入甜玉米粒、枸杞子、盐、味精一起翻炒至玉米熟透。❸最后用水淀粉勾芡即可。

【功能效用】具有防治高血压、冠心病、高胆固醇血症的作用。

半夏薏苡仁粥

半夏15克　　　　薏苡仁1杯

百合10克　　　　冰糖适量

【制作过程】❶将半夏、百合分别洗净；薏苡仁洗净，浸泡1小时，备用。❷锅置于火上，加水烧开，倒入薏苡仁煮至半熟，再倒入半夏、百合，用小火煮至薏苡仁熟透。❸最后加入适量冰糖调味即可。

【功能效用】本方能有效预防高血压，并对痰湿型高血压患者有很好的疗效。

玉米核桃粥

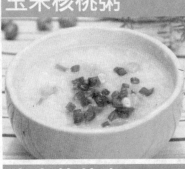

【材料准备】核桃仁20克，玉米粒30克，大米80克，葱花2克。

【制作过程】❶大米泡发，玉米粒、核桃仁洗净，葱洗净切成葱花。❷将大米与玉米一同煮开。❸加入核桃仁同煮至浓稠状，调入白糖拌匀，撒上葱花即可。

【功能效用】玉米含有丰富的蛋白质、脂肪、维生素、纤维素及多糖等，能开胃益智、宁心活血、增强记忆力。核桃仁能温肺定喘、润肠通便。玉米与核桃合煮为粥能降低血压，延缓人体衰老。

陈皮黄芪粥

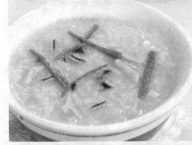

【材料准备】大米100克，陈皮末15克，生黄芪20克，白糖10克，山楂适量。

【制作过程】❶取大米洗净备用。❷锅中加入陈皮末、生黄芪、山楂、大米、水同煮粥。❸待粥将熟时加入白糖，稍煮即可。

【功能效用】陈皮有理气健脾、燥湿化痰的功效。黄芪有补中益气、敛汗固表、托毒敛疮之功效。山楂有强心、降血脂、降血压的功效。陈皮、黄芪、山楂、大米合熬为粥，能扩张血管、持久降血压。

红枣杏仁粥

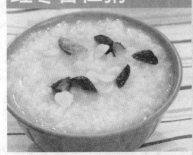

【材料准备】大米100克，红枣15克，杏仁10克，盐2克。

【制作过程】大米洗净，红枣与杏仁洗净后切碎，将大米、红枣、杏仁一同煮粥，加入盐煮沸即可。

【功能效用】红枣有补脾和胃、益气生津、调营卫、解毒药的功效。常用于治疗胃虚食少、脾弱便溏、气血不足、心悸怔忡等病症。杏仁有祛痰、止咳、平喘、润肠的效用。此粥具有降低血压的功效。

鳕鱼蘑菇粥

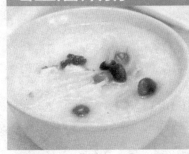

【材料准备】大米80克，鳕鱼50克，蘑菇、青豆各20克，枸杞子、盐、姜丝、香油各适量。

【制作过程】❶取大米洗净备用。❷鳕鱼用盐腌制后与大米一同煮粥。❸粥将熟时加入洗好的香菇、青豆、枸杞子、盐、姜丝、香油，煮沸即可。

【功能效用】鳕鱼具有高营养、降血压、降胆固醇、易于被人体吸收等优点，可用于跌打损伤、脚气、糖尿病等症。鳕鱼、蘑菇、青豆、枸杞子、大米合熬为粥，不仅味美可口，还可用于降血压。

贫血

贫血是指人体外周血红细胞容量减少，低于正常范围下限的一种常见的临床症状。本病属中医"血虚"范畴，中医学认为多由长期慢性肠胃疾患或长期失血、妊娠失养等所致。贫血除了有头晕眼花、疲乏耳鸣、心悸气短等症状外，还伴有营养障碍，如皮肤干燥、毛发干燥等。贫血患者宜吃当归、人参、香菇、芝麻、木耳、猪肝、红枣、龙眼肉等。

猪肉蛋枣汤

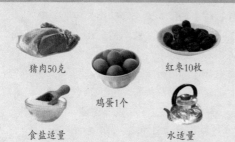

猪肉50克　　　红枣10枚

鸡蛋1个

食盐适量　　　水适量

【制作过程】❶将猪肉洗净，切块；红枣洗净，去核。❷再把猪肉和红枣一起放进锅中，加适量水，用大火煮沸后，加入鸡蛋汁，再用小火慢熬。❸待汤熬好时，加入盐调味，搅拌均匀即可。

【功能效用】猪肉具有滋阴润燥、补虚养血、滋养脏腑、健身长寿、降低胆固醇之功效。本方具有滋阴养血的功效，常用于失血性贫血。

黑木耳红枣汤

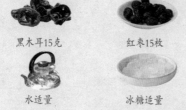

黑木耳15克　　　红枣15枚

水适量　　　冰糖适量

【制作过程】❶将黑木耳洗净，用温水泡发；红枣洗净，去核，备用。❷把黑木耳和红枣一起放进锅中，加适量水，用大火煮沸后加上冰糖，改用小火煮半小时。❸搅拌均匀即可食用。

【功能效用】本方具有和血养颜，滋补强身的功效，对贫血有食疗作用。

大枣阿胶粥

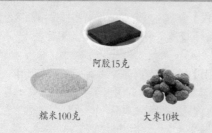

阿胶15克

糯米100克　　　大枣10枚

【制作过程】❶将糯米洗净，泡发；大枣洗净，去核；阿胶打碎，备用。❷把糯米和大枣一起放进锅中，加适量水，用大火煮沸，再改用小火直至粥成。❸待粥熟时，再加入阿胶，稍煮并搅拌，令阿胶烊化即成。

【功能效用】此方具有养血生血，滋阴润肺的功效，适用于血虚萎黄、眩晕心悸等症。

桂圆枸杞糯米粥

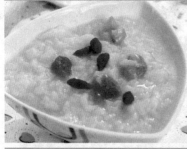

【材料准备】桂圆肉40克，枸杞子10克，糯米100克，白糖5克。

【制作过程】❶糯米洗净，用清水浸泡。桂圆肉、枸杞子洗净。❷锅置火上，放入糯米，加适量清水煮至粥将成。❸放入桂圆肉、枸杞子煮至米烂，加白糖稍煮，调匀便可。

【功能效用】红枣含丰富的蛋白质、脂肪、粗纤维、糖类、有机酸、黏液质和钙、磷、铁等营养物质，又含有多种维生素，故有"天然维生素丸"之美称。

桂圆莲子糯米粥

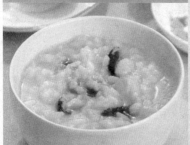

【材料准备】桂圆肉、莲子、红枣各10克，糯米100克，白糖5克。

【制作过程】❶糯米、莲子洗净，放入清水中浸泡。桂圆肉、红枣洗净，再将红枣去核备用。❷锅置火上，放入糯米、莲子煮至将熟。❸放入桂圆肉、红枣煮至酥烂，加白糖调匀即可。

【功能效用】桂圆不仅有保护血管、防止血管硬化的作用，还有养血安神的功效，本粥适用于气血不足、血虚萎黄等症。

山药枣荔粥

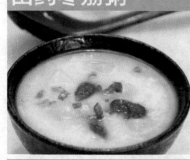

【材料准备】山药、荔枝各30克，红枣10克，大米100克，冰糖5克，葱花少许。

【制作过程】❶大米淘洗干净，用清水浸泡。荔枝去壳洗净。山药去皮，洗净切小块，氽水后捞出。红枣洗净，去核备用。❷锅置火上，注入清水，放入大米煮至八成熟。❸放入荔枝、山药、红枣煮至米烂，放入冰糖熬溶后调匀，撒上葱花便可。

【功能效用】山药是虚弱、疲劳或病愈者恢复体力的最佳食品，经常食用还能增强免疫力。

核桃生姜粥

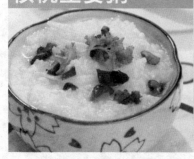

【材料准备】核桃仁15克，生姜5克，红枣10克，糯米80克，盐2克，姜汁适量。

【制作过程】❶糯米置于清水中泡发后洗净。生姜去皮，洗净，切丝。红枣洗净，去核，切片。核桃仁洗净。❷锅置火上，倒入清水，放入糯米，大火煮开，再淋入姜汁。❸加入核桃仁、生姜、红枣同煮至浓稠，调入盐拌匀即可。

【功能效用】核桃是轻身益气、延年益寿的上品，此粥具有润肺止咳、养气安神的功效。

"冠心病"是冠状动脉性心脏病的简称。冠心病的主要病因是冠状动脉粥样硬化，但动脉粥样硬化的原因尚不完全清楚，可能是多种因素综合作用的结果。中医认为，冠心病是由于体质衰弱，脏腑功能虚损，加之七情六淫的影响，导致气滞血瘀、胸阳不振，使心脉痹阻而致。冠心病患者常会有胸痛、容易激动、愤怒、焦急、过度兴奋等症状，宜吃桂枝、丹参、香附、木耳、山药等。

桂参大枣猪心汤

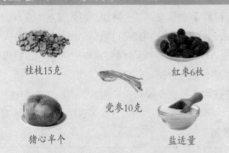

桂枝15克

红枣6枚

党参10克

猪心半个

盐适量

【制作过程】❶猪心入沸水中氽烫，捞出，冲洗，切片。❷桂枝、党参、红枣洗净，盛入锅中，加三碗水以大火煮开，转小火续煮30分钟。❸再转中火让汤汁沸腾，放入猪心片，待水再开，加盐调味即可。

【功能效用】本方具有温经散寒、益气养心的功效，适合寒凝心脉型冠心病患者食用。

参归山药猪腰汤

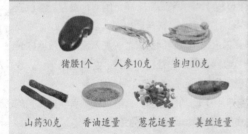

猪腰1个

人参10克

当归10克

山药30克

香油适量

葱花适量

姜丝适量

【制作过程】❶猪腰子剖开去除筋膜，洗净，在背面用刀划斜纹，切片备用；山药洗净，去皮，切片备用；人参、当归洗净，切片备用。❷人参、当归放进砂锅中，加清水煮沸10分钟。❸再加入猪腰片、山药，煮熟后加香油、葱花、姜丝即可。

【功能效用】本方可补肾壮腰、补中益气，适合心肾阳虚型冠心病患者食用。

丹参山楂大米粥

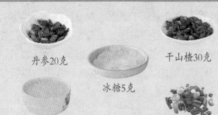

丹参20克

干山楂30克

冰糖5克

大米100克

葱花少许

【制作过程】❶大米洗净，放入水中浸泡；干山楂用温水泡后洗净。❷丹参洗净，用纱布袋装好扎紧封口，煎水取汁。❸锅置火上，放入大米煮至七成熟，放入山楂、倒入丹参汁煮至粥成，放冰糖调匀，撒上葱花即可。

【功能效用】此粥活血化瘀、降压降脂，适合瘀血阻滞型冠心病患者食用。

菠菜玉米枸杞粥

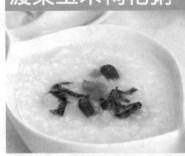

【材料准备】菠菜、玉米粒、枸杞子各15克，大米100克，盐3克，味精1克。

【制作过程】❶大米泡发洗净。枸杞子、玉米粒洗净。菠菜择去根，洗净，切成碎末。❷锅置火上，注入清水后，放入大米、玉米粒、枸杞子用大火煮至米粒开花。❸再放入菠菜，用小火煮至粥成，调入盐、味精入味即可。

【功能效用】菠菜能滋阴润燥，通利肠胃。玉米有调中和胃、利尿的功效。此粥具有预防冠心病的保健作用。

木耳枣杞粥

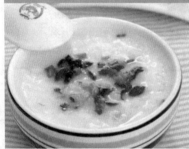

【材料准备】黑木耳、红枣、枸杞子各15克，糯米80克，盐2克，葱少许。

【制作过程】❶糯米洗净。黑木耳泡发洗净，切成细丝。红枣去核洗净，切片。枸杞子洗净。葱洗净，切成葱花。❷锅置火上，注入清水，放入糯米煮至米粒绽开，放入黑木耳、红枣、枸杞子。❸用小火煮至粥成时，调入盐入味，撒上葱花即可。

【功能效用】黑木耳对冠心病、动脉血管硬化、心脑血管病颇为有益，并有一定的抗癌作用。

西红柿桂圆粥

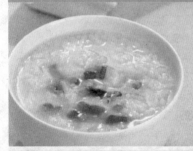

【材料准备】西红柿、桂圆肉各20克，糯米100克，青菜少许，盐3克。

【制作过程】❶西红柿洗净，切丁。桂圆肉洗净。糯米洗净，泡发半小时。青菜洗净，切碎。❷锅置火上，注入清水，放入糯米、桂圆，用旺火煮至米粒绽开。❸再放入西红柿，改用小火煮至粥浓稠时，下入青菜稍煮，再加入盐调味即可。

【功能效用】桂圆对中老年人而言，有保护血管、防止血管硬化和脆性的作用。

西红柿海带粥

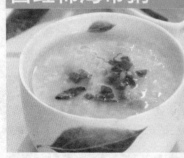

【材料准备】西红柿15克，海带清汤适量，米饭一碗，盐3克，葱少许。

【制作过程】❶西红柿洗净，切丁。葱洗净，切成葱花。❷锅置火上，注入海带清汤后，放入米饭煮至沸时。❸放入西红柿，用小火煮至粥成，调入盐入味，撒上葱花即可。

【功能效用】海带中含有大量的多不饱和脂肪酸EPA，能使血液的黏度降低，预防血管硬化，因此，常吃海带能够预防心血管方面的疾病。

失眠，指无法入睡或无法保持睡眠状态，导致睡眠不足，又称入睡和维持睡眠障碍，为各种原因引起的入睡困难、睡眠深度或频度过短、早醒及睡眠时间不足或睡眠质量差等，是一种常见病。睡前常会出现兴奋、烦躁、焦虑或思维活跃等，多噩梦，容易被惊醒。宜吃远志、人参、酸枣仁、合欢皮、牡蛎、豌豆、鱼类、瘦肉等。

远志锁阳乌鸡汤

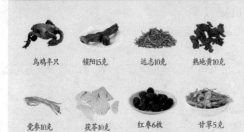

乌鸡半只　　锁阳15克　　远志10克　　熟地黄10克

党参10克　　茯苓10克　　红枣6枚　　甘草5克

【制作过程】❶乌鸡洗净，剁块，汆烫后捞起洗净。❷将所有药材均洗净，盛入炖锅，加入鸡块，加水至没过材料，以大火煮开，转小火慢炖50分钟。❸加盐即可。

【功能效用】此汤具有益气养血、养心安神的作用，适合气血亏虚型失眠患者食用，症见心悸怔忡、头晕目眩、神疲乏力、失眠多梦等。

红枣桂圆莲子粥

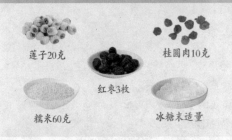

莲子20克　　　　　桂圆肉10克

红枣3枚

糯米60克　　　　　冰糖末适量

【制作过程】❶莲子洗净，去心；桂圆肉洗净；红枣洗净，去核；糯米淘洗净，备用。❷锅内放入莲子、桂圆肉、红枣、糯米、清水适量，先以大火烧沸，再改用小火煮30分钟。❸最后加入冰糖末拌匀即可。

【功能效用】此品具有养血益心、宁神定志的功效，适用于因思虑过度所致的失眠、心悸、健忘者。

苦瓜荠菜肉汤

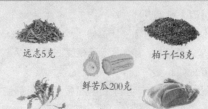

远志5克　　　　　柏子仁8克

鲜苦瓜200克

荠菜50克　　　　　猪瘦肉100克

【制作过程】❶猪瘦肉洗净切片，苦瓜去瓤洗净切片，荠菜去根、洗净。❷将远志、柏子仁洗净，装入纱布袋，扎紧。❸先将药袋加水适量，文火煮20分钟，捞出，再加入荠菜、苦瓜、瘦肉煮熟，调味即成。

【功能效用】清热泻火、养心安神，用于心火旺所致的心悸失眠、烦躁易怒、口渴咽干等症的辅助治疗。

红枣桂圆粥

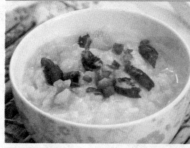

【材料准备】大米100克，桂圆肉、红枣各20克，红糖10克，葱花少许。

【制作过程】❶大米淘洗干净，放入清水中浸泡。桂圆肉、红枣洗净备用。❷锅置火上，注入清水，放入大米，煮至粥将成。❸放入桂圆肉、红枣煨煮至酥烂，加红糖调匀，撒上葱花即可。

【功能效用】红枣甘温，可以养心补血安神，提升人体内的元气。红枣、桂圆合在一起煮粥吃，可调节气血归于平和，消除虚火烦热。

莲子青菜粥

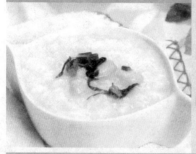

【材料准备】莲子30克，青菜少许，大米100克，糖5克。

【制作过程】❶大米、莲子洗净，用清水浸泡。青菜洗净切丝。❷锅置火上，放入大米、莲子，加适量清水熬煮至粥成。❸放入青菜，加白糖稍煮，调匀便可食用。

【功能效用】莲子有促进凝血、使某些酶活化、维持神经传导性、镇静神经、维持肌肉的伸缩性和心跳节律等作用，有养心安神的功效。

桂圆核桃青菜粥

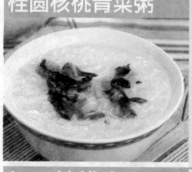

【材料准备】大米100克，桂圆肉、核桃仁各20克，青菜10克，白糖5克。

【制作过程】❶大米淘洗干净，放入清水中浸泡。青菜洗净，切成细丝。❷锅置火上，放入大米，加适量清水煮至八成熟。❸放入桂圆肉、核桃仁煮至米粒开花，放入青菜稍煮，加白糖稍煮调匀便可。

【功能效用】桂圆用于治疗心脾虚损、气血不足所致的失眠、健忘、惊悸、眩晕等症。桂圆与核桃同煮粥有补心安神的作用。

红豆核桃粥

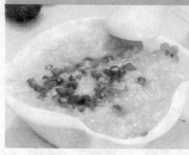

【材料准备】红豆30克，核桃仁20克，大米70克，白糖3克，葱花3克。

【制作过程】❶大米、红豆均泡发洗净。核桃仁洗净。❷锅置火上，倒入清水，放入大米、红豆同煮至开花。❸加入核桃仁煮至浓稠状，调入白糖拌匀，撒上葱花即可。

【功能效用】红豆富含铁质，可使人气色红润，多摄取红豆，还有补血、促进血液循环的功效。

抑郁症

抑郁症是一种常见的精神障碍性疾病，以显著而持久的情绪低落为主要临床特征，严重者可出现自杀念头和行为。多数病例有反复发作的倾向，每次发作大多数可以缓解，部分可有残留症状或转为慢性，常会出现情绪低落、意识活动减退、睡眠障碍、便秘、头痛、食欲减退等，宜吃柏子仁、合欢皮、菠萝、酸枣仁、苹果、香蕉、柚子等。

柏仁大米羹

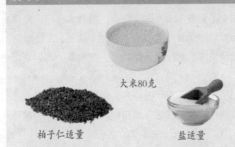

大米80克

柏子仁适量

盐适量

【制作过程】❶大米泡发洗净；柏子仁洗净。❷将大米、柏子仁一起放进锅中，倒入清水，置于火上，以大火煮至米粒开花。❸加入柏子仁，以小火煮至呈浓稠状，调入盐拌匀即可。

【功能效用】本品具有养心安神、解郁助眠的作用，可缓解抑郁症患者失眠、忧郁、焦虑、食欲不振等症状。

香附陈皮炒肉

瘦猪肉200克

香附10克

陈皮 3 克

盐3克

【制作过程】❶先将香附、陈皮洗净，陈皮切丝备用；猪肉洗净，切片备用。❷在锅内放少许油，烧热后，放入猪肉片，翻炒片刻。❸加适量清水烧至猪肉熟，放入陈皮、香附及盐翻炒几下即可。

【功能效用】本品具有疏肝解郁、行气止痛的功效，适用于郁郁寡欢、食欲不振的患者食用。

当归郁金猪蹄汤

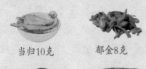

当归10克

郁金8克

猪蹄250克

蜜枣5枚

生姜15克

盐适量

【制作过程】❶将猪蹄刮去毛，处理干净然后用清水洗净，在沸水中煮2分钟，捞出，过冷后，斩块备用；其他用料洗净备用。❷将全部用料放入锅内，加适量水，大火浇沸后，转成文火煮3小时。❸待猪蹄熟烂后加入盐，调味即可。

【功能效用】理气活血，疏肝解郁，用于面色萎黄、郁郁寡欢等症的辅助治疗。

感冒

感冒，-中医称"伤风"，是一种由多种病毒引起的呼吸道常见病。感冒虽多发于初冬，但任何季节，如春天、夏天也可发生，不同季节的感冒的致病病毒并非完全一样。中医将感冒分为风寒型感冒、风热型感冒、暑湿性感冒和时行感冒四种类型，常伴有鼻塞流涕、咳嗽、头痛、畏寒等症状，宜吃白芷、桑叶、砂仁、紫苏、石膏、菊花、金银花、枇杷、豆腐等。

白芷鱼头汤

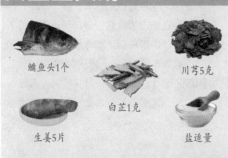

鳙鱼头1个　　白芷1克　　川芎5克

生姜5片　　盐适量

【制作过程】❶将鱼头洗净，去鳃和内脏，起油锅，下鱼头煎至微黄，取出备用；川芎、白芷洗净。❷把川芎、白芷、生姜、鱼头一起放入炖锅内，加适量开水，炖锅加盖，小火隔水炖2小时。❸最后加入盐调味即可。

【功能效用】本品具有发散风寒、祛风止痛、除湿健脾的功效，适合风寒感冒的患者食用。

石膏退热粥

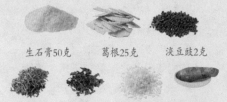

生石膏50克　　葛根25克　　淡豆豉2克

麻黄2克　　桑叶5克　　粳米100克　　生姜3片

【制作过程】❶将生石膏、葛根、淡豆豉、麻黄、生姜片、桑叶洗净。❷将生石膏、葛根、淡豆豉、麻黄、生姜片、桑叶放进锅中，加入清水煎煮取汁去渣。❸将洗净的粳米加清水煮沸后，加入药汁煮成粥。

【功能效用】本品具有解表、发汗、清热的作用，适合感冒发热、头痛、口渴咽干的患者食用。

苦瓜排骨汤

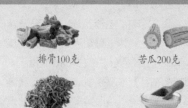

排骨100克　　苦瓜200克

麻黄10克　　盐适量

【制作过程】❶将苦瓜洗净，去瓤，切成块；麻黄洗净；猪排骨洗净。❷把排骨、苦瓜、麻黄一同放入锅内，加适量清水，大火煮沸后改为小火煮1小时。❸最后加入盐调味即可。

【功能效用】本品具有发汗祛邪、宣肺止咳的功效。适合感冒汗出不畅、咳嗽痰多、鼻塞流涕的患者食用。

哮喘是一种慢性支气管疾病，患者的气管因为发炎而肿胀，呼吸管道变得狭窄，因而导致呼吸困难，分为内源性哮喘和外源性哮喘。哮喘反复发作可导致慢性阻塞性肺疾病、肺气肿、肺源性心脏病、心功能衰竭、呼吸衰竭等并发症。内源性哮喘表现为喘息、胸闷、气短、平卧困难等症，外源性哮喘表现为喘息、胸闷、气短症状，宜吃麻黄、当归、陈皮、黄芩、鸡肉、牛奶等。

麻黄陈皮瘦肉羹

瘦猪肉200克

陈皮3克

油适量

麻黄10克

盐适量

【制作过程】❶陈皮洗净，切小片；猪肉洗净，切片备用；麻黄、陈皮洗净，备用。❷在锅内放食油少许，烧热后，放入猪肉片。❸炒片刻，加入陈皮、麻黄，加适量清水煮熟，再放入食盐调味即可。

【功能效用】本品具有泻肺平喘、清热解毒、理气化痰的功效，适合热证哮喘患者食用。

白果贝母粥

白果10克

浙贝母10克

莱菔子15克

粳米100克

盐适量

香油适量

【制作过程】❶白果、粳米、浙贝母、莱菔子洗净，备用。❷再将所有材料一起放进锅中，加入2000毫升清水，用大火将米粒煮至开花，再改为小火慢煮成粥样。❸下盐，淋香油，调匀即可。

【功能效用】此粥具有下气、平喘、止咳、化痰的功效，对哮喘痰多的患者有一定食疗效果。

甘菊雪梨桔梗汤

甘菊5朵

桔梗5克

雪梨1个

冰糖5克

【制作过程】❶甘菊、桔梗洗净，放进锅中，加1200毫升水，用大火煮开，转小火继续煮10分钟，去渣留汁。❷加入冰糖搅匀后，盛出待凉。❸梨子洗净，削去皮，梨肉切丁，加入已凉的甘菊水即可。

【功能效用】本品通宣肺气、清热止咳，适合咳嗽气喘、咳吐黄痰等症的哮喘患者食用。

核桃乌鸡粥

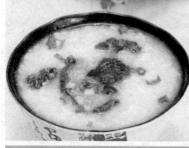

【材料准备】乌鸡肉200克，核桃、大米、枸杞子、姜末、鲜汤、盐、葱花各适量。

【制作过程】❶核桃去壳，取肉。大米淘净。枸杞子洗净。乌鸡肉洗净，切块。❷油锅烧热，爆香姜末，下入乌鸡肉过油，倒入鲜汤，放入大米烧沸，下核桃肉和枸杞子，熬煮。❸文火将粥焖煮好，调入盐调味，撒上葱花即可。

【功能效用】乌鸡、核桃、大米合熬为粥，有润肺平喘的功效。

莲子葡萄萝卜粥

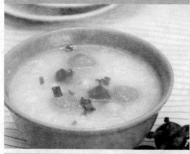

【材料准备】莲子、葡萄各25克，胡萝卜丁少许，大米100克，白糖5克，葱花少许。

【制作过程】❶大米、莲子洗干净，放入清水中浸泡。胡萝卜丁洗净。葡萄去皮，去核，洗净。❷锅置火上，放入大米、莲子煮至七成熟。❸放入葡萄、胡萝卜丁煮至粥将成，加白糖调匀便可。

【功能效用】莲子是常见的滋补之品，有很好的滋补作用。莲子中的钙、磷和钾含量非常丰富，有养心安神的功效。

瘦肉豌豆粥

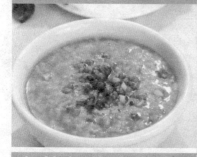

【材料准备】瘦肉、豌豆、大米、盐、鸡精、葱花、姜末、料酒、酱油、色拉油各适量。

【制作过程】❶豌豆洗净。瘦肉洗净，剁成末。大米用清水淘净，用水浸泡半小时。❷大米入锅，加清水烧开，改中火，放姜末、豌豆煮至米粒开花。❸再放入猪肉，改小火熬至粥浓稠，加入色拉油、盐、鸡精、料酒、酱油调味，撒上葱花即可。

【功能效用】猪肉滋阴润燥，对便秘、咳嗽等病症有食疗的作用。其与豌豆、大米合熬为粥，可治疗咳嗽等症。

山药冬菇瘦肉粥

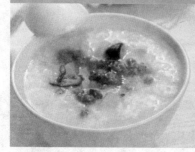

【材料准备】山药、冬菇、猪肉各100克，大米80克，盐3克，味精1克，葱花5克。

【制作过程】❶冬菇用温水泡发，切片。山药洗净，去皮，切块。猪肉洗净，切末。大米淘净。❷锅中注水，下入大米、山药，武火烧开至粥冒气泡时，下入猪肉、冬菇煮至猪肉变熟。❸再改文火将粥熬好，加入盐、味精调味，撒上葱花即可。

【功能效用】山药有补脾养胃、助消化的功效。冬菇有补肝肾、健脾胃、益气血、益智安神的功效。

慢性胃炎

慢性胃炎是指由各种原因引起的胃黏膜炎症，是一种常见病，其发病率在各种胃病中占据首位。幽门螺杆菌是慢性胃炎最主要病因。慢性浅表性胃炎表现为上腹疼痛等症状，慢性萎缩性胃炎患者有上腹部灼痛、食欲不振、恶心等症状，慢性糜烂性胃炎患者可出现上消化道出血等。食疗宜吃酸奶、南瓜、木瓜、枳实、姜、半夏等。

党参鳝鱼汤

 鳝鱼200克
 党参20克
 红枣10克
 佛手5克
 半夏5克
 盐适量

【制作过程】❶将鳝鱼杀死，去内脏，洗净切段。❷党参、红枣、佛手、半夏洗净，备用。❸把党参、红枣、佛手、半夏、鳝鱼加适量清水（煮汤的锅最好选用砂锅，既能很好地发挥药性，又能使汤更香浓），大火煮沸后，小火煮1小时，调入盐即可。

【功能效用】本品具有温中健脾、行气止痛的功效，适合气虚胃寒型胃炎患者食用。

山药白术羊肚汤

 羊肚250克
 红枣15克
 枸杞子15克
 山药10克
 白术10克
 盐5克
 鸡精5克

【制作过程】❶羊肚洗净，切块，汆水；山药洗净，去皮，切块；白术洗净，切段，红枣、枸杞子洗净，浸泡。❷锅中烧水，放入羊肚、山药、白术、红枣、枸杞子，加盖。❸炖2小时后调入盐和鸡精即可。

【功能效用】本品具有健脾益气、暖胃宽中的功效，适合慢性胃炎、胃溃疡患者食用。

怀山药五宝甜汤

 怀山药200克
 莲子150克
 百合10克
 银耳15克
 桂圆肉15克
 红枣8枚
 冰糖80克

【制作过程】❶怀山药削皮，洗净，切段；银耳泡发，去蒂，切小朵；莲子淘净；百合用清水泡发；桂圆肉、红枣洗净。❷将材料放入煲中，加清水适量，中火煲45分钟。❸放入冰糖即可。

【功能效用】本品具有健脾养血、滋阴益胃的功效，对胃阴亏虚、胃有烧灼感的胃炎患者有较好的食疗效果。

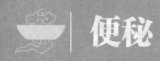

便秘

便秘是临床常见的复杂症状，而不是一种疾病，主要是指排便次数减少、粪便干结、排便费力、粪便量减少等。患者有腹胀、腹痛、食欲减退等症状，部分患者还伴有失眠、烦躁、多梦。因便秘发病率高、病因复杂，患者常有许多苦恼，便秘严重时会影响生活质量。食疗宜吃番薯、芝麻、南瓜、芋头、香蕉、桑葚、杨梅、土豆、香蕉、菠菜。

香蕉甜汤

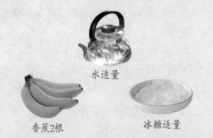

水适量

香蕉2根

冰糖适量

【制作过程】❶将香蕉去皮，切段。❷将香蕉放入煲中。❸加入适量冰糖和水，隔水蒸熟即可。

【功能效用】香蕉具有清热通便、抗感染、抗癌、强身健体、除烦解郁、润滑肌肤的功效。本品具有清热解毒、润肠通便、养阴润燥的功效，适合习惯性便秘、痔疮患者食用。

大黄通便茶

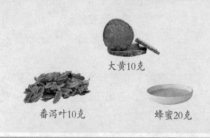

大黄10克

番泻叶10克

蜂蜜20克

【制作过程】❶番泻叶洗净，备用。❷大黄用适量水煎煮半小时。❸熄火加番泻叶、蜂蜜，加盖焖10分钟，取汁即可。

【功能效用】番泻叶治疗急性便秘的效果很显著。大黄有泻火解毒、清泄湿热的作用。两者同用可治疗大便不通、腹胀满等症，本品具有清热、泻火的作用，适合胃肠燥热引起的便结、腹部疼痛的患者食用。

五仁粥

花生仁20克　　核桃仁20克　　杏仁20克　　郁李仁10克

 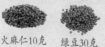

火麻仁10克　　绿豆30克　　小米70克　　白糖4克

【制作过程】❶小米、绿豆泡发洗净；郁李仁、火麻仁、花生仁、核桃仁、杏仁均洗净。❷锅置火上，加入适量清水，放入除白糖以外所有准备好的材料，开大火煮开。❸再转中火煮至粥呈浓稠状，调入白糖拌匀即可。

【功能效用】此粥有润肠通便、清热泻火的功效，适合便秘患者食用。

病毒性肝炎

病毒性肝炎是由几种不同的肝炎病毒引起的以肝脏炎症为主的一组感染性疾病，是法定乙类传染病，具有传染性较强、传播途径复杂、流行面广泛、发病率高等特点。病毒性肝炎是世界范围内流行的疾病，病理上以肝细胞变性、坏死、炎症反应为特点，临床以恶心、呕吐、厌油、乏力、食欲减退、肝大、肝功能异常为主要表现，部分患者可出现黄疸。食疗宜吃花生、红枣、栀子、五味子、金橘、天冬、覆盆子等。

花生红枣汤

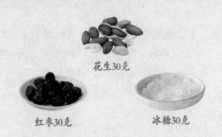

花生30克

红枣30克

冰糖30克

【制作过程】❶将花生、红枣分别洗净。❷再将花生放进锅中，加适量水，用小火煎煮，再放进红枣和冰糖，煎至冰糖溶化即可。

【功能效用】花生红枣汤可养肝，补脾和胃，养血止血，润肺通乳，可用于病毒性肝炎，气血不足，头晕目眩，反胃，燥咳，乳汁稀少，慢性肾炎早期伴血尿和低蛋白血症的辅助食疗。

栀子粥

栀子20克

大米50克

白糖少许

【制作过程】❶将栀子洗净，大米洗净，泡发。❷把栀子放进锅中，加适量水，煎水取汁。❸再把大米放进锅中，加适量水和药汁，熬煮成粥，最后依个人口味加入白糖即可。

【功能效用】本方具有清热解毒、护肝利胆的作用，适用于病毒性肝炎的患者食用。

五味子红枣饮

五味子9克

红枣10枚

金橘30克

冰糖适量

【制作过程】❶将五味子、红枣、金橘分别洗净。❷再把所有材料放进锅中，加上适量水，用小火煎成汁。❸加上冰糖，待溶化即可。

【功能效用】五味子具有调养五脏、强心镇定的功能，能增加肝脏解毒能力。本方可以养血补肝、滋肾强身，对病毒性肝炎有一定的疗效。

天冬米粥

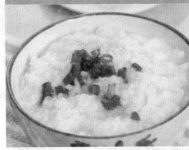

【**材料准备**】大米100克,天冬适量,白糖3克,葱5克。

【**制作过程**】❶取大米洗净备用。❷锅中加入适量清水、天冬、大米,共熬煮。❸粥将熟时调入白糖、葱,稍煮即可。

【**功能效用**】天冬有补中益气、健脾养胃、益精强志、和五脏、通血脉、聪耳明目、止烦、止渴等功效。天冬、大米、白糖、葱合熬为粥,有疏肝理气的功效,适用于肝炎患者食用。

板栗枸杞粥

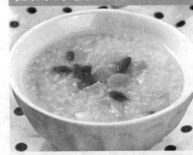

【**材料准备**】大米60克,板栗100克,枸杞子25克,冰糖10克。

【**制作过程**】❶大米洗净备用。❷锅中加入清水、板栗、枸杞子、大米,共煮粥。❸粥将熟时加入冰糖即可。

【**功能效用**】板栗有预防癌症,降低胆固醇,防止血栓、病毒细菌侵袭,健脾补肝等作用。枸杞子适宜肝肾阴虚、血虚、慢性肝炎者食用。经常食用此粥,可辅助治疗肝炎等症。

覆盆子米粥

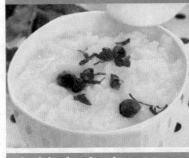

【**材料准备**】大米100克,覆盆子适量,盐2克,大枣2颗,葱2克。

【**制作过程**】❶大米洗净泡发备用。❷将大枣洗净,切碎。覆盆子洗净,煎取汁。葱洗净,切碎。❸将大米、覆盆子汁、大枣放入锅中同煮。❹粥将熟时调入盐,撒上葱花即可。

【**功能效用**】覆盆子别名黑刺莓,其含有机酸、糖类及少量维生素C,有补肝益肾、固精缩尿、明目等功效,可用于肝炎、须发早白等症。

鹿茸大米粥

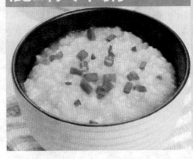

【**材料准备**】大米100克,鹿茸适量,盐2克,葱花适量。

【**制作过程**】❶大米洗净备用。❷锅中加入清水、大米、鹿茸,共熬粥。❸粥将熟时调入盐、葱花,稍煮即可。

【**功能效用**】鹿茸可以提高机体的抗氧化能力,其所含的多胺是促进蛋白质合成的有效成分,可使血压降低、心脏收缩振幅变小、心律减慢、外周血管扩张,适用于肝炎等症。此粥尤其适合老年人食用。

糖尿病

糖尿病是由各种致病因子作用于机体导致胰腺功能减退、胰岛素抵抗等而引发的糖、蛋白质、脂肪、水和电解质等一系列代谢紊乱综合征，临床上以高血糖为主要特点。典型症状为"三多一少"，即多尿、多饮、多食和消瘦。常会出现眼睛疲劳、视力下降、手脚麻痹、神疲乏力、腰酸等症，食疗宜吃苦瓜、黄瓜、洋葱、南瓜、荔枝、木耳等。

苦瓜海带瘦肉汤

苦瓜150克

海带100克

猪瘦肉150克

盐适量

味精适量

【制作过程】❶将苦瓜洗净，切成两半，挖去核，切块；海带浸泡1小时，洗净；瘦肉切成小块。❷把苦瓜、瘦肉、海带放入砂锅中，加适量清水，煲至瘦肉烂熟。❸调入适量的盐、味精即可。

【功能效用】本品具有降糖降压、排毒瘦身、清热泻火的功效，适合糖尿病、高血压、肥胖症等患者食用。

薏苡仁黄芪粥

薏苡仁50克

大米50克

盐2克

黄芪8克

葱花适量

【制作过程】❶大米、薏苡仁均泡发洗净；黄芪洗净切片，备用；葱洗净，切成葱花。❷锅置火上，倒入清水，放入大米、薏苡仁、黄芪，以大火煮开。❸转小火煮至浓稠，调入盐拌匀，撒上葱花拌匀即可。

【功能效用】具有补气固表、止汗托毒、生肌、利尿、退肿之功效。

荷叶甘草茶

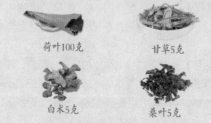

荷叶100克

甘草5克

白术5克

桑叶5克

【制作过程】❶将荷叶洗净，切碎；甘草、白术、桑叶洗净备用。❷将甘草、白术、桑叶、荷叶放水中煮10余分钟。❸滤渣后饮用。

【功能效用】本品具有清心安神、降糖降脂、清热利尿等功效，可缓解糖尿病患者伴五心烦热、口渴多饮、失眠多梦等症状。

党参百合冰糖粥

【材料准备】大米100克，党参、百合各20克，冰糖8克。

【制作过程】❶取大米洗净，放入锅中熬煮。❷将洗净的党参、百合一起放入锅中，与大米同煮粥。❸加入冰糖，待粥熟后即可食用。

【功能效用】党参有补脾益肺、养血生津的作用，还有扩张血管、降低血压血糖等功效。百合有润肺清心、定心安神的作用。此粥尤其适合老年人服用。

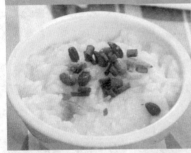

枸杞麦门冬花生粥

【材料准备】大米80克，枸杞子、麦门冬、葱花各适量，花生米30克。

【制作过程】❶取大米洗净熬煮。❷加入枸杞子、麦门冬、花生米与大米同煮。❸加入白糖煮沸，撒上葱花即可。

【功能效用】枸杞子中含有丰富的维生素，对人体具有良好的保健作用。麦门冬有滋阴润肺的作用。花生有健脾和胃、润肺止咳的作用。花生中还含有各种维生素。花生中的微量元素，可帮助软化血管。

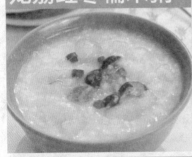

龙荔红枣糯米粥

【材料准备】桂圆、荔枝各20克，红枣10克，糯米100克，葱花适量。

【制作过程】❶将糯米洗净，放入锅中。❷将桂圆、荔枝去壳取肉，红枣去核，一起放入锅中，煮至米粒开花。❸加入冰糖熬溶后调匀，撒上葱花即可。

【功能效用】桂圆有补益心脾、养血宁神的功效，有保护血管、防止血管硬化和脆性的作用。红枣有益气补血、滋补身体的功效。荔枝有理气补血、止痛等功效。常食用此粥，对糖尿病有很好的疗效。

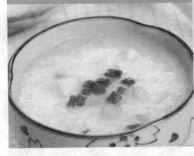

莲子山药粥

【材料准备】粳米80克，山药20克，莲子13克，玉米10克，盐3克，葱适量。

【制作过程】❶取粳米洗净，放入锅中熬煮。❷将山药、莲子、玉米一起放入锅中，与粳米同煮熟。❸加入盐、葱，待其煮沸即可食用。

【功能效用】莲子中含有丰富的营养成分，有养心安神、益脾补肾等功效，对于失眠健忘者很有帮助。玉米有调中和胃、利尿、降血脂、降血压的功效，此粥适合各类人群，尤其是女性食用。

痢疾

痢疾，古称肠辟、滞下，为急性细菌性肠道传染病之一，若发病急剧，伴有突然高热、神昏、惊厥者，为中毒性菌痢。患者会出现恶心、呕吐、腹痛、腹泻、口周青紫、肢端发冷等症状，严重者出现感染性休克。痢疾一年四季均可发生，但以夏、秋季发病率高。痢疾病人和带菌者是传染源，轻型、慢性痢疾和健康带菌者易被忽视。食疗宜吃马齿苋、苹果、鱼腥草、金银花、蒲公英、薏苡仁、山药等。

枸杞猪肠鸡脚煲

 猪肠150克
 鸡脚适量
 莲子适量
 枸杞子15克
 党参15克
 红枣15克
 盐适量
 葱适量

【制作过程】❶猪肠切段，洗净；鸡脚、红枣、枸杞子、党参均洗净；莲子去皮、去莲心，洗净；葱洗净切段，备用。❷锅注水烧开，下猪肠汆透，捞出。❸将所有材料放入瓦煲，注入适量清水，大火烧开后改为小火炖煮2小时，加盐调味，撒上葱段即可。

【功能效用】健脾涩肠、止泻止痢，对久泻久痢均有一定的食疗作用。

大蒜银花茶

 金银花15克
 大蒜10克
 清水1000毫升

【制作过程】❶将大蒜去皮，洗净，捣烂；金银花洗净。❷大蒜、金银花一起加水煮沸。❸滤去残渣，待温热后即可饮用。

【功能效用】金银花茶具有清热解暑、解毒抗炎、促进新陈代谢、润肤祛斑、抗衰防癌等功效。本品具有清热解毒、消炎杀菌的功效，可用于流感、流脑、痢疾等流行性传染病的治疗。

黄连白头翁粥

 黄连10克
 肉豆蔻10克
 白头翁50克
 粳米30克

【制作过程】❶将黄连、肉豆蔻、白头翁洗净，入砂锅，煎水，去渣取汁；粳米洗净，泡发。❷另起锅，加清水400克，煮至米开花。❸加入药汁，煮成粥，待食。

【功能效用】本品具有清热解毒、止泻止痢的功效，适合湿热型肠炎腹泻、痢疾等患者食用。

扁豆山药粥

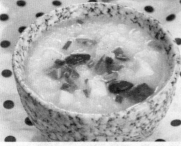

【材料准备】扁豆20克，山药30克，红腰豆10克，大米90克，葱少许，盐2克。

【制作过程】❶扁豆洗净，切段。腰豆洗净。山药去皮洗净，切块。大米洗净，泡发。葱洗净，切成葱花。❷锅置火上，注水后，放入大米、红腰豆、山药，用大火煮至米粒开花，放入扁豆。❸用小火煮至粥浓稠时，放入盐调味，撒上葱花即可食用。

【功能效用】扁豆是甘淡温和的健脾化湿药，能健脾和中，消暑清热，解毒消肿。

绿豆苋菜枸杞粥

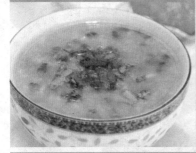

【材料准备】大米、绿豆各40克，苋菜30克，枸杞子5克，冰糖10克。

【制作过程】❶大米、绿豆均泡发洗净。苋菜洗净，切碎。枸杞子洗净，备用。❷锅置火上，倒入清水，放入大米、绿豆、枸杞子煮至开花。❸待煮至浓稠状时，加入苋菜、冰糖稍煮即可。

【功能效用】苋菜具有解毒清热、补血止血、抗菌止泻等功效。绿豆、苋菜、枸杞子三者同煮粥，有增强人体免疫、消炎止痛、防治痢疾的作用。

豆芽豆腐粥

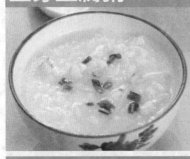

【材料准备】大米100克，黄豆芽15克，豆腐30克，盐2克，香油5克，葱少许。

【制作过程】❶豆腐洗净，切块，黄豆芽洗净，大米洗净。葱洗净，切成葱花。❷锅置火上，注水后放入大米，用大火煮至米粒完全绽开。❸放入黄豆芽、豆腐，改用小火煮至粥成，调入盐、香油入味，撒上葱花即可。

【功能效用】豆腐含有脂肪、碳水化合物、维生素和矿物质等。此粥具有温中补气、防治痢疾的功效。

黄瓜芦荟大米粥

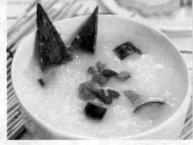

【材料准备】黄瓜、芦荟各20克，大米80克，盐2克，葱少许。

【制作过程】❶大米洗净，泡发。芦荟洗净，切成小粒备用。黄瓜洗净，切成小块。葱洗净，切成葱花。❷锅置火上，注入清水，放入大米煮至米粒熟烂后，放入芦荟、黄瓜。❸用小火煮至粥成时，调入盐味，撒上葱花即可食用。

【功能效用】芦荟多糖的免疫复活作用可提高机体的抗病能力。此粥有调理肠胃的作用。

月经不调

月经不调是由于七情所伤或外感六淫，或先天肾气不足，多产、房劳、劳倦过度，使脏气受损，肾、肝、脾功能失常，气血失调，致冲、任二脉损伤所致。月经不调常表现为月经周期不准，超前，落后，无定期，经量过多，过少，色泽紫黑或淡红，经血浓稠或稀薄，还伴有头晕、乏力、心慌、气急等现象。

百合腰花汤

 猪腰1个　 生姜10克　葱1根　百合15克

西洋参15克　红枣6枚　蒲公英10克　玫瑰花15克

【制作过程】 ❶猪腰剖开，切除白筋，然后切片。❷药材洗净，姜去皮切片，葱洗净切末，蒲公英和玫瑰花用纱布包好备用。❸药材放入锅中，加水煮开后加入猪腰、姜片及其他调料，煮熟后将纱布去除，加入葱末即可。

【功能效用】 本品鲜香可口，能够润肺、补肾气，适合于月经不调及经血不足所致咳嗽者食用。

益母土鸡汤

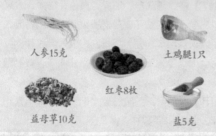

人参15克　红枣8枚　土鸡腿1只

益母草10克　盐5克

【制作过程】 ❶将人参片、红枣、益母草均洗净；鸡腿剁块，放入沸水中汆烫后捞出，洗净。❷鸡腿和人参片、红枣、益母草放入锅中，加1000毫升水，以大火煮开，转小火续炖25分钟。❸加盐即成。

【功能效用】 活血化瘀、缓中止痛、调经，适合月经不调、经色淡、量少，并伴神疲乏力、面色苍白的患者食用。

艾叶止痛粥

 艾叶10克　 泽兰10克　 黄芪15克

 当归15克　 粳米100克　 红糖少许

【制作过程】 ❶将黄芪、当归、泽兰、艾叶均洗净后煎15分钟，去渣取汁。❷锅里放入洗净的粳米和药汁，加水煮至熟烂。❸最后加入适量红糖即可。

【功能效用】 补气血、健脾胃、温经散寒、止疼痛，适用于妇女月经不调、痛经等症食用。

益母红枣粥

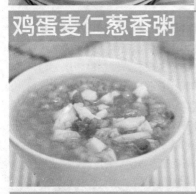

【材料准备】益母草20克，红枣10枚，大米100克，红糖适量。

【制作过程】❶大米泡发。红枣去核，切成小块。益母草嫩叶洗净切碎。❷大米与适量清水煮开。❸放入红枣煮至粥成浓稠状时，下入益母草，调入盐拌匀即可。

【功能效用】益母草嫩茎叶含有蛋白质、碳水化合物等多种营养成分，具有活血、祛瘀、调经、消水的功效。益母草、红枣与大米同煮为粥，能活血化瘀、补血养颜，可以治疗妇女月经不调、痛经等症。

鸡蛋麦仁葱香粥

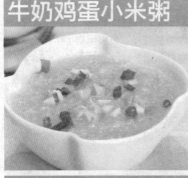

【材料准备】鸡蛋1个，麦仁100克，盐2克，葱适量。

【制作过程】❶麦仁洗净，放入清水中浸泡。鸡蛋洗净，煮熟后去壳切碎。❷锅置火上，注入清水，放入麦仁，煮至粥将成。❸再放入鸡蛋丁，加盐、麻油、胡椒粉调匀，撒上葱花即可。

【功能效用】鸡蛋常被人们称为"理想的营养库"，能健脑益智、延缓衰老、保护肝脏、补充营养。麦仁含有蛋白质、纤维和矿物质，可用于治疗营养不良等症。

牛奶鸡蛋小米粥

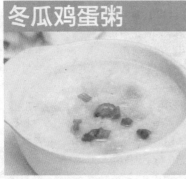

【材料准备】牛奶50克，鸡蛋1个，小米100克，白糖5克，葱花适量。

【制作过程】❶小米洗净，浸泡片刻。鸡蛋煮熟后去壳切碎。❷锅置火上，注入清水，放入小米，煮至八成熟。❸倒入牛奶，煮至米烂，再放入鸡蛋丁，加白糖调匀，撒上葱花即可。

【功能效用】牛奶含有丰富的蛋白质、脂肪、糖类及矿物质钙、磷、铁和维生素等营养成分，有镇静安神、美容养颜的功效。鸡蛋能健脑益智、延缓衰老。

冬瓜鸡蛋粥

【材料准备】冬瓜20克，鸡蛋1个，大米80克，盐3克，葱花、麻油、胡椒粉适量。

【制作过程】❶大米淘洗干净，放入清水中浸泡。冬瓜去皮洗净，切小块。鸡蛋煮熟取蛋黄，切碎。❷锅置火上，注入清水，放入大米煮至七成熟。❸再放入冬瓜，煮至米稠瓜熟，放入鸡蛋黄，加盐、麻油、胡椒粉调匀，撒上葱花即可食用。

【功能效用】冬瓜有止烦渴、利小便的功效。鸡蛋含有丰富的营养，能健脑益智、保护肝脏、延缓衰老。

痛经

痛经，或称为经期疼痛，是妇科病人最常见的症状之一。痛经是指妇女在经期及其前后出现小腹或腰部疼痛，严重者可伴有恶心呕吐、冷汗淋漓、手足厥冷，甚至昏厥。原发性痛经多指生殖器官无明显变化者，多见于青春期少女、未婚及已婚未育女性，此种痛经在正常分娩后可缓解或消失。继发性痛经多因生殖器官有器质性病变所致。

桂枝大枣汤

桂枝10克

大枣10枚

山楂15克

红糖30克

【制作过程】❶将桂枝用清水浸泡后洗净，用纱布包紧备用。❷大枣去核并洗净；山楂去核并洗净。❸将以上药材一起煎煮，煮好后去除桂枝，调入红糖，温饮。

【功能效用】温经散寒、活血止痛，适用于经前或经期小腹疼痛，得热痛减，经行量少等症状患者食用。而且此汤酸甜可口，很适合经期食欲不佳的女性饮用。

姜枣花椒汤

生姜24克

大枣30克

花椒9克

【制作过程】❶将生姜去皮洗净，切片。❷大枣去核洗净，花椒用清水冲洗干净备用。❸锅中加入1500毫升清水，置火上；将生姜、大枣、花椒一同入锅，加适量水，煎汤至熟即可。

【功能效用】温中止痛，适用于寒凝气滞、经行不畅、色黯有块、畏寒肢冷等痛经症状患者食用。

泽兰养血止痛粥

黄芪15克

当归15克

白芍15克

泽兰10克

粳米100克

红糖适量

【制作过程】❶将黄芪、当归、白芍、泽兰用清水冲洗干净，然后一同入锅煎取汁液备用。❷粳米淘洗干净，将药汁和粳米一同煮粥至熟，依据个人口味调入适量红糖拌匀即可。

【功能效用】泽兰的主要作用是活血化瘀，行水消肿，是女性在月经期间之必备品。本品能够补气血、健脾胃、止疼痛，适于妇女痛经者食用。

闭经

闭经是一种常见的妇科疾病症状，可分为原发性闭经以及继发性闭经。女子凡年满18岁或第二性征已发育成熟2年以上仍未来月经称原发性闭经，多由遗传、性腺发育不良等因素所致；已有规则的月经周期，由于某些原因而停止行经达6个月以上者称继发性闭经，多由精神因素或病理因素所致。食疗宜吃蛋、牛奶、桂圆、姜、大枣、红糖等。

番薯煲姜汤

番薯400克

老姜1块

郁金15克

益母草8克

三七粉5克

糖适量

盐适量

【制作过程】❶番薯洗净削皮，并切块；老姜（老姜的辛辣味比较重，活血祛寒的功效也最强）洗净，整块用刀拍散备用。❷郁金、益母草洗净后用纱布包紧备用。❸锅中加入800毫升水煮沸，放入番薯、老姜及药包，至红薯熟后去纱布，撒入三七粉，调入糖、盐即可。

【功能效用】行气化瘀、调经顺气，适用于妇女闭经者食用。

虫草洋参鸡汤

全鸡1只

红枣10枚

西洋参20克

冬虫夏草20克

葱1根

姜5片

盐适量

【制作过程】❶将全鸡处置干净，并洗净，放入水中氽烫后捞出；葱洗净并切段；姜去皮切块；西洋参、虫草、红枣均洗净后备用。❷将所有食药材一同入锅，加水至完全淹没，大火煮开后改小火煮1小时，加盐调味即可。

【功能效用】补气、活血暖身，适用于妇女闭经者食用。

四物芡实粥

当归20克

川芎6克

白芍6克

熟地黄20克

芡实10克

粳米100克

红糖适量

【制作过程】❶将当归、川芎、白芍、熟地黄洗净后，入锅煎水，去渣留汁备用。❷芡实洗净泡水3小时后过滤备用。❸粳米洗净，将芡实、药汁、粳米一同入锅煮粥，至熟后调入红糖拌匀即可。

【功能效用】此粥能够调经止痛、补气养颜、滋养补血、活血祛瘀，适用于妇女闭经者食用。

中医所称"带下",是指女子白带带下,色白无臭味,这是正常的生理现象。当带下量明显增多,并且色、质和气味异常,伴全身或局部症状者,称为带下过多。中医认为,本病主要由于湿邪影响任、带二脉,以致带脉失约、任脉不应所致,临床表现为白带增多、绵绵不断、腰痛、神疲乏力等,或见赤白带相兼,或五色杂下,或脓浊样,有臭气。

蚕豆瘦肉汤

蚕豆60克

猪瘦肉100克

冬瓜200克

胡椒粉适量

葱段适量

姜片适量

味精适量

盐适量

【制作过程】❶冬瓜洗净切块;蚕豆洗净;瘦肉洗净切块。❷锅内放入蚕豆、瘦肉、冬瓜、葱段、姜片,加水适量,大火煮沸后放入料酒,改用小火煮至蚕豆烂熟,依据个人口味加入盐、味精、胡椒粉,搅匀即可。

【功能效用】清热解毒、利水除湿,适于带下过多、风湿病、疲倦食少等患者食用。

马齿苋瘦肉汤

鲜马齿苋200克

瘦肉150克

料酒适量

鸡精适量

盐适量

【制作过程】❶马齿苋泡发后洗净并切段;猪瘦肉洗净、切丝。❷锅内放入马齿苋、猪瘦肉、料酒,加入清水,大火煮沸后改小火煮30分钟,加入盐、鸡精调味即可。

【功能效用】本品能够利水止带、清热祛湿、消炎解毒,适用于带下过多、湿热型急性宫颈炎患者食用。

乌鸡莲子粥

白果6克

莲子肉15克

粳米50克

乌骨鸡1只

【制作过程】❶先将白果、莲子肉洗净并研成细粉。❷乌鸡处置干净,将细粉纳入鸡腔。❸粳米淘洗干净后,将其一同入锅煮粥,至熟时依据个人口味加入调料调味即可。

【功能效用】本粥能够养心安神、益气补血、收涩止带、滋养固肾,适用于带下过多患者食用。

产后恶露不绝

产后恶露不绝，是指产妇分娩后恶露持续 20 日以上仍淋漓不断者，相当于西医的晚期产后出血、产后子宫复旧不全。中医认为，本病症主要是由冲任失调，气血运行失常所致。症有虚、实之分，虚即恶露色淡、质稀、无臭味、小腹软而喜按；实即恶露紫黯，有块或有臭味，小腹胀而拒按。

人参乌鸡汤

人参10克

乌骨鸡1只

精盐少许

生姜片少许

【制作过程】❶将人参泡软后切片，洗净备用。❷将乌鸡宰杀，清除内脏，流水洗净，切块后用清水浸泡，其间换水数次，至水清亮为止。❸将准备好的人参片装入鸡腹中，然后将其放入砂锅内，放入洗净的姜片隔水炖至鸡烂熟，加入调料调味即可。

【功能效用】益气补虚，适用于产后恶露不绝妇女食用。

桃仁莲藕汤

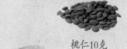

桃仁10克

莲藕250克

盐少许

【制作过程】❶桃仁洗净；莲藕洗净切块备用。❷然后将其一同入锅，加水煮汤，至藕烂熟后加入适量的盐调味，拌匀即可。

【功能效用】莲藕含丰富的铁质，故对贫血之人颇为相宜。本品能够清热、凉血活血，适用于血热血瘀所致产后恶露不绝、产后血瘀发热妇女食用。

益母草粥

益母草50克

粳米100克

红糖适量

【制作过程】❶将益母草用清水冲洗干净，然后将其入锅煎水，煎好后去渣留汁备用。❷粳米淘洗干净，与煎好的药汁一同入锅煮粥，至煮好时加入适量的红糖，调匀即可。

【功能效用】此粥能活血化瘀，适用于血瘀所致产后恶露不绝、月经不调、痛经、水肿妇女食用。

乳腺炎

乳腺炎是指女子乳腺急性化脓性感染，是产褥期的常见病，为引起产后发热的原因之一，最常见于哺乳妇女，尤其是初产妇，多发生于产后 3～4 周。初期患者有发热恶寒，患侧乳房红、肿、热、痛，多因乳头破裂所致。中医认为，本病为产后情志不舒，肝气郁结，以致乳络不通，郁而化热，瘀而成痈。

银花猪蹄汤

 金银花10克
 桔梗10克
 白芷10克
 茅根10克

 通草12克
 猪蹄1只
 黄瓜35克
盐6克

【制作过程】 ❶将猪蹄洗净、切块、汆水；黄瓜去瓤洗净备用。❷将金银花、桔梗、白芷、茅根、通草洗净装入纱布袋，扎紧。❸汤锅上火倒入水，下入猪蹄、药袋，调入盐烧开，煲至快熟时，下入黄瓜，捞起药袋丢弃，至黄瓜熟，盛出后即可食用。

【功能效用】 清热解毒、排脓通乳，适用于急性乳腺炎妇女食用。

黄檗生地饮

 黄檗10克
 黄连10克

 生地黄10克
 蜂蜜适量

【制作过程】 ❶将黄檗、黄连、生地黄洗净，备用。❷将洗好的药材放入杯中，以开水冲泡，加盖焖10分钟。❸加入蜂蜜调味即可。

【功能效用】 黄连能泻心火，除烦热。黄檗有清热燥湿、泻火解毒、退热除蒸的功效。生地黄能清热凉血。本品具有清热利湿、凉血消肿功效，适用于急性单纯性乳腺炎妇女食用。

绿豆银花粥

 绿豆50克
 金银花50克
 粳米100克

 黄连10克
 地肤子10克
 白糖适量

【制作过程】 ❶先将绿豆洗净后浸泡半天；粳米淘洗干净，备用。❷金银花、黄连、地肤子洗净，加水煎汁，取汁备用。❸取药汁与淘洗干净的粳米、绿豆一同煮粥，待粥熟烂后加入白糖即可。

【功能效用】 清热解毒、消炎止痛，适用于急性乳腺炎，可改善乳腺红、肿、热、痛等症状。

豆腐杏仁花生粥

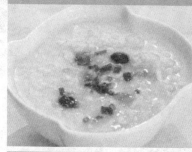

【材料准备】豆腐、南杏仁、花生仁各20克，大米110克，盐2克，味精1克，葱花3克。

【制作过程】❶豆腐切小块。大米洗净泡发半小时。❷锅置火上，注水后，放入大米用大火煮至米粒开花。❸放入南杏仁、豆腐、花生仁，改用小火煮至粥浓稠时，调入盐、味精、葱花即可。

【功能效用】豆腐有清热润燥、利小便、解热毒的功效。花生有健脾和胃、润肺化痰、清喉补气的功效。食用此粥，有清热解毒的功效，可治疗乳腺炎。

青菜罗汉果粥

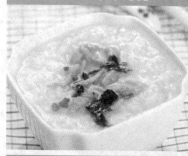

【材料准备】大米100克，猪肉50克，罗汉果1个，青菜20克，盐3克，鸡精1克。

【制作过程】❶猪肉切丝。青菜切碎。大米淘净泡好。罗汉果打碎入锅煎煮，取汁液。❷锅中加清水、大米，旺火煮开，改中火，下入猪肉煮至肉熟。❸倒入罗汉果汁，改小火，放入青菜，熬至粥成，下入盐、鸡精调味即可。

【功能效用】罗汉果有清热解毒、清肺利咽、散寒燥湿的功效。此粥有利水消肿、清热解毒的功效。

三蔬海带粥

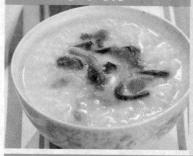

【材料准备】胡萝卜、圣女果、西蓝花、海带丝各20克，大米90克，盐、味精各1克。

【制作过程】❶大米浸泡半小时。圣女果、胡萝卜切小块。西蓝花掰小朵。❷锅置火上，加水、大米，大火煮至米粒开花，入圣女果、西蓝花、胡萝卜、海带。❸小火煮至粥成，加盐、味精调味即可。

【功能效用】圣女果有健胃消食、生津止渴、清热解毒、补血养血的功效，常食用此粥，可清热解毒。

胡萝卜玉米罗汉粥

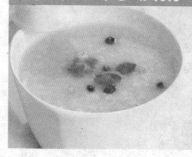

【材料准备】罗汉果、郁李仁各15克，大米100克，胡萝卜、玉米、冰糖适量。

【制作过程】❶大米淘净，入清水浸泡。❷罗汉果放入纱布袋，扎紧封口，放入锅中加适量清水熬汁。❸锅置火上，放入大米、郁李仁，加清水、兑入汤汁煮至八成熟。放入胡萝卜丁、玉米煮至米粒开花，放入冰糖熬煮调匀即可。

【功能效用】常食用此粥，可辅助治疗乳腺炎。

子宫脱垂

子宫从正常位置沿阴道下降，子宫颈外口达坐骨棘水平以下，甚至子宫全部脱出于阴道口外，称为子宫脱垂，常伴有阴道前、后壁膨出。本病主要是因盆底支持组织的损伤、薄弱。该病多发于女子产后体质虚弱，气血受损，分娩时用力太大。食疗宜吃鸡、山药、扁豆、莲子、芡实、泥鳅、淡菜、韭菜、大枣、发菜、紫菜、海带、裙带菜等。

升麻鸡蛋汤

升麻10克

鸡蛋2个

盐适量

【制作过程】❶将升麻用清水冲洗干净，入锅加水煎汁，煎好后去渣留汁备用。❷将鸡蛋打碎加入适量的盐调匀，与药汁一起入锅煮汤，汤成后加入适当调料即可。

【功能效用】升麻具有升阳举陷的功效，适用于中气虚弱、气虚下陷的子宫脱垂等症。本品能补气、补虚，适用于子宫脱垂患者食用。

升麻炖大肠

升麻15克

猪大肠1段

黑芝麻100克

葱适量

姜适量

【制作过程】❶在盆里加点面粉和盐，再加少许水，使劲反复搓洗猪大肠，直搓到有大量胶液产生为止，然后用清水冲洗干净，装入升麻与黑芝麻，用线扎好。❷将其放入锅内，加入适量的姜、葱、酒和清水，先武火烧沸，后文火炖3小时，撒入调料即可。

【功能效用】补气补肾、固脱，适用于子宫脱垂患者食用。

黄芪党参粥

黄芪30克

党参20克

粳米100克

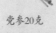
白糖适量

【制作过程】❶将黄芪、党参分别用清水洗净后备用。❷粳米淘洗干净，与黄芪、党参一同入锅，加适量的清水煮粥，至熟时加入适量的白糖拌匀即可。

【功能效用】黄芪具而补而不腻的特点，若与人参、党参等补药配伍则效果更好。此粥能补气固脱，适用于宗气下陷所致子宫脱垂患者食用。

更年期综合征

更年期是指妇女从生育期向老年期过渡的一段时期，是卵巢功能逐渐衰退的时期。在此期间，因性激素分泌量减少，出现以自主神经功能失调为主的症候群，称更年期综合征。症状有潮热、出汗、情绪不稳定、易激动等，晚期因泌尿系统、生殖道萎缩而发生外阴瘙痒、尿频急、膀胱炎等。食疗宜吃香蕉、大枣、奇异果等。

燕麦莲藕汤

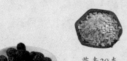

甘草12克

燕麦30克

红枣6枚

莲藕300克

盐适量

【制作过程】❶燕麦洗净，泡水1小时；红枣洗净，泡软去核；甘草洗净备用。❷将燕麦、甘草、红枣放入锅中加水煮开后加入莲藕，至熟烂加盐调味即可。

【功能效用】莲藕能健脾益气、补虚止汗、养胃润肠。与红枣、燕麦做成粥，能凉血、养胃调气、祛斑润肤，为更年期的睡眠不佳、心烦津枯、黑斑过多等症状的最佳调理药膳。

枸杞莲心茶

枸杞子10克

菊花5克

莲子心2克

苦丁茶5克

【制作过程】❶将枸杞子、菊花、莲子心、苦丁茶各洗净。❷将其放入杯中用沸水冲泡，加盖焖10分钟，即可，可频频饮用，可依个人口味加适量白糖调味。

【功能效用】本品有滋阴清热、养肝益肾的功效。适用于肝肾阴虚型卵巢早衰，对兼有心神不宁者尤为适宜，是缓解女性更年期症状的最佳饮品。

山药枸杞粥

山药400克

面粉50克

枸杞子12克

粳米100克

冰糖适量

【制作过程】❶枸杞子洗净；山药洗净，捣成泥，放入碗中，加入面粉拌匀成面团，以蘸水的汤匙舀入开水中，煮至浮起，捞出备用。❷米洗净，入锅注水煮粥，至快熟时加入枸杞子和山药团，调入适量的冰糖拌匀即可。

【功能效用】补肾，增强体力，适用于更年期妇女食用。

甘麦大枣粥

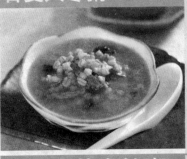

【材料准备】甘草15克，小麦50克，大枣10枚。

【制作过程】❶将甘草入锅熬煮，过滤去渣后取汁，备用。❷将药汁与小麦、大枣一起放入锅中煮粥，调味即可。

【功能效用】甘草有清热解毒、补脾益气、缓急止痛的功效；小麦有养心、益肾、和血、健脾的功效；大枣有养血安神、缓肝急、治心虚的功效。三味相配伍，能甘缓滋补、宁心安神、柔肝缓急，适用于更年期妇女脏躁症。

洋葱青菜肉丝粥

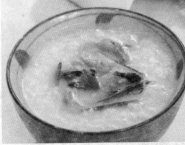

【材料准备】洋葱50克，青菜30克，猪瘦肉100克，大米80克，盐3克，鸡精1克。

【制作过程】❶青菜洗净，切碎。洋葱洗净，切丝。猪肉洗净，切丝。大米淘净，泡好。❷锅中注水，下入大米煮开，改中火，下入猪肉、洋葱，煮至猪肉变熟。❸改小火，下入青菜，将粥熬化，调入盐、鸡精调味即可。

【功能效用】洋葱有降血脂的功效。青菜有降低血脂，润肠通便等功效。此粥能治妇女更年期综合征。

韭菜猪骨粥

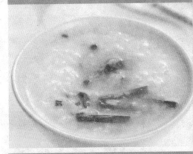

【材料准备】猪骨500克，韭菜50克，大米80克，醋、料酒、盐、味精、姜、葱各适量。

【制作过程】❶猪骨斩块，入沸水汆烫。韭菜切段。大米淘净泡半小时。❷猪骨入锅，加清水、料酒、姜末，旺火烧开，滴入醋，下入大米煮至米粒开花。❸转小火，放入韭菜熬煮成粥，调入盐、味精，撒上葱花即可。

【功能效用】韭菜与猪骨、大米合熬粥，能补肾助阳、益脾健胃。

山楂猪骨大米粥

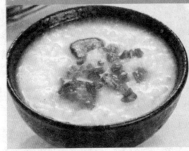

【材料准备】干山楂50克，猪骨500克，大米80克，盐、味精、料酒、醋、葱花各适量。

【制作过程】❶干山楂用温水泡发，洗净。猪骨洗净，斩块，入沸水汆烫，捞出。大米淘净，泡好。❷猪骨入锅，加清水、料酒，旺火烧开，滴入醋，下入大米至米粒开花，转中火熬煮。❸转小火，放入山楂，熬煮成粥，加入盐、味精调味，撒上葱花即可。

【功能效用】山楂与猪骨、大米合熬为粥，有健脾和胃、养心安神的功效。

阳痿

　　阳痿是指男性阴茎勃起功能障碍，表现为男性在有性欲的情况下，阴茎不能勃起或能勃起但不坚硬，不能进行性交活动。勃起功能障碍是最常见的男性性功能障碍。部分患者常有神疲乏力、腰膝酸软、自汗盗汗、性欲低下、畏寒肢冷等身体虚弱现象。食疗宜吃淫羊藿、牛鞭、羊鞭、鹿茸、冬虫夏草、杜仲等。

当归牛鞭壮阳汤

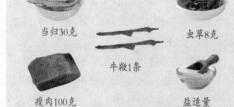

当归30克　虫草8克
牛鞭1条
瘦肉100克　盐适量

【制作过程】❶瘦肉洗净，切大块；当归用水略冲；虫草洗净。❷牛鞭洗净，切成段。❸将以上所有材料一同放入砂锅内，加适量清水，用大火煮沸，再改用小火煮至瘦肉熟后，依据个人的口味调入盐即可。

【功能效用】牛鞭主治肾虚阳痿、遗精、腰膝酸软等症。此汤具有添精补髓、补肾壮阳的功效。

陈皮红椒烧狗肉

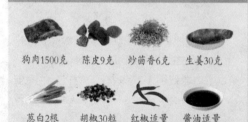

狗肉1500克　陈皮9克　炒茴香6克　生姜30克
葱白2根　胡椒30粒　红椒适量　酱油适量

【制作过程】❶先将狗肉洗净，去血水，放进砂锅中，加上盐、炒茴香、姜、葱、胡椒、红椒、陈皮和适量水，用武火煮开，转小火煮烂。❷加酱油，烧透即成。

【功能效用】温补脾肾，适用于脾肾虚损之阳痿、腰膝冷痛、性欲低下、身体畏寒等症者食用。

人参壮阳茶

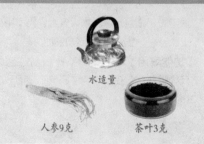

水适量
人参9克　茶叶3克

【制作过程】❶将人参、茶叶洗净，备用。❷再把人参、茶叶放进锅中，加水500毫升，煎汤。❸每日1剂，温服。

【功能效用】人参可用来补元气，能温肾壮阳，善疗男子阳痿早泄，对男性更年期综合征者，宜人参泡茶饮用，多有益处。本品能壮阳补元，强肾益气，适用于阳痿不举，或举而不坚，男性性功能障碍者。

在非性交的情况下精液自泄，称之为遗精，又名遗泄、失精。其分为梦遗和滑精两种，在梦境中之遗精，称梦遗；无梦而自遗者，称为滑精。遗精的频度差别很大，正常未婚男子，每月遗精可达 2 ~ 8 次，并无异常。患者会出现神疲乏力、精神萎靡、困倦、腰膝酸软、失眠多梦或记忆力衰退等症，食疗宜吃芡实、山茱萸、金樱子、甲鱼、柏子仁、酸枣仁等。

甲鱼芡实汤

甲鱼300克

芡实10克

枸杞子5克

红枣4枚

盐适量

姜片适量

【制作过程】❶将甲鱼洗净，斩块，汆水。❷芡实、枸杞子、红枣洗净备用。❸净锅上火倒入水，投入甲鱼、芡实、枸杞子、红枣、姜，用大火煮沸，再用小火煮至甲鱼熟烂，待汤成时，依据个人的口味加盐调味即可。

【功能效用】本品具有补肾固精、滋阴补虚的功效，可改善肾虚遗精、早泄、腰膝酸软、阴虚盗汗等症状。

红枣柏子小米粥

小米100克

红枣10枚

柏子仁15克

白糖少许

【制作过程】❶红枣、小米洗净，分别放入碗内，泡发；柏子仁洗净备用。❷砂锅洗净，置于火上，将红枣、柏子仁放入砂锅内，加清水煮熟后转小火。❸最后加入小米共煮成粥，至黏稠时加入白糖，搅匀即可。

【功能效用】本品具有健脾养心、益气安神的功效，适合心神不宁、失眠多梦的梦遗患者食用。

金樱鲫鱼汤

金樱子30克

鲫鱼250克

香油5克

食盐5克

【制作过程】❶将鲫鱼除杂，洗净。金樱子洗净，备用。❷再把鲫鱼、金樱子放进锅中，加适量水，用大火煮沸，再改用小火煮至烂。❸加入香油、食盐即可。

【功能效用】本品具有补肾固精、利尿消肿的功效，适用于男子肾气不固而致遗精、滑精等。

小儿流涎

　　小儿流涎就是小儿流口水，是指口中唾液不自觉从口内流溢出的一种病症。多发于断奶前后，一岁左右的婴儿。患儿不断流涎，浸渍于两颊及胸前，衣服胸前部常被浸润湿透，且口腔周围发生粟粒样红疹及糜烂。随着生长发育，流口水的现象就会逐渐消失，食疗宜吃益智仁、鸡内金、远志、陈皮、薏苡仁、绿豆等。

陈皮猪肚粥

 陈皮10克

 猪肚60克

 大米60克

 黄芪15克

 盐3克

 鸡精1克

 葱花适量

【制作过程】❶猪肚洗净，切成长条；大米淘净，浸泡半小时后，捞出沥干；黄芪、陈皮均洗净，切碎。❷锅中注水，下入大米，大火烧开，放入猪肚、陈皮、黄芪，转中火熬煮。❸待米粒开花，小火熬煮至粥浓稠，加盐、鸡精调味，撒上葱花即可。

【功能效用】健脾养胃、滋补虚损，用于脾虚引起的小儿流涎。

桂圆陈皮糯米粥

 桂圆肉20克

 糯米100克

 陈皮10克

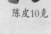 姜5克

 白糖5克

【制作过程】❶糯米淘洗干净，放入清水中浸泡；桂圆肉、陈皮洗净备用。❷锅置火上，放入糯米，加适量清水煮至粥将成。❸放入桂圆肉、陈皮、姜丝，煮至米烂后放入白糖调匀即可。

【功能效用】此粥具有补益心脾、益气养血的功效，对小儿流涎有很好的食疗作用。

山药绿豆糖水

 山药140克

 绿豆100克

 白糖40克

【制作过程】❶将绿豆洗净，泡至膨胀，沥水。❷将绿豆放入锅中，加入清水，以大火煮沸，转小火续煮40分钟至绿豆软烂，加入白糖搅拌至溶化后熄火。❸山药去皮，洗净，切小丁，煮熟后捞起，与绿豆汤混合即可食用。

【功能效用】此粥具有补益心脾、益气养血的功效，对小儿流涎有食疗作用。

小儿厌食

小儿厌食症是指小儿较长时期见食不贪、食欲不振，甚至拒食的一种常见病症，多发于3~6岁的儿童。如果长期得不到矫正，会引发营养不良和发育迟缓、畸形，对儿童生长发育、营养状态和智力发育也有不同程度的影响。可伴有腹部胀满、腹泻、呕吐等症。食疗宜吃白术、党参、茯苓、黄芪、山药、芝麻、虾、紫菜等。

山药内金黄鳝汤

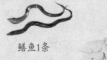

鳝鱼1条

鸡内金10克

山药150克

生姜3片

盐适量

【制作过程】❶山药去皮，洗净，切小段；鸡内金洗净。❷鳝鱼除杂，洗净，在开水锅内稍煮，捞起，过冷水，刮去黏液，切成长段。❸鳝鱼、山药、鸡内金、姜片均放入砂锅内，加适量清水，煮沸后，改用小火煲1~2小时，加盐调味即可。

【功能效用】本品具有开胃、补气健脾、增强食欲的功效，适合脾虚食积型的小儿厌食患者食用。

羊肉草果豌豆粥

羊肉100克

草果15克

豌豆50克

大米80克

盐3克

味精2克

生姜汁5克

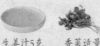

香菜适量

【制作过程】❶草果、豌豆洗净；羊肉洗净，切片；大米淘净，泡好。❷大米放入锅中，加适量清水，大火煮开，下入羊肉、草果、豌豆，改中火熬煮。❸用小火将粥熬出香味，加盐、味精、生姜汁调味，撒上香菜即可。

【功能效用】燥湿散寒、温脾胃，可用于脾胃虚寒型厌食症，并伴胃寒呕吐等症。

山楂饼

山楂15克

山药5克

鸡内金7克

麦粉70克

【制作过程】❶将山药、山楂和鸡内金研成细末。❷将麦粉、山药粉加水，做成团，捏成饼，放到油锅里煎至两面金黄时即成。❸每日1~2块饼。

【功能效用】鸡内金能消积滞，健脾胃。本方具有健胃消食、增加食欲的功效，适用于小儿厌食。

橘皮粥

【材料准备】橘皮15克，粳米50克，葱花2克。

【制作过程】❶橘皮研为细末。❷粳米加水煮粥。❸粥熟时放入橘皮末，稍煮片刻，撒上葱花即可。

【功能效用】橘皮又称陈皮，是芸香科植物橘类的果皮，其有理气健脾、燥湿化痰的功效，能治疗由脾胃气滞所致的厌食，其与粳米煮粥，有顺气健胃、化痰止咳的功效，对治疗脾胃气滞、脘腹胀满、消化不良、食欲不振、恶心呕吐等症有良好的治疗作用。

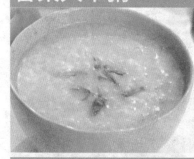

香菜大米粥

【材料准备】鲜香菜少许，大米90克，红糖5克。

【制作过程】❶大米泡发洗净；香菜洗净，切成细末。❷锅置火上，注入清水，放入大米用大火煮至米粒绽开。❸放入香菜，改用小火煮至粥浓稠后，加入红糖调味，即可食用。

【功能效用】香菜，其气味芳香，有健脾开胃的功效。粳米有补中益气、健脾养胃、益精强志、和五脏、通血脉、聪耳明目、止烦、止渴、止泻的功效。香菜与粳米煮粥，有开胃的功效。

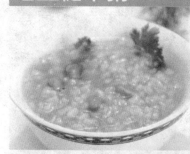

毛豆糙米粥

【材料准备】毛豆仁30克，糙米80克，盐2克。

【制作过程】❶糙米泡发洗净；毛豆仁洗净。❷锅置火上，倒入清水，放入糙米、毛豆煮开。❸待煮至浓稠状时，调入盐拌匀即可。

【功能效用】毛豆有健脾宽中、润燥消水、清热解毒、益气的功效。糙米中含有大量纤维素，有减肥、降低胆固醇、改善肠胃机能、净化血液、预防便秘等作用。

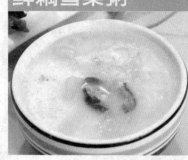

鲜藕雪梨粥

【材料准备】莲藕、红枣、雪梨各20克，大米80克，蜂蜜适量。

【制作过程】❶雪梨去皮洗净，切片；红枣去核洗净；莲藕洗净切片；大米洗净备用。❷锅置火上，放入水、大米中火煮至米粒绽开，放入雪梨、红枣、莲藕。❸用小火煮至粥成，调入蜂蜜即可。

【功能效用】雪梨能促进食欲，帮助消化，并有利尿通便和解热的作用，可用于高热时补充水分和营养。此粥亦适于小儿厌食症。

小儿腹泻

小儿腹泻是由多种病原、多种因素引起的以腹泻为主要症状的一组疾病，本病多发于1~2岁的小孩。患者一般无发热或发热不高，伴食欲不振，偶有溢乳或呕吐，重者会出现精神差、皮肤干燥、小便减少等症，食疗宜吃白扁豆、石榴皮、马蹄、石榴、猪肚等。

芡实莲子薏苡仁汤

 芡实100克　 干品莲子100克　薏苡仁100克　 茯苓50克

 怀山药50克　 猪小肠500克　 肉豆蔻10克　 盐2小匙

【制作过程】①将猪小肠处理干净，放入沸水中汆烫，捞出，剪成小段，备用。②将药材洗净，与备好的小肠一起放入锅中，加水没过所有材料。③用中火炖煮2小时左右，至小肠熟烂后加入盐调味即可。

【功能效用】芡实具有补中益气、滋养强身、固肾涩精、健脾止泻的功效，与山药搭配食用，能够起到非常好的止泻、强身健体的食疗作用。本品能温补脾阳、固肾止泻，适合慢性小儿腹泻患者食用。

茯苓粥

 大米70克　 薏苡仁20克

 白茯苓10克　 白糖3克

【制作过程】①大米、薏苡仁均泡发洗净；白茯苓洗净。②锅置火上，倒入清水，放入大米、薏苡仁、白茯苓，以大火煮开，再改为小火。③待煮至浓稠状时，调入白糖拌匀即可。

【功能效用】本品具有清热利湿、健脾止泻的功效，适合湿热型慢性肠炎患者食用。

藕楂泥

 山楂5枚　 藕粉适量

【制作过程】①将山楂洗净，去皮去核，用刀切成小块。②将山楂放进锅中，煮熟后，用纱布过滤，取汁，加入藕粉中。③可依个人口味加少许白糖调味，拌匀即可食用。

【功能效用】本品能消食化积，主治小儿因贪吃油腻而引起的腹泻，但注意不要过量食用。

小儿肥胖

医学上指儿童体内脂肪积聚过多，体重超过标准体重的20%，超过20%~29%为轻度肥胖，超过30%~49%为中度肥胖，超过50%为重度肥胖。小儿肥胖多由遗传及饮食摄入过多等因素造成的。过度肥胖的小儿到了成年期易出现高血压、冠心病及糖尿病等并发症。食疗宜吃冬瓜、豌豆、黄瓜等。

茯苓豆腐羹

茯苓30克　　枸杞子5克　　豆腐500克

香菇适量　　精盐适量　　料酒适量　　淀粉适量

【制作过程】❶豆腐洗净挤压出水，切成小方块，撒上精盐；香菇洗净切成片；茯苓、枸杞子洗净备用。❷将豆腐块下入高温油中炸至金黄色。❸清汤、精盐、料酒倒入锅内烧开，加淀粉勾成白汁芡，下入炸好的豆腐、茯苓、香菇片炒匀后立即出锅即成。

【功能效用】有健脾化湿、减肥、降血糖等功效。

防己黄芪粥

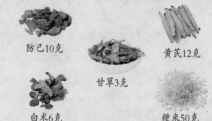

防己10克　　　黄芪12克

甘草3克

白术6克　　　粳米50克

【制作过程】❶将防己、黄芪、白术、甘草洗净，装入事先准备好的纱布袋中，放入锅中，加入适量的清水，至没过所有的材料。❷用大火煮沸后，再用文火煎煮30分钟左右。❸加入粳米煮成粥，捞出纱布袋即可。

【功能效用】此粥可补血健脾、利水消肿，用于肥胖症。

双苓黄瓜汤

黄瓜150克　　豆腐100克　　西红柿25克

猪苓5克　　茯苓10克　　麻油10克　　盐适量

【制作过程】❶将豆腐洗净，切块；黄瓜洗净切片；西红柿洗净，切块；猪苓、茯苓装进纱布袋中，备用。❷将豆腐和药袋放进锅中，加适量水，约煮20分钟后，取出药袋，放入黄瓜和西红柿，稍煮。❸调入麻油和盐即可。

【功能效用】本汤可以利水消肿，调理脾胃，对小儿单纯性肥胖有一定的效果。

风湿性关节炎

　　风湿性关节炎是一种常见的急性或慢性结缔组织炎症，临床以关节和肌肉游走性酸楚、重着、疼痛为特征。常反复发作，易累及心脏，引起风湿性心脏病。此病多发于中老年人，男性多于女性。风湿病的致病因素较为复杂，最常见的病因为自身免疫性结缔组织病以及遗传因素，食疗宜吃绿豆、西瓜、大枣、薏苡仁等。

桑寄生连翘鸡脚汤

桑寄生30克

鸡脚400克

连翘15克

红枣2枚

盐适量

【制作过程】①桑寄生、连翘、红枣均洗净。②鸡脚洗净，去爪甲，斩块，入沸水中汆烫。③将1600毫升清水放入瓦煲内，煮沸后加入以上用料，大火煲开后，改用小火煲2小时，依据个人的口味加盐调味即可。

【功能效用】补肝肾、强筋骨、祛风湿，对肝肾不足、腰膝酸痛等风湿病患者有较好的食疗效果。

生姜肉桂炖猪肚

猪肚150克

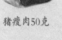
猪瘦肉50克

生姜15克

肉桂5克

薏苡仁25克

盐6克

【制作过程】①将猪肚里外反复洗净，汆水后切成长条；猪瘦肉洗净后切成块。②生姜去皮，洗净，用刀拍烂；肉桂浸透，洗净；薏苡仁淘洗干净。③将以上用料放入炖盅内，加适量清水，隔水炖2小时，调入盐即可。

【功能效用】温肾助阳、温里散寒，适合心肾阳虚型畏寒、四肢发凉的患者食用。

木瓜薏苡仁粥

木瓜30克

薏苡仁15克

粳米80克

【制作过程】①将木瓜和薏苡仁洗净。②粳米洗净，泡发后放进锅中，加上木瓜、薏苡仁和适量水，用大火煮沸，改小火煮至粥成，依个人口味可加少许白糖，搅拌均匀即可食用。

【功能效用】薏苡仁具有抗炎、抗风湿的作用。此粥能祛风利湿，舒筋止痛，适用于风湿性关节炎患者食用。

红枣大米粥

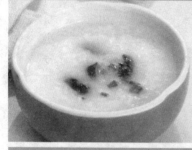

【材料准备】红枣20克，大米100克，白糖5克，葱花少许。

【制作过程】❶大米淘洗干净，用清水浸泡；红枣洗净去核切碎。❷锅置火上，放入大米、红枣煮至米粒开花。❸放入白糖稍煮后调匀，撒上葱花便可。

【功能效用】红枣含有丰富的蛋白质、脂肪、糖分、胡萝卜素、维生素B、维生素C、维生素P及磷、钙、铁等。红枣与大米合熬为粥有补中益气、健脾养胃、益精强志的功效，可用于类风湿关节炎等症。

三红玉米粥

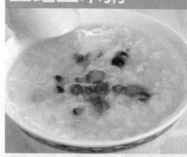

【材料准备】红枣、红衣花生、红豆、玉米、大米、白糖、葱花各适量。

【制作过程】❶玉米洗净。红枣去核洗净；花生仁、红豆、大米泡发洗净。❷锅置火上，注水后，放入大米煮至沸后，放入玉米、红枣、花生仁、红豆。❸用小火慢慢煮至粥成，调入白糖入味，撒上葱花即可。

【功能效用】红豆有除热毒、散恶血、祛湿、利小便、通乳的功效；玉米有降血压、降血脂等功效。常食此粥，有健脾和胃、祛湿散寒的功效。

百合雪梨粥

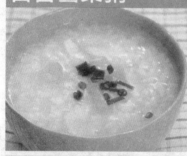

【材料准备】雪梨、百合各20克，糯米90克，冰糖20克，葱花少许。

【制作过程】❶雪梨去皮洗净，切片；百合泡发，洗净；糯米淘洗干净，泡发半小时。❷锅置火上，注入清水，放入糯米，用大火煮至米粒绽开。❸放入雪梨、百合，改用小火煮至粥成，加入冰糖熬至溶化后，撒上葱花即可。

【功能效用】梨有生津止渴、止咳化痰、清热降火、养血生肌的功效。此粥可治疗类风湿关节炎。

雪梨双瓜粥

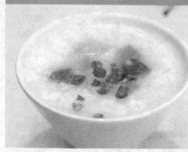

【材料准备】雪梨、木瓜、西瓜各适量，大米80克，白糖5克，葱少许。

【制作过程】❶大米洗净泡发。雪梨、木瓜去皮洗净，切小块。西瓜洗净，取瓤。葱洗净，切成葱花。❷锅置火上，注入水，放入大米，用大火煮至米粒开花后，放入雪梨、木瓜、西瓜同煮。❸煮至粥浓稠时，调入白糖入味，撒上葱花即可。

【功能效用】木瓜能理脾和胃、平肝舒筋。临床上常用木瓜治疗类风湿关节炎、腰膝酸痛、脚气等疾病。

芦荟白梨粥

【材料准备】芦荟10克，白梨30克，大米100克，白糖5克。

【制作过程】❶大米洗净泡发。芦荟洗净，切片。白梨去皮洗净，切成小块。❷锅置火上，注入适量清水后，放入大米，用大火煮至米粒绽开。❸放入白梨、芦荟，用小火煮至粥成，调入白糖入味即可食用。

【功能效用】芦荟为独尾草科多年生草本植物，有泻下通便、清肝火、杀虫、除烦热的功效。此粥可治疗类风湿关节炎等症。

牛奶芦荟稀粥

【材料准备】牛奶20克，芦荟10克，红椒少许，大米100克，盐2克。

【制作过程】❶大米洗净泡发。芦荟洗净，切小片。红椒洗净，切圈。❷锅置火上，注入清水后，放入大米，煮至米粒绽开。❸放入芦荟、红椒，倒入牛奶，用小火煮至粥成，调入盐入味即可。

【功能效用】牛奶可以降低胆固醇，防止消化道溃疡，对小儿、老人均有益处。牛奶、芦荟、大米合熬为粥，长期食用，可缓解风湿肿痛症状。

豆腐木耳粥

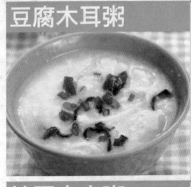

【材料准备】豆腐、黑木耳、大米、盐、姜丝、蒜片、味精、香油、葱花各适量。

【制作过程】❶大米洗净泡发；黑木耳泡发洗净；豆腐洗净切块；姜丝、蒜片洗净。❷锅置火上，注入清水，放入大米用大火煮至米粒绽开，放入黑木耳、豆腐。❸再放入姜丝、蒜片，改用小火煮至粥成后，放入香油，调入盐、味精入味，撒上葱花即可。

【功能效用】豆腐有益气、和胃、健脾等功效。此粥可治疗类风湿关节炎等症。

桂圆大米粥

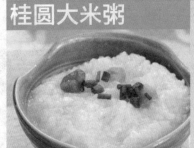

【材料准备】桂圆肉20克，大米100克，盐2克，葱花适量。

【制作过程】❶大米淘洗干净；桂圆肉洗净。❷锅置火上，加入适量清水，放入大米，以大火煮开。❸加入桂圆肉同煮片刻，再以小火煮至浓稠状，调入盐拌匀，撒上葱花即可。

【功能效用】桂圆含高碳水化合物、蛋白质、多种氨基酸、维生素等营养成分，有补益心脾、养血宁神的功效，可治疗类风湿关节炎、气血不足、心悸怔忡、健忘失眠、血虚萎黄等症。

第八章

滋补养生食疗方
——一日三餐保健康

增强记忆力食疗方

中医认为，记忆力减退和心脾肾的健康有关，思虑劳累过度，会导致心脾不足；机体循环不畅，会导致头沉头晕；年龄渐大，精亏髓减，导致脑失所养。要增强记忆，就要多进食具有养心安神、健脾补胃、补脑益智功效的药膳，常用的药材食材有人参、枸杞子、桂圆、核桃、芝麻、百合、莲子、何首乌、鱼、瘦肉、油菜、芹菜、莲藕、白菜等以及坚果类、豆制品等。

莲子桂圆炖猪脑

莲子50克

猪脑2副　　　桂圆肉25克

陈皮1块

盐3克

味精2克

【制作过程】❶莲子、桂圆肉、陈皮分别用清水洗净，陈皮浸软备用。❷猪脑处理干净，汆水捞起。❸将全部材料放入炖盅内，注入适量清水，盖上盅盖，隔水炖4小时，以少许盐、味精调味即可。

【功能效用】猪脑补脑安神、增强记忆力，桂圆补血养心。本品能健脾开胃、养心安神、健脑益智，常食可改善心烦失眠、健忘等症状。

天麻炖猪脑

猪脑300克

天麻15克

葱2棵

姜1块

枸杞子10克

红枣5克

【制作过程】❶猪脑洗净，去血丝。葱择洗净切段，姜去皮切片。❷锅中注水烧开，放入猪脑焯烫，捞出沥水。❸高汤放入碗中，加入所有原材料，调入调味料，隔水炖2小时即可。

【功能效用】猪脑补骨髓、益虚劳，对更年期头晕头痛、神经衰弱、失眠、健忘、记忆衰退等症有改善作用。

茯苓糙米鸡

鸡半只

葱1根　　姜1小块

茯苓10克

怀山药10克

松子1汤匙

红枣5个

糙米半碗

【制作过程】❶鸡洗净，切块，汆烫去血水。❷烧开一小锅水，再放入所有材料，大火煮5分钟后以小火慢炖约30分钟即关火，食用前撒入松子、葱花即可。

【功能效用】茯苓健脾燥湿、镇静安神；怀山药滋养补脾，增强记忆力；松子润肠通便，适合脾胃虚弱、水肿、失眠者。本品有健脑益智的功效。

椰子肉银耳煲乳鸽

乳鸽1只　　银耳10克　　椰子肉100克

红枣适量　　枸杞子适量　　盐少许

【制作过程】❶乳鸽洗净；银耳泡发洗净；红枣、枸杞子均洗净。❷热锅注水烧开，下入乳鸽滚尽血渍，捞起。❸将乳鸽、红枣、枸杞子放入炖盅，注水后以大火煲沸，放入椰子肉、银耳，小火煲煮2小时，加盐调味即可。

【功能效用】乳鸽补而不燥，银耳滋阴养胃，润肺生津，椰子润肺滋阴，其所含营养价值高，是一种无污染的生态食品，此汤具有补益滋润、健脑益智之功效。

黄精陈皮粥

黄精5克　　　　　陈皮3克

大米100克　　　　白糖8克

【制作过程】❶黄精洗净；陈皮洗净，浸泡发透后，切成细丝；大米洗净泡发。❷锅置火上，注入适量清水后，放入大米，用大火煮至米粒完全绽开。❸放入黄精、陈皮，用小火熬至粥成熟见香味时，放入白糖调味即可。

【功能效用】黄精补气养阴、健脾润肺、益肾，用于虚损寒热、脾胃虚弱、体倦乏力、肺虚燥咳、精血不足、内热消渴，此粥具有滋阴补肾、补润心肺、行气健脾的功效。

牛蒡肉汤

牛蒡根300克　　　猪里脊肉150克

紫菜50克　　　　香菜25克

【制作过程】❶牛蒡根洗净去皮，切丝，浸泡半小时。❷猪里脊洗净切丝，加盐、味精、料酒、葱姜末和淀粉拌匀；紫菜发泡；香菜洗净切末。❸锅上火，加水和牛蒡丝烧沸，加盐和肉丝再烧沸，撇去浮沫，改小火煮熟，加紫菜煮沸，撒入香菜，淋入香油即可。

【功能效用】本品具有清热解毒、泻火发汗的功效，也适合糖尿病、高血压患者食用。

怀山药鱼头汤

鲢鱼头400克　怀山药100克　枸杞子10克　鸡精3克

盐6克　　香菜5克　　葱5克　　姜5克

【制作过程】❶将鲢鱼头洗净剁成块，怀山药浸泡洗净备用，枸杞子洗净。❷净锅上火倒入油、葱、姜爆香，下入鱼头略煎，加水，下入怀山药、枸杞子煲至成熟，调入盐、鸡精，撒上香菜即可。❸鲜山药可以用山药粉代替，老年人食用更容易吸收营养。

【功能效用】本品具有补脑益智、健脾益胃、滋补强壮的功效。

天麻红花猪脑汤

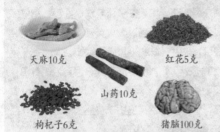

天麻10克　　　红花5克

山药10克

枸杞子6克　　　猪脑100克

【制作过程】❶猪脑洗净，汆去腥味；山药、天麻、红花、枸杞子洗净备用。❷炖盅内加水，将所有材料放入，加水半杯，隔水炖至猪脑熟烂。❸加入盐等调味料即可。

【功能效用】天麻息风、定惊；红花活血通经、去瘀止痛；猪脑补骨髓、益虚劳。因此，本品具有益智补脑、活血化瘀、平肝降压的功效。

核桃熟地猪肠汤

红枣10克

熟地黄15克

猪肠500克

核桃仁120克

【制作过程】❶核桃仁用开水烫，去衣；熟地黄洗净；红枣（去核）洗净。❷猪肠洗净，汆烫，切小段。❸把全部材料放入蒸锅内，加适量清水，文火隔水蒸3小时，调味即可。

【功能效用】核桃性温，味甘，无毒，有健胃、补血、润肺、养神等功效。现代研究也表明，核桃中的磷脂，对脑神经有良好保健作用。核桃煮汤常食，更可有效地缓解遗忘症。

腰果鸡丁

腰果200克

鸡肉150克

红椒1个

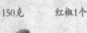
葱10克　　盐5克

味精3克

【制作过程】❶将鸡肉洗净切成丁；红椒洗净切成圈；葱切末。❷锅中加油烧热，下入腰果炸至香脆，出锅备用。❸原锅内加入红椒、葱和鸡丁炒熟后，加入炸好的腰果炒匀，最后调入调味料即可。

【功能效用】腰果补肾益精、益智补脑；鸡肉补气健脾；红椒暖胃散寒。本品能益智补脑、防治心血管疾病、润肠通便。

枸杞鸭肉粥

鸭肉80克

冬菇30克

枸杞子10克　　　大米120克

【制作过程】❶大米洗净；冬菇泡发洗净，切片；枸杞子洗净；鸭肉洗净切块，用料酒、生抽腌制。❷油锅烧热，入鸭肉过油。锅内加清水，放大米煮沸，下冬菇、枸杞子熬煮至米粒开花。❸下鸭肉，将粥熬煮至浓稠，调入盐、味精，撒上葱花即成。

【功能效用】鸭肉滋补养胃；枸杞子抗衰老、养肝明目。本品适用于烦热、盗汗等症。

镇静安眠食疗方

治疗失眠的安眠药物，大多有较大的不良反应，若选择宁心安神、帮助睡眠的中药材和食材配伍做成药膳食用，既镇静安眠，又滋补身体。适宜的药材和食材有远志、莲子、酸枣仁、核桃仁、柏子仁、夜交藤、益智仁、合欢皮、灵芝等。此外，可多食用桂圆肉、猪脑、何首乌、猪心、鱼头、酸枣等补脑食物。

双仁菠菜猪肝汤

猪肝200克

菠菜2棵

酸枣仁10克

柏子仁10克

【制作过程】❶将酸枣仁、柏子仁装在纱布袋内，扎紧。❷猪肝洗净切片；菠菜去头，洗净切段；将布袋入锅加4碗水熬高汤，熬至约剩3碗水，去袋留汁。❸猪肝汆烫捞起，和菠菜一起加入高汤中，待水一滚沸即熄火，加盐调味即成。

【功能效用】菠菜和猪肝都是理想的补血佳品，酸枣仁、柏子仁均是养心安神的佳品。本品适合失眠多梦患者食用。

远志菖蒲鸡心汤

鸡心300克

胡萝卜1根

远志15克

菖蒲15克

【制作过程】❶将远志、菖蒲装在纱布袋内，扎紧。❷鸡心汆烫，捞起，备用；葱洗净，切段。❸胡萝卜削皮洗净，切片，与第1步骤中准备好的材料先下锅，加4碗水，以中火滚沸至剩3碗水，去袋留汁加入鸡心煮沸，下葱段、盐调味即成。

【功能效用】本品滋补心脏、安神益智，可改善失眠多梦、健忘惊悸、神志恍惚等症。

灵芝红枣瘦肉汤

猪瘦肉300克

灵芝4克

红枣适量

盐6克

【制作过程】❶将猪瘦肉洗净、切片；灵芝、红枣洗净备用。❷净锅上火倒入水，下入猪瘦肉烧开，撇去浮沫，下入灵芝、红枣煲至熟，调入盐即可。

【功能效用】灵芝可益气补心、补肺止咳；红枣补气养血；猪肉健脾补虚。三者同用，可调理心脾功能，改善贫血、睡眠质量差等症状。

酸枣仁莲子茶

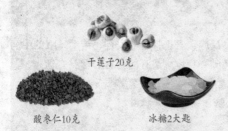

干莲子20克

酸枣仁10克　　　　冰糖2大匙

【制作过程】 ❶干莲子泡水10分钟，酸枣仁放入纱布袋内备用。❷将莲子沥干水分后放入锅中，放入酸枣仁后，加入清水，以大火煮沸，再转小火续煮20分钟，关火。❸加入冰糖搅拌至融化，滤取茶汁即可。

【功能效用】 酸枣仁具有镇静的作用，特别适合因情绪烦躁导致失眠的人。这道茶饮对女子产后抑郁、神经衰弱、经前烦躁均有效。

丹参三七炖鸡

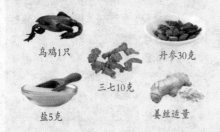

乌鸡1只　　　　　丹参30克

三七10克

盐5克　　　　　　姜丝适量

【制作过程】 ❶乌鸡洗净切块；丹参、三七洗净。❷三七、丹参装入纱布袋中，扎紧袋口。❸布袋与鸡同放于砂锅中，加清水600毫升，烧开后，加入姜丝，小火炖1小时，加盐调味即可。

【功能效用】 丹参活血祛瘀、安神宁心；田七止血散瘀；乌鸡能滋阴补肾；合用可改善身体虚弱、心律失常、失眠、心悸。

莱菔子萝卜汤

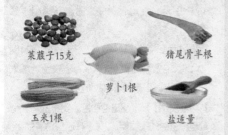

莱菔子15克　　　　猪尾骨半根

萝卜1根

玉米1根　　　　　盐适量

【制作过程】 ❶猪尾骨洗净后以开水汆烫；莱菔子、萝卜、玉米均洗净。❷锅中加清水煮开，放入莱菔子煮沸，加入猪尾骨同煮15分钟。❸将萝卜、玉米切块，加入猪尾骨锅中续煮至熟，加盐调味即可。

【功能效用】 本品具有增进食欲、消食化痰的功效，适用于消化不良、胃胀、痰多的失眠者。

金瓜百合甜点

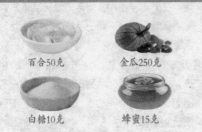

百合50克　　　　　金瓜250克

白糖10克　　　　　蜂蜜15克

【制作过程】 ❶金瓜洗净，先切成两半，然后用刀在瓜面切锯齿形状的刀纹。❷百合洗净，逐片削去黄尖，用白糖拌匀，放入勺状的金瓜中，放入蒸锅中，煮开后转小火，约蒸煮8分钟即可。❸熟后取出，淋上备好的蜜汁即可。

【功能效用】 滋阴泻火，养心安眠，用于心阴虚、心火盛、烦躁不眠、手足心热、口干舌燥等症。

补血益气食疗方

中医认为，人体以脏腑为本，以气血为用，血与气的关系密切。补血益气就是通过性味甘平的药膳来养肝、护心、补脾胃、补肺，调理血虚、气虚证。血虚气虚常会导致面色萎黄、头昏眼花、心悸失眠、疲倦乏力、双眼干涩等症，药膳常用的药材食材有当归、桂圆、人参、红参、山药、板栗、红枣、芝麻、胡萝卜、菠菜、香菇、豆腐、土豆、猪肉、牛肉等。

何首乌黑豆煲鸡爪

鸡爪8只

猪瘦肉100克

黑豆20克

红枣5颗

何首乌10克

盐3克

【制作过程】❶鸡爪斩去趾甲洗净，备用；红枣、何首乌洗净泡发，备用；猪瘦肉洗净，汆烫去腥，沥水备用。❷黑豆洗净放锅中炒至豆壳裂开。❸全部用料放入煲内加适量清水，用大火烧开后转小火煲3小时，下盐调味即可。

【功能效用】本品滋阴补肝肾、益气养血，有很好的滋补作用，适用于气血不足、头昏眼花患者食用。

浮小麦莲子黑豆茶

黑豆30克

莲子7颗

浮小麦30克

黑枣7颗

冰糖少许

【制作过程】❶将黑豆、浮小麦、莲子、黑枣均洗净，放入锅中，加水1000毫升，大火煮开，转小火煲至熟烂。❷调入冰糖搅拌溶化即可，代茶饮用。

【功能效用】浮小麦、五味子均是敛阴固汗的常用药，莲子、黑豆滋阴补肾，黑枣益气补血。本品对盗汗、自汗有很好的改善作用。

五味子爆羊腰

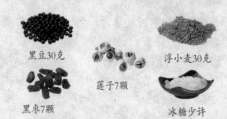
羊腰500克

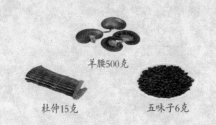
杜仲15克

五味子6克

【制作过程】❶杜仲、五味子洗净煎汁。❷羊腰洗净，切小块，用芡汁、步骤1中的药汁裹匀。❸烧热油锅，放入腰花爆炒，嫩熟后，再放入葱花、蒜末、盐即可。

【功能效用】羊腰补肾气，益精髓；杜仲能补肝肾、强筋骨、安胎。本品有补肝益肾、强腰膝的功效，可治疗肾虚劳损、阳气衰败所致的多汗等症。

砂仁黄芪猪肚汤

猪肚250克

黄芪25克

银耳100克

盐适量

砂仁10克

【制作过程】 ❶银耳以冷水泡发，去蒂，撕成小块；黄芪、砂仁洗净备用。❷猪肚刷洗干净，汆水，切片。❸将猪肚、银耳、黄芪、砂仁放入瓦煲内，大火烧沸后再以小火煲2小时，加盐调味即可。

【功能效用】 黄芪、猪肚均有补气健脾之功；砂仁化湿止呕；银耳可滋阴益胃。本品对妊娠妇女恶心呕吐、厌油腻、神疲乏力有效。

鲜人参炖竹丝鸡

鲜人参2根

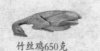
竹丝鸡650克

猪瘦肉200克

金华火腿30克

【制作过程】 ❶将竹丝鸡（乌鸡）去毛后，在背部开刀去内脏；猪瘦肉切小块；金华火腿切粒。人参洗净切小段。❷把所有的肉料焯去血污后，加入其他原材料，然后装入盅内，隔水炖4小时。❸在炖好的汤中，依据个人的口味喜好加入适量调味料即可。

【功能效用】 本品具有益气固表、强壮身体、镇静安神、健脑益智的功效。

淡菜枸杞煲老鸽

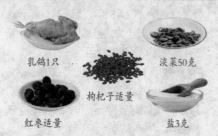
乳鸽1只　淡菜50克　枸杞子适量　红枣适量　盐3克

【制作过程】 ❶乳鸽处理干净；淡菜、枸杞子均洗净泡发；红枣洗净。❷锅上水烧热，将乳鸽放入煮5分钟，捞起。❸将乳鸽、枸杞子、红枣放入瓦煲内，注入水，大火煲沸，放入淡菜，改小火煲2小时，加盐调味即可。

【功能效用】 淡菜补肝肾、益精血；乳鸽补肝壮肾、益气补血。此品对少精无精患者有很好的食疗功效。

枸杞蒸鲫鱼

鲫鱼1条

枸杞子20克

生姜5克

葱段6克

盐5克

味精3克

料酒4克

【制作过程】 ❶将鲫鱼宰杀洗净后，用姜丝、葱段、盐、味精、料酒等腌渍入味。❷将泡发好的枸杞子均匀地撒在鲫鱼身上。❸再将鲫鱼上火蒸6~7分钟至熟即可。

【功能效用】 枸杞子能养肝明目、补血安神；鲫鱼有健脾利湿、和中开胃、活血通络、温中下气之功效。本品能补气养血，适用于精神倦怠、食欲不振等症。

阿胶怀杞炖甲鱼

甲鱼1只

怀山药8克

枸杞子6克

阿胶10克

【制作过程】❶甲鱼处理洗净，切块，汆水；怀山药、枸杞子洗净。❷将甲鱼肉、清鸡汤、怀山药、枸杞子、生姜、绍酒置于炖盅，盖上盅盖，隔水炖之。❸待锅内水开后用中火炖2小时，放入阿胶后再用小火炖30分钟即可。

【功能效用】阿胶能补血、止血、滋阴润燥；枸杞子补肾、养肝明目，常食能让人长寿；甲鱼具有益气补虚、滋阴壮阳、益肾健体、净血散结等功效。

益气养血茶

绞股蓝15克

枸杞子适量

红糖适量

【制作过程】❶将绞股蓝、枸杞子用清水稍稍冲洗，去掉杂质，放入杯中，加入红糖，用沸水冲泡，加盖稍焖一下。❷当茶水稍温后即可饮用。❸可反复冲泡至茶味渐淡。

【功能效用】绞股蓝益气养血、消炎解毒、止咳祛痰、安神助眠，用于气虚体弱、心烦失眠、头昏目眩。本品具有益气养血、养肝明目等功效，适用于眼睛干涩、贫血等症。

美味八宝羹

山药200克

红枣6颗

桂圆8颗

芡实1汤匙

枸杞子1汤匙

百合1汤匙

红豆半杯

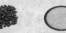

糯米半杯

【制作过程】❶山药洗净去皮，切块；桂圆取果肉切碎；红枣洗净切开；红豆、枸杞子分别洗净、泡发，备用；芡实、百合洗净备用。❷糯米淘净，浸泡1小时，倒入锅中，加水适量，待开后，倒入所有材料，转小火煮30分钟，需定时搅拌，直到变黏稠为止。

【功能效用】此粥具有益气养血、养胃生津、清心安神等功效。本品中的桂圆治疗虚劳羸弱、失眠、心虚头晕效果显著。

阿胶桂圆人参粥

阿胶15克

桂圆肉10颗

人参3克

红豆适量

大米100克

白糖8克

【制作过程】❶大米洗净泡发；人参、桂圆肉洗净；红豆洗净，泡发；阿胶打碎，以小火烊化备用。❷锅置火上，注适量清水，放入大米、红豆，用大火煮至米粒开花。❸放入人参、桂圆肉，再加入已经烊化的阿胶，搅匀，小火煮沸，放白糖调味即成。

【功能效用】此粥具有补益气血、养阴健脾、安神助眠的功效。

活血理气食疗方

活血即清热散瘀，促进血液循环；理气即是运用健脾、疏肝解郁、宽胸、行气止痛、散气破结的方法，来治疗气滞、气逆等病症。气血不畅常表现为呕恶、呃逆或喘息。活血理气药膳常用的药材食材有：板栗、桃仁、丹参、茅根、紫苏、杏仁、陈皮、砂仁、油菜、芦笋、香菜、豌豆、橘子、山楂、槟榔、荞麦、蟹、醋等。

龙胆草当归牛腩

牛腩750克　　龙胆草10克

当归25克　　冬笋150克

【制作过程】❶牛腩洗净煮熟切块；冬笋切块。❷锅内放油烧热，下蒜末、姜末、牛腩、龙胆草、冬笋，加绍酒、白糖、酱油翻炒。❸将猪骨汤倒入，加当归，小火焖2小时，调味即可。

【功能效用】龙胆草清热燥湿、泻肝定惊；牛腩补脾胃、益气血、强筋骨；当归补血和血。本品对肝火旺盛引起的打鼾、呼吸气粗声高均有一定效果。

西洋参鸽子汤

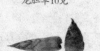

西洋参20克　枸杞子10克　鸽子500克

葱少许　　料酒少许　　盐少许

【制作过程】❶鸽子去毛去内脏，洗净；葱洗净切段；西洋参洗净，去皮切片；枸杞子洗净备用。❷砂锅中注水加热至沸腾，放入鸽子、葱、料酒转小火炖1个半小时。❸放入西洋参、枸杞子再炖20分钟，加入盐调味即可。

【功能效用】本品具有疏肝除烦、益气生津、滋阴明目等功效。

香菇豆芽猪尾汤

枳实8克　　鲜香菇200克　黄豆芽200克

胡萝卜1根　猪尾500克　盐5克

【制作过程】❶猪尾剁段，汆水。❷香菇洗净去蒂，切片；黄豆芽掐去根部洗净；胡萝卜洗净削皮后切块；枳实洗净备用。❸将鲜香菇、黄豆芽、胡萝卜、猪尾、枳实放入锅中，加水没过材料，以大火煮开，转小火续煮40分钟，加盐调味即可。

【功能效用】本品具有行气疏肝、补气益胃、降低血脂等功效。

川芎当归黄鳝汤

川芎10克　　当归12克　　桂枝5克

红枣5颗　　黄鳝200克　　盐适量

【制作过程】❶将川芎、当归、桂枝洗净；红枣洗净，浸软，去核。❷将黄鳝剖开，去除内脏，洗净，入开水锅内稍煮，捞起过冷水，刮去黏液，切长段。❸将全部材料放入砂煲内，加适量清水，武火煮沸后，改文火煲2小时，加盐调味即可。

【功能效用】川芎能行气；当归补血、活血；桂枝发汗解肌；黄鳝治疗消渴症，及消化不良。四者合用有行气开郁、祛风通络的作用。

丹参槐花酒

槐花300克

丹参300克　　米酒适量

【制作过程】❶将丹参、槐花切碎，倒入适量的米酒浸泡15天。❷滤出，药渣压榨出汁，将药汁与药酒合并。❸再加入适量米酒，过滤后装入瓶中备用即可。每次服用10毫升，每日3次，饭前将酒温热服用。

【功能效用】槐花清热解毒、凉血止血；丹参既止血又活血，能排毒、止痛；米酒活血化瘀。合用对血瘀引起的男子异常勃起有一定疗效。

猪骨黄豆丹参汤

猪骨400克　　黄豆250克

丹参20克　　桂皮10克

【制作过程】❶将猪骨洗净，剁碎；黄豆去杂，洗净。❷丹参、桂皮用干净纱布包好，扎紧备用。❸砂锅加水，加入猪骨、黄豆、纱布袋，大火烧沸，改用小火炖煮约1小时，拣出布袋，调入盐、味精、料酒即可。

【功能效用】丹参活血调经、祛瘀止痛、凉血散结、除烦安神，对血热瘀滞所引起的阴茎异常勃起有一定的改善作用，对缺铁性贫血亦有益。

马齿苋荠菜汁

萆薢10克

鲜马齿苋50克　　鲜荠菜50克

【制作过程】❶把马齿苋、荠菜洗净，在温开水中浸泡30分钟，取出后连根切碎，放到榨汁机中榨成汁。❷把榨后的马齿苋、荠菜渣及萆薢用温开水浸泡10分钟，重复绞榨取汁。❸合并两次的汁，过滤，放在锅里，用小火煮沸即可。

【功能效用】荠菜具有健脾利水、止血解毒的功效。此品清热解毒、利湿泻火，对急性前列腺炎、尿路感染、血精均有疗效。

补肾壮阳食疗方

男人"以肾为本，以精为用"，如若肾虚，会使得全身功能衰退，如身倦畏寒、四肢不温、腰膝酸软、舌质淡白、脉沉而弱。补肾壮阳的药膳，一般选择的药材食材都是热量较高且营养丰富的，常用的有核桃、桂圆肉、人参、冬虫夏草、附子、菟丝子、海参、河虾、海虾、泥鳅、狗肉、羊肉、羊骨、羊奶、淡菜、韭菜、胡椒、荔枝等。

肾气乌鸡汤

 熟地黄15克
 山茱萸10克
 山药15克
 丹皮10克
茯苓10克
泽泻10克
牛膝8克
乌鸡腿1只

【制作过程】❶将乌鸡腿洗净，剁块，放入沸水汆烫，去掉血水。❷将乌鸡腿及所有的药材盛入煮锅中，加适量水至没过所有的材料。❸以武火煮沸，然后转文火续煮40分钟左右即可取汤汁饮用。

【功能效用】本品滋阴补肾、温中健脾，对因肾阴亏虚引起的耳聋耳鸣、性欲减退、阳痿不举、遗精早泄等症状均有效。

莲子百合芡实排骨汤

 排骨200克
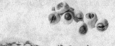 莲子15克
 芡实15克

百合15克
盐3克

【制作过程】❶排骨洗净，斩块，汆去血渍；莲子去皮，去莲心，洗净；芡实洗净；百合洗净泡发。❷将排骨、莲子、芡实、百合放入砂煲，注入清水，大火烧沸。❸改为小火煲2小时，加盐调味即可。

【功能效用】本品适宜由肾虚引起的早泄、阳痿等患者食用。

三参炖二鞭

 牛鞭200克
 鹿鞭200克
 花旗参5克
 人参5克
 沙参5克
 老母鸡1只

【制作过程】❶将二鞭削去尿管，切成片。❷各种参洗干净；老母鸡洗净。❸用小火将老母鸡、三参、两鞭一起煲3小时，调入盐和味精即可。

【功能效用】牛鞭、鹿鞭均是补肾壮阳的良药；人参、花旗参、沙参可益气补虚、滋阴润燥，可改善阳痿症状。

山茱萸覆盆子奶酪

 山茱萸15克　 覆盆子果酱30克　 食用明胶12克

 鲜奶350克　 鲜奶油150克　 细粒冰糖15克

【制作过程】❶山茱萸洗净，水煎取汁液；食用明胶洗净，用水泡软沥干。❷鲜奶和鲜奶油、食用明胶、冰糖入锅中，小火加热，倒入模型中，放入冰箱中凝固定型。❸备好的汤汁和覆盆子果酱一起煮匀，淋在奶酪上，冰凉后即可食用。

【功能效用】本品具有益肾固精、缩尿止遗的作用，可改善遗精、身倦畏寒、小儿遗尿等症状。

板栗猪腰汤

 板栗50克　 猪腰100克　 红枣20克

 姜适量　 盐1克　 鸡精适量

【制作过程】❶将猪腰洗净，切开，除去白色筋膜；板栗洗净剥开；红枣洗净；姜洗净，去皮切片。❷锅内注水烧热，入猪腰汆去表面血水，捞出洗净。❸用瓦煲装水，在大火上滚开后放入猪腰、板栗、姜片、红枣，以小火煲2小时后调入盐、鸡精即可。

【功能效用】本品对肾虚所致的腰酸痛、肾虚遗精、耳聋、小便不利有很好的疗效。

海马枸杞汤

  海马2只　 枸杞子15克

  红枣5颗　 生姜2片

【制作过程】❶将枸杞子、红枣均洗净。❷海马泡发洗净。❸所有材料加水煎煮30分钟即可。

【功能效用】海马能强身健体、补肾壮阳、舒筋活络、消炎止痛，适用于女子宫寒不孕、腰膝酸软、尿频等症。本品具有温阳益气、补肾滋阴等功效，可改善阳痿遗精、腰膝酸软、性欲减退等症。

五子鸡肝汤

 鸡肝1份　 地肤子10克　 蒺藜子10克

 覆盆子10克　 车前子10克　 菟丝子10克

【制作过程】❶将鸡肝洗净，切片；姜洗净，切丝；葱洗净，切丝；五味药材洗净。❷将药材放入纱布袋内，放入锅中，加水煎汁。❸捞起纱布袋丢弃，转中火，放入鸡肝、姜丝、葱丝煮至熟，加盐调味即可。

【功能效用】本品具有益肾固精、提升情趣指数的功效，十分适合肾虚阳痿、早泄滑精、腰酸胀痛等病症患者食用。

强筋壮骨食疗方

"筋骨隆盛，肌肉满壮"，这是《黄帝内经》中形容年轻男性的词句，正好反映出强壮筋骨对于男性来说是多么重要。一个男人的身体是否健壮，与肾的强弱有关，肾主骨生髓，其华在发，肾气充沛则骨坚齿固，脑充发荣。所以男人强壮筋骨，最重要还是补肾。强筋壮骨药膳常用的药材食材有续断、海马、鹿茸、黄芪、虫草、韭菜、黑豆、蛤蜊、猪骨、牛肉、鳝鱼等。

黑豆猪皮汤

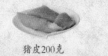

猪皮200克

黑豆50克　　　红枣10颗

【制作过程】❶猪皮处理干净，氽水，切块。❷黑豆、红枣分别洗净，入锅加水，煲至豆烂。❸加猪皮煲半小时，直到猪皮软化，加入适量盐、鸡精，用勺子搅拌均匀即可。

【功能效用】猪皮有滋阴补虚、养血益气之功效，可用于治疗心烦、贫血及各种出血性疾病。本品具有补肾壮骨、补充钙质、补血养颜等功效，适合骨质疏松、腰椎间盘突出、皮肤粗糙的患者食用。

韭菜核桃炒猪腰

韭菜150克　　　猪腰150克

核桃仁20克　　　红椒30克

【制作过程】❶韭菜洗净切段；猪腰处理干净改花刀成条，氽水；红椒洗净，切丝。❷盐、味精、水淀粉和鲜汤搅成芡汁，备用。❸油锅烧热，加入红椒爆香，加入腰花、韭菜、核桃仁翻炒，调芡汁炒匀即可。

【功能效用】肾主骨，韭菜、猪腰、核桃均是补肾的佳肴。本品对骨质疏松、肾虚所致的腰酸痛、遗精、耳聋以及水肿、小便不利有很好的防治作用。

杜仲巴戟猪尾汤

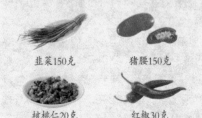

猪尾适量　　　巴戟天15克

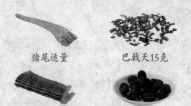

杜仲15克　　　红枣7枚

【制作过程】❶猪尾洗净，斩块；巴戟天、杜仲均洗净，浸水片刻；红枣去核洗净。❷净锅入水烧开，下入猪尾氽透，捞出洗净。❸将泡发巴戟天、杜仲的水倒入瓦煲，再注入适量清水，大火烧开，放入猪尾、巴戟天、杜仲、红枣改小火煲3小时，出锅前依据个人的口味加盐调味即可。

【功能效用】滋补肝肾、强壮筋骨。